実用コミック

何をやってもやせない私が もち麦で みるみる10kgやせました

著 山下春幸 HAL YAMASHITA オーナーシェフ　監修 小林暁子 小林メディカルクリニック東京 院長　マンガ 寝猫

この本の使い方

実際にもち麦を食べてやせた人の例を、マンガに
げた前作『もち麦ダイエットレシピ』では、レシ
、ぜひ実際にやせた人の話が聞きたい、との声が
うした要望に応えるべく、本書を発売することに
なりました。

1. やせた体験談が3例あるので、参考になる
2. もち麦のダイエット・健康効果がすぐにわかる
3. 忙しい人でも即実行できる、もち麦の超カンタンな食べ方がわかる

ぜひ本書を読んで、もち麦をダイエットや日常の健康のために試してみてください。食べ続ければ、きっとあなたの人生が変わるはず！

山下春幸

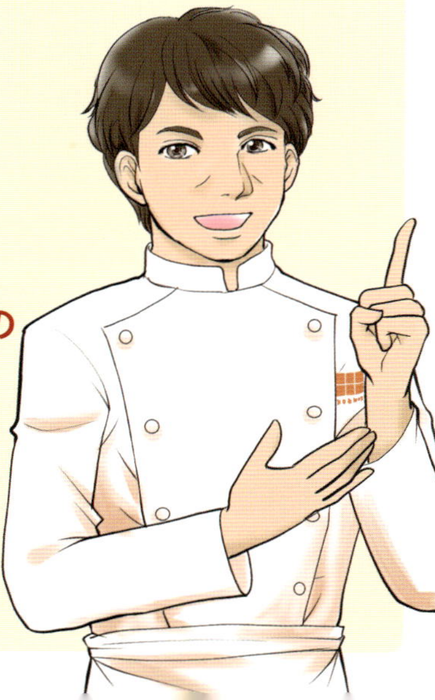

「食べるのも仕事」のシェフが14kgやせた!!

山下シェフが「もち麦」をすすめる理由《わけ》

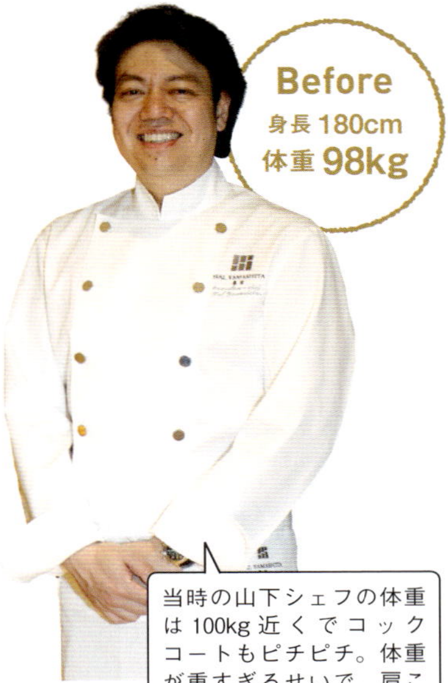
Before
身長180cm
体重98kg

当時の山下シェフの体重は100kg近くでコックコートもピチピチ。体重が重すぎるせいで、肩こり、首痛、腰痛、坐骨神経痛にも常に悩まされていたそう

-14kg

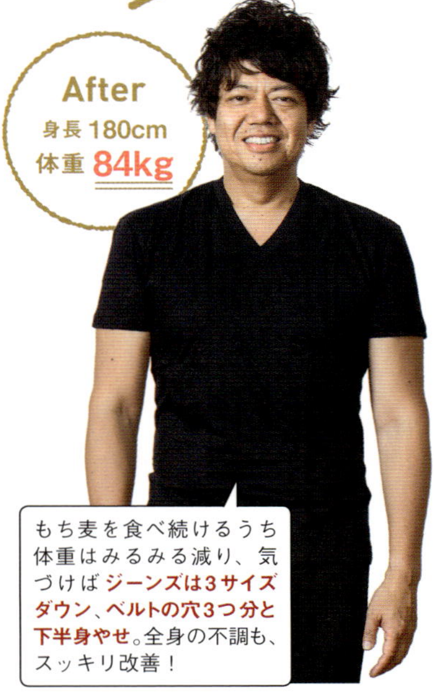
After
身長180cm
体重84kg

もち麦を食べ続けるうち体重はみるみる減り、気づけば**ジーンズは3サイズダウン、ベルトの穴3つ分と下半身やせ**。全身の不調も、スッキリ改善！

食べるの大好き！なシェフが、ストレスなくやせられた！

スラリとした長身の山下春幸シェフ。以前は体重が１００kg近くあり、ダイエットに悩んでいたといいます。もともと食べることが大好きで、仕事柄《がら》レシピ開発や味見で朝から晩まで食べ続ける生活。食事の時間も不規則で、「ダイエットなんて不可能！」とあきらめてしまう毎日でした。

そんな山下シェフがダイエットに成功した鍵《かぎ》が「もち麦」。半信半疑ながら白米をもち麦ごはんに置き換えたところ、気づいたら２．５kg体重が減、その後5カ月間でマイナス10kg、**1年でなんとマイナス14kg**もの大幅減量に成功していたといいます。

ダイエットから5年経過した今も、山下シェフはもち麦でスリムな体型をキープしています。

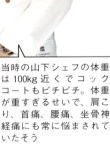

山下シェフがやせられたのは「もち麦」のおかげ！

「もち麦」って…？と疑問に思っている皆さんに、山下シェフからもち麦の基本をご紹介します！

もち性の大麦「もち麦」。独特の食感がおいしい！

山下シェフのダイエットを成功に導いた「もち麦」は、イネ科の穀物である大麦の一種です。大麦は、麦茶やビール、麦ごはんなどに利用される食材で、米と同じように「うるち性」と「もち性」に分かれます。うるち性の大麦で代表的な「押麦」は麦ごはんに使われますが、食感がさっぱりしており、抵抗を感じる人も少なくないようです。

　これに対してもち性の大麦「もち麦」は、粘性が高いのが特徴《とくちょう》。米と合わせて炊いたもち麦ごはんは、もちもちとした食感になり、麦ごはんに慣れていない人でもおいしく食べられます。

　近年、食物繊維を豊富に含む大麦の健康パワーが世界的に注目を集めています。**中でももち麦は、食物繊維の含有量が群を抜いて多く、**ほかにも、白米より豊富な栄養素を含んでいるため、日常的に食べることで、私たちの体に様々な働きかけをしてくれるのです。

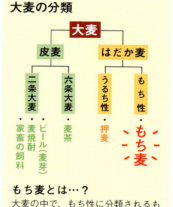

大麦の分類

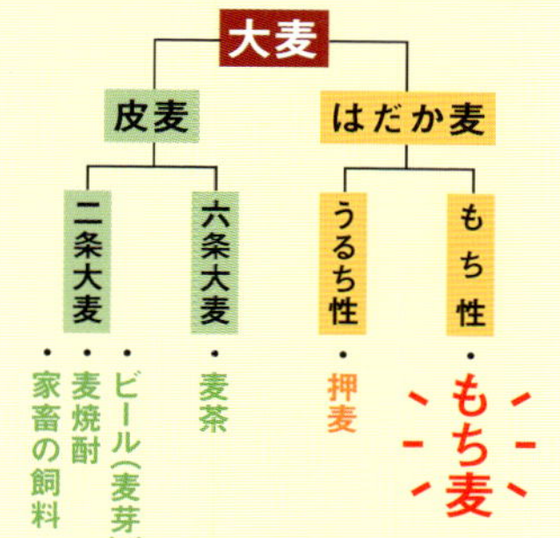
大麦
皮麦
はだか麦
二条大麦
六条大麦
うるち性
もち性
・ビール（麦芽）
・麦焼酎
・家畜の飼料
・麦茶
・押麦
・もち麦

もち麦とは…？
大麦の中で、もち性に分類されるもの。粘性の高い「アミロペクチン」というでんぷんを豊富に含んでおり、もちもちとした独特の食感が特徴

ごはんを炊いて比べると…？

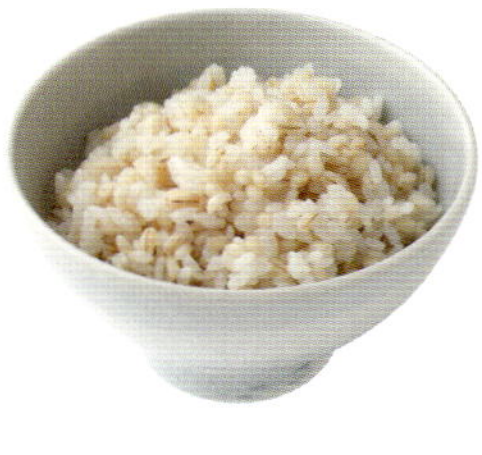

もち麦ごはん

3割炊きもち麦ごはん
（約 150g）

カロリー
233kcal

食物繊維
2.7g

白ごはんと比べてカロリー＆糖質がダウン。食物繊維、たんぱく質、ビタミン、ミネラル等の栄養素も豊富に含んでいる

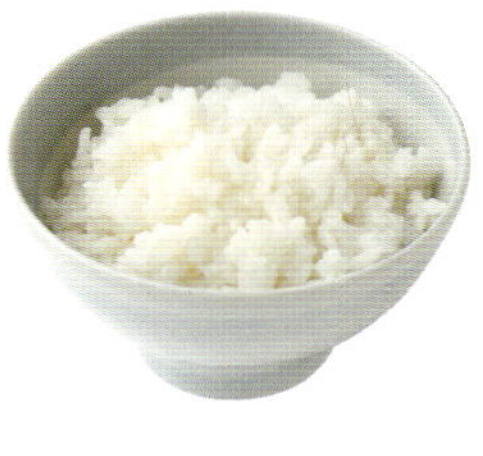

白ごはん

白米１杯
（約 150g）

カロリー
252kcal

食物繊維
0.5g

でんぷん（糖質）が中心で、その他の栄養素をあまり含まない。体内ですみやかにエネルギーになるが、血糖値を上げやすい特徴がある

もち麦のパワーの源、ここにあり！

W食物繊維が豊富だからいい！

ダイエットパワーの秘密はWで豊富な食物繊維にあり！

もち麦の栄養面で、もっとも注目される点は、食物繊維の豊富さ。白米と比較すると25倍、食物繊維が豊富といわれる押麦と比べても高い食物繊維量を誇ります。

現代の日本人の食生活では、食物繊維が不足しがち。でも、主食にもち麦ごはんを食べるだけで、その不足分を補うことができるのです。

もうひとつ、もち麦の食物繊維には注目点があります。それは、もち麦が**「水溶性食物繊維」「不溶性食物繊維」という2種類の食物繊維をバランスよく含んでいることです**。

実は、野菜を食べて摂《と》れるのは不溶性食物繊維で、水溶性食物繊維はほとんど摂れないのです。しかし、もち麦は水溶性食物繊維も豊富に含んでいます。そしてこの水溶性食物繊維は、ダイエット効果以外にも様々な健康効果が期待できるのです。

水溶性食物繊維

水に溶ける性質の食物繊維で、もち麦に豊富。糖質の消化吸収をゆるやかにしたり、腸内環境改善に役立つ性質がある。

不溶性食物繊維

野菜やきのこ、豆類に含まれる。水に溶けず腸内でふくらみ、排便をうながしたり腸内の有害物質を排出させせる働きをもつ。

主な食物の食物繊維量

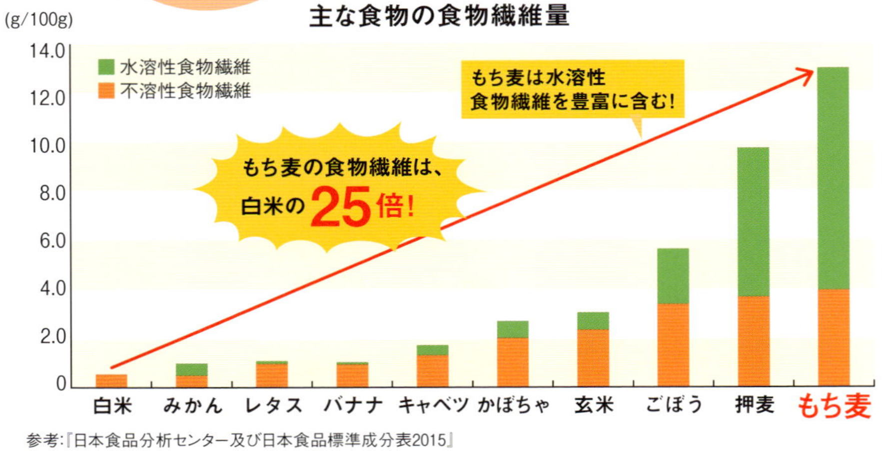
(g/100g)
14.0
12.0
10.0
8.0
6.0
4.0
2.0
0
水溶性食物繊維
不溶性食物繊維
もち麦は水溶性
食物繊維を豊富に含む！
もち麦の食物繊維は、
白米の25倍！
白米
みかん
レタス
バナナ
キャベツ
かぼちゃ
玄米
ごぼう
押麦
もち麦

参考：『日本食品分析センター及び日本食品標準成分表2015』

ダイエット&健康効果の鍵！

β-グルカン

腸内環境パワーが、うれしい健康効果をもたらす

もち麦に豊富な水溶性食物繊維、その主成分が「β-グルカン」です。β-グルカンは大麦に含まれる水溶性食物繊維の一種で、とくにもち麦に豊富。食後の血糖値の上昇をゆるやかにしてインスリンの分泌を抑えたり、脂質を包み込み体外に排出するため、ダイエットに役立ちます。

さらに注目すべきは、**β-グルカンの「腸内環境の改善効果」です**。β-グルカンは、胃で消化されず腸へ届き、腸内細菌のエサになって、善玉菌を増やしてくれるのです。すると、腸内に棲む細菌のバランスが健全化され、腸内環境が改善されます。腸は、全身の免疫力を司《つかさど》る要。もち麦を食べてβ-グルカンを積極的に摂ることで、**便通の改善、ダイエット効果**はもちろん、免疫力の維持向上効果までも期待できるというわけです。

体内でのβ-グルカンの働き

満腹感

β-グルカンは胃の中で水分を吸収して膨張して満腹感を与え、腸内をゆっくり通過するため腹もちもよい。

糖・脂質を排泄

β-グルカンは、小腸で糖質や脂質を包み込んで吸収を遅らせたり、体外に排出したりする働きをもつ。

腸内環境を整える

β-グルカンは胃で消化されずに腸へ届き、腸内細菌のエサとなって善玉菌を増やし、腸内環境を整える。

β-グルカンは1日約3gの摂取で効果を発揮するといわれる。これは、もち麦50～60gを食べれば摂取可能な量

もち麦のβ-グルカン含有量はトップクラス!

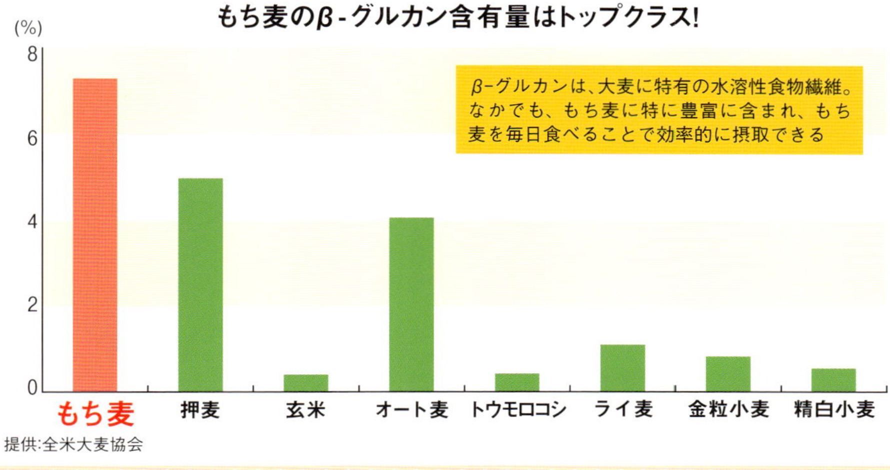

(%)
8
6
4
2
0
β-グルカンは、大麦に特有の水溶性食物繊維。なかでも、もち麦に特に豊富に含まれ、もち麦を毎日食べることで効率的に摂取できる
もち麦
押麦
玄米
オート麦
トウモロコシ
ライ麦
金粒小麦
精白小麦

提供:全米大麦協会

もち麦の健康パワー！

ダイエット

無理がないから続けられる＆結果が出やすい

もち麦ダイエットは、1日2回、いつも食べている白米のごはんを、もち麦ごはんに置き換えるだけの簡単なやり方。

近年ブームの「糖質オフ」ダイエットは、極端な糖質カットで健康に悪影響が出ることもあります。でも、白米に比べて糖質が少なく、食物繊維が豊富なもち麦ごはんなら、ゆるやかで健康的な糖質セーブが可能。しっかりごはんを食べられるので、主食好きの人にも、ストレスがありません。

食べ続けていれば、2〜3週間ほどで内臓脂肪が減り、お腹まわりに変化が出てきます。同時に、体重も少しずつダウン。続けることで、リバウンドしにくい体質になっていきます。

もち麦ダイエットなら可能！

- 「主食好き」さんでもOK！
- リバウンドしにくい！
- かんたんに始められる！

こんな人におすすめ！

- ☑…糖質制限ダイエットに失敗したことがある
- ☑…炭水化物大好き！
- ☑…毎日の食事に食物繊維が不足ぎみ
- ☑…早食いで、噛む回数が少ない
- ☑…便通が不定期で、便秘することが多い
- ☑…ダイエット料理を作るのが面倒くさい

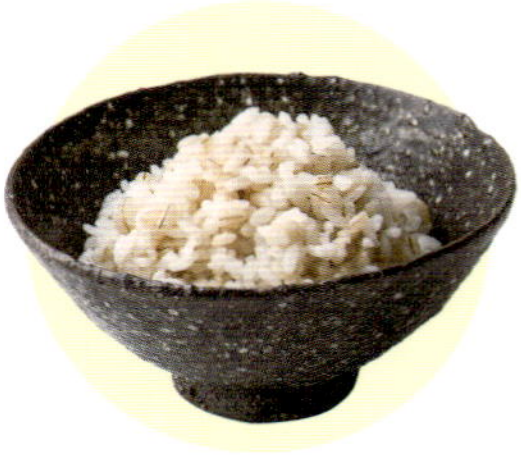

やせられるのには理由がある。

もち麦のダイエットパワー

毎日の主食をもち麦ごはんに置き換えるだけ、あとはいつもの食生活でOK！
というシンプル＆簡単さが魅力のもち麦ダイエット。
でも、やせられるのにはちゃんと理由があるのです！

脂肪をためるホルモンの分泌を抑える

もち麦の食物繊維・β-グルカンには、腸内で糖質の吸収を遅らせる作用があります。すると、血糖値を下げる働きをもつホルモン・インスリンの分泌が抑えられます。インスリンが大量に分泌されると、糖質を脂肪に変えて体内にため込むので、その分泌を抑えれば体に脂肪がつきにくくなります。

腹持ちがいい

もち麦に含まれるβ-グルカンは、胃の中で水分を吸収して膨張するため、満腹感が大。また、小腸への移動スピードも遅いので、腹もちがいいのも特徴。「お腹がすいたから」が理由のドカ食いや間食を防ぐことができます。

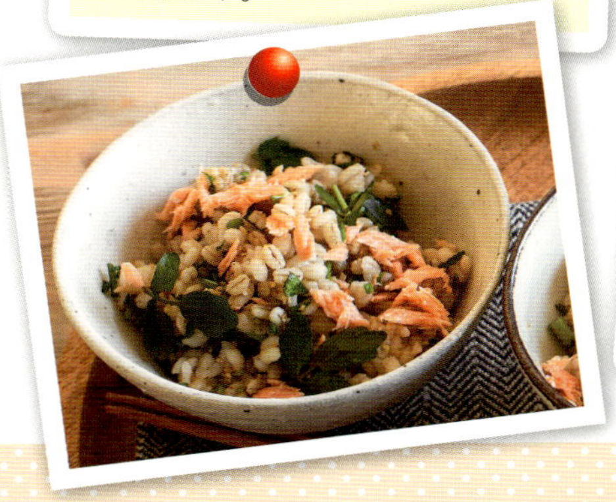

低カロリー

普通の白米ごはん茶碗1杯（150g）のエネルギーは252kcal。これに対して、3割炊きもち麦ごはん同量のエネルギーが233kcalで、白米より19kcal低カロリー。ほんのわずかな差に見えますが、毎日食べ続けるうちに違いが出てきます。

便通改善

もち麦に豊富な食物繊維は、便通改善にも効果的。不溶性食物繊維が便のかさを増して腸の動きを活発にし、水溶性食物繊維は便に水分を与えやわらかさを保つうえ、腸内環境を改善してくれるので、規則的で自然なお通じに。ため込む体から、しっかり出せる体へ導いてくれます。

脂肪の吸収を抑える

もち麦の食物繊維・β-グルカンには、糖質だけでなく脂肪の吸収を抑える働きもあります。また、脂肪を包み込んでそのまま体外へ排出する効果があり、体内に過剰な脂肪が吸収されるのを防いでくれるのです。

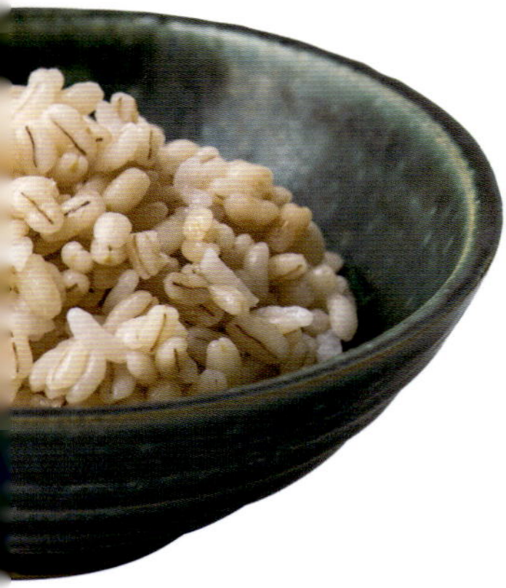

＼まだまだあります！／

もち麦を食べて手に入るヘルシーメリット

もち麦を食べ続けていくことで期待できる体の変化は、ダイエットだけに留まりません。「えっ、こんないいことずくめ!?」と驚くこと間違いなし、もち麦のヘルシーメリットをご紹介します！

メリット 1 高血圧症を予防・改善する

最近の研究で、もち麦には高血圧を予防・改善する働きがあるのではないかと注目されています。高血圧の原因として、体内の塩分濃度が高くなることがありますが、もち麦のβ-グルカンには、体内の余分な塩分を排出させる働きがあり、高血圧を起こりにくくしてくれます。

また、内臓脂肪が多い人は、通常肝臓からのみ分泌される血圧を上げる物質が、脂肪細胞からも分泌されるのですが、もち麦を食べ続けて内臓脂肪を減らしていけば、この現象も抑制《よくせい》されます。

もち麦は、この2つの働きで**高血圧を予防・改善してくれる**と考えられるのです。

メリット 2 高血糖を抑制、糖尿病予防

私たちの体は、食事で血糖値が上がると、インスリンというホルモンが分泌されて血糖値を下げるしくみになっています。ところが、糖質の多すぎる食生活では、血糖値が急上昇します。すると、体は大量のインスリンを出さざるを得なくなります。この状態が続くと、しだいにインスリンの効きが悪くなり、血中の糖が消費できず糖尿病になってしまうのです。

もち麦に含まれる**β-グルカンは、糖質が体内に吸収されるスピードを遅くするため、血糖値の急上昇が起こりにくくなります。**インスリンの過剰《かじょう》な分泌もなくなって、糖尿病の予防に役立ちます。

メリット

3 コレステロールを下げる効果も！

脂肪の多い食事の摂りすぎは、体重増加につながるだけでなく、動脈硬化を促進し、脳卒中や心筋梗塞など恐ろしい生活習慣病の原因になります。これは血中コレステロールのうち、悪玉とされるＬＤＬコレステロールや中性脂肪が異常に増えることがひとつの原因です。

もち麦のβ-グルカンは、腸内で脂肪を分解する消化液・胆汁酸を取り込んで排出。すると、肝臓で血中コレステロールが分解されコレステロールを原料に新たな胆汁酸が作られるというサイクルができるため、血中コレステロールは下がっていきます。さらに、β-グルカンには、**腸内で中性脂肪が吸収されるのを抑制する効果**もあります。

メリット

4 腸内環境を整えて美肌、むくみ解消。もち麦で美しくなる！

もち麦ダイエットに挑戦した人からは、体重が減っただけでなく「肌の調子がよくなった」「むくみがとれた」という声もよく聞かれます。これもやはり、もち麦の効果と言えるでしょう。

先にご紹介したとおり、もち麦のβ-グルカンには「腸内環境を改善する」という働きがあります。腸内細菌のエサになってくれるβ-グルカンを日常的に摂ることで、**腸内フローラに棲《す》む善玉菌が優勢になって腸内環境が改善。**便秘の解消はもちろん、腸が司る免疫力も改善していきます。つまり、不要なものをしっかり体外へ追い出せる体になっていくわけです。

一番に体感できる変化は、快適なお通じ。そして、老廃物を排出する力がつくことで、全身の新陳代謝が活発になり、お肌の調子を整えます。結果として、肌が美しくなったり、むくみがとれたりといった、女性に嬉しい変化を感じられるというわけです。

このような理由から、もち麦食は、特に女性におすすめできる健康食だと言えるでしょう。

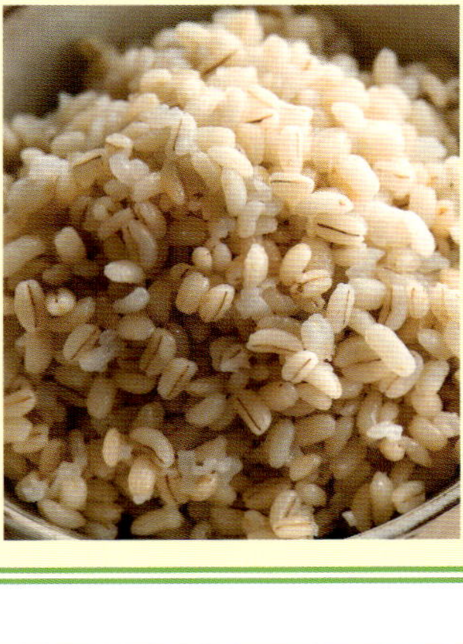

いろいろ知りたい!

もち麦Q&A

Q もち麦はどうやって保存すればいいの?

A お米と同じで大丈夫です。

もち麦の保存は、お米と同じ。ストッカーに入れて、高温多湿の環境を避けましょう。環境によっては虫がつくこともあるので、心配な場合は冷蔵庫に入れて保存を。

Q もち麦ごはんは、冷めても食べられますか?

A 冷めてもおいしく、ダイエット効果もアップします!

もち麦はプチプチした独特の食感があり、冷めてもおいしく食べられるので、お弁当やおにぎりに向いています。また、冷めたもち麦ごはんでは、温かいものよりでんぷん(糖質)が吸収されにくい状態になるので、ダイエット効果も高くなります。

Q もち麦はどこで買えますか?

A 多くの小売店やネットなどで購入できます。

もち麦は、全国のスーパーマーケット、食品量販店などで幅広く取り扱われています。もし、ご近所のお店で取り扱いがない場合は、ネットショッピングなどを利用しても気軽に購入できます。

※もち麦ではないものが中にはあるので裏面でチェックを

Q もち麦は誰でも食べられるのですか?

A 子どもや年配の方でも大丈夫です。

自然な食材であるもち麦は、誰でも年齢を問わず食べられます。初めて食べる時やお腹が弱い人の場合は、1日1食、1~3割炊きのもち麦ごはんから始めるといいでしょう。体が慣れてきたら、徐々にもち麦の量を増やすといいですよ。

Q もち麦なら、どれだけたくさん食べてもやせられるのですか?

A 食べ過ぎるのはNGです。

もち麦ダイエットは、いつもの食事メニューのままで、白米をもち麦ごはんに置き換えることで効果が出てきます。早くやせようと思って大量に食べても、結局糖質を摂りすぎてしまうことになり、逆効果。適切な量で毎日続けるよう、注意してください。

もち麦ごはん基本レシピ

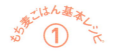

①

もち麦ビギナーも食べやすい

3割炊きもち麦ごはん

炊き方の手順は、すべて基本レシピと同じでOK!

お米の割合がやや多く、いつものごはんに少し弾力が増えたかな…
という程度の食感。もち麦ごはんに慣れていない人におすすめ。

カロリー	食物繊維
233kcal	2.7g (βグルカン0.8g)

※ごはん茶碗１杯分＝約150gあたり

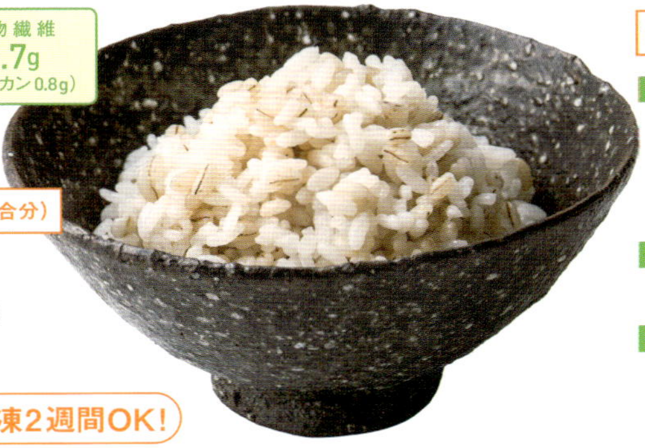

材料（炊き上がり約1.5合分）

もち麦…50g
米………150g（1合）
水………280ml

冷蔵2日間&冷凍2週間OK!

作り方

1 米を洗い、水をきっておく。もち麦は洗わずに使う。
2 炊飯釜に1を入れ、軽く混ぜる。
3 2を吸水時間を設け、通常の炊飯と同様に炊く。

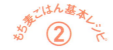

もち麦ごはん基本レシピ

②

もち麦を増やして腹もち抜群!

5割炊きもち麦ごはん

炊き方の手順は、すべて基本レシピと同じでOK!

もち麦と米の割合をほとんど同じにしたレシピ。
自然と噛む回数が増え、少しの量で満腹に＆腹持ちもよくなる！

カロリー	食物繊維
228kcal	3.9g (βグルカン1.1g)

※ごはん茶碗１杯分＝約150gあたり

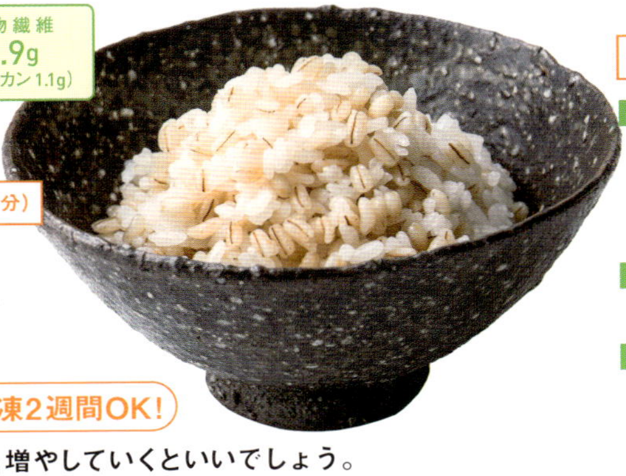

材料（炊き上がり約１合分）

もち麦…50g
米………60g（0.4合）
水………180ml

冷蔵2日間&冷凍2週間OK!

徐々にもち麦の量を増やしていくといいでしょう。

作り方

1 米を洗い、水をきっておく。もち麦は洗わずに使う。
2 炊飯釜に1を入れ、軽く混ぜる。
3 2を吸水時間を設け、通常の炊飯と同様に炊く。

もち麦ごはん基本レシピ ③

山下シェフのおすすめ

黄金レシピ

**山下シェフのもち麦ダイエットを
成功に導いた秘伝の炊き方。
もち麦量が多く、食物繊維をより多く摂取できる！**

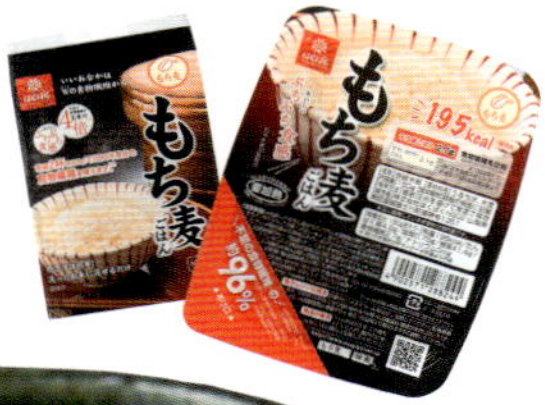

冷蔵2日間
&
冷凍2週間OK！

カロリー	食物繊維
203kcal	5.9g （βグルカン 2.1g）

※ごはん茶碗１杯分＝約150gあたり

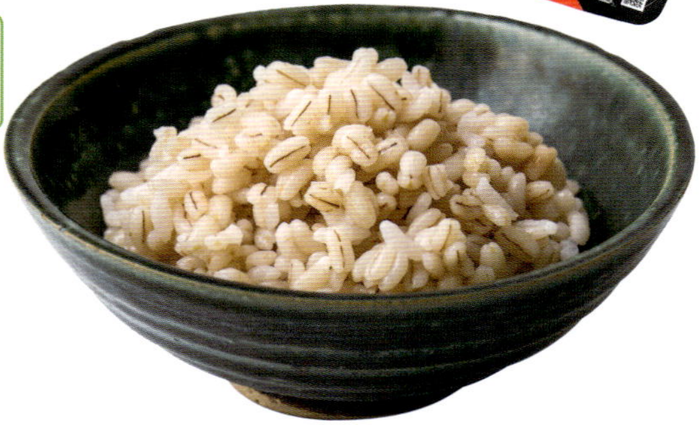

材料（炊き上がり約1.2合分）

もち麦…100g
米………30g（0.2合）
水………310ml

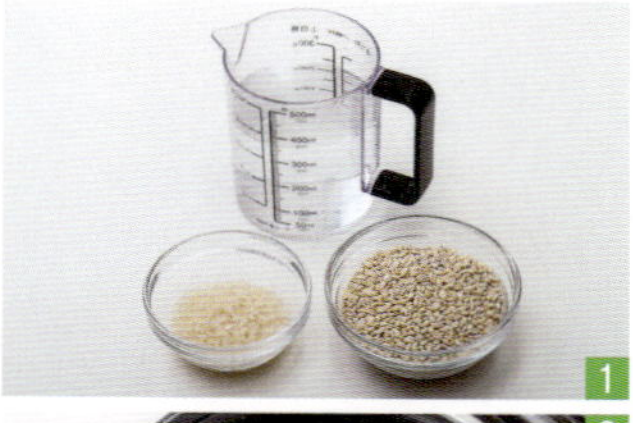

1

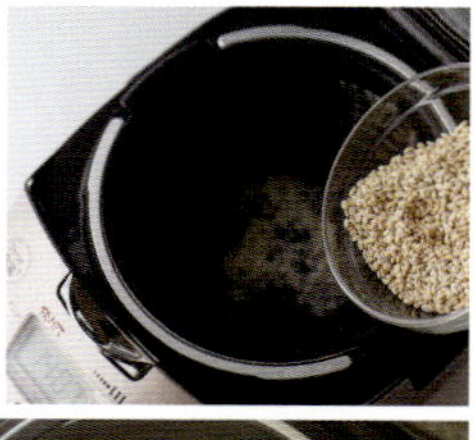

2

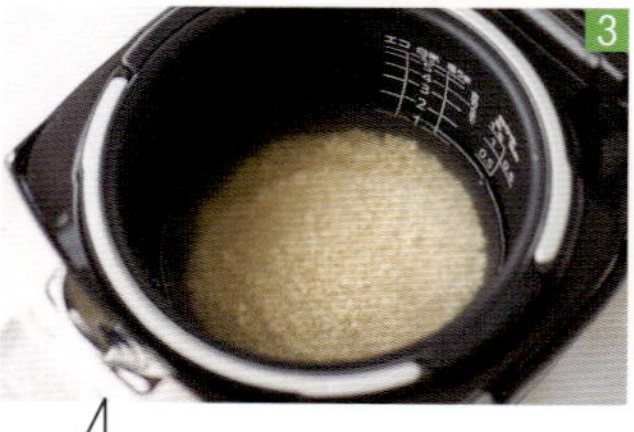

3

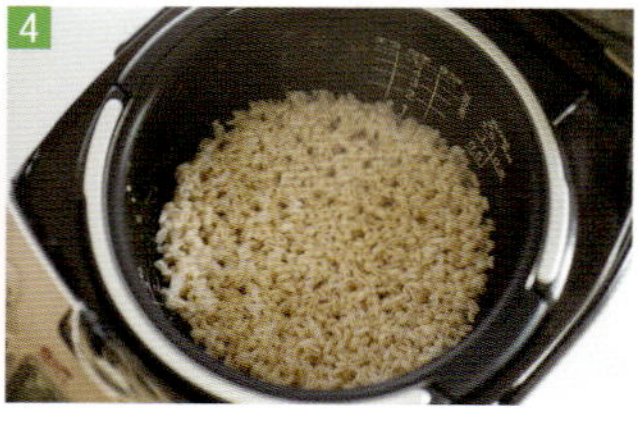

4

炊飯前の浸水時間は、気温に応じて調整を。夏場は約15分、冬場は約30分がおすすめ。1時間以上おくと、米が割れてしまうことがあるので注意しましょう。

作り方

1 分量の米を洗い、水をきっておく。もち麦は洗わずに使う。
2 炊飯釜に 1 を入れる。
3 2 を軽く混ぜ、吸水時間を設け、通常の炊飯と同様に炊く。
4 炊き上がったら少し蒸らし、切るように混ぜる。

＼まとめ炊き＆保存でラクラク！／

「もち麦ごはん」の保存方法

毎日「もち麦」を食べ続けたいならまとめ炊きで！

毎日の食事を、もち麦ごはん中心に切り替えたいけれど、そのつど炊くのが面倒、もしくは家族のなかで自分しかもち麦ごはんを食べない……という人には、まとめ炊きしたもち麦ごはんを保存するやり方がおすすめです。

冷凍保存

炊きあがったもち麦ごはんを常温まで冷ましてから冷凍する。家庭の冷凍庫でも、２週間程度保存でき、おいしい食感もキープ可能。食べる前にレンジでチンして！

冷蔵保存

炊きあがったもち麦ごはんを常温まで冷ましてから冷蔵。２日間保存できる。冷蔵庫内は乾燥しているため、長くおきすぎると水分が飛んでもち麦ごはんがパサつくことも。すぐ食べてしまう人に。

こうやって保存しよう！

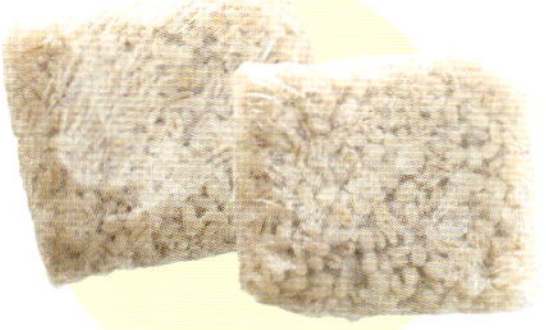

ラップで保存

もち麦ごはんを、ラップで薄く平らな形になるよう包む。包んだらいくつかまとめてファスナーつき保存袋に入れ、空気を抜きながら閉じておくと、保存中のにおい移りを防いでくれる。

製氷皿＋冷凍用保存袋を組み合わせて保存

もち麦ごはんを一口ずつ製氷皿に入れ、ラップをかけて冷凍庫で凍らせる。凍ったもち麦ご飯は製氷皿から出し、ファスナーつき保存袋に入れて空気を抜きながら閉じ、再度冷凍庫で保存する。もち麦ごはんを料理に使いたいときに便利な保存方法。

※製氷皿１キューブ＝約25g

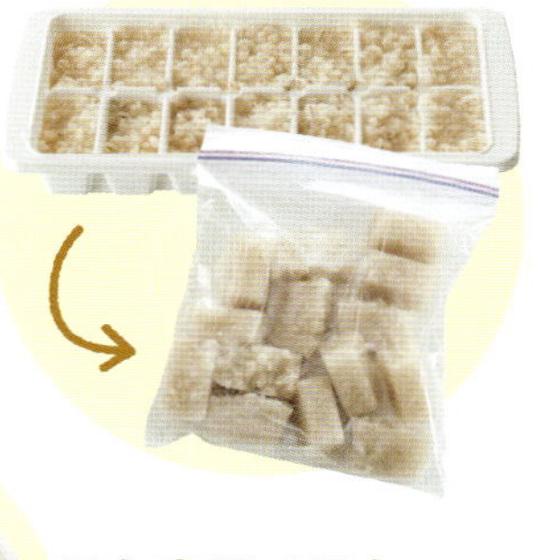

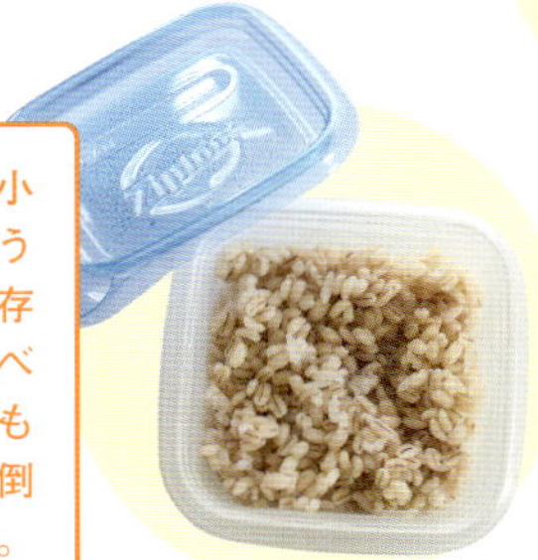

保存容器で保存

あらかじめ洗い、完全に乾かした密閉容器にもち麦ごはんを入れ、しっかりとふたをして保存する。

豆知識

もち麦ごはんは、温かいうちに小分けにして、それから冷ますようにすると作業が簡単。また、保存する分量がわかっていると、食べるときも料理に利用するときも使いやすく失敗がないので、面倒でも計量するのがおすすめです。

もち麦ごはん基本レシピ ④

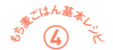

朝食にもおべんとうにも便利！

バラエティもち麦おにぎり

食物繊維たっぷりのもち麦ごはんをベースに使った
栄養たっぷりの混ぜごはんをおにぎりに。
栄養バランスがよく、少量でも満足感が得やすいもち麦おにぎりで、
一日を元気にスタートしましょう

※写真のもち麦ごはんは３割炊き（基本レシピ２）を使用しています。

桜えび青のり

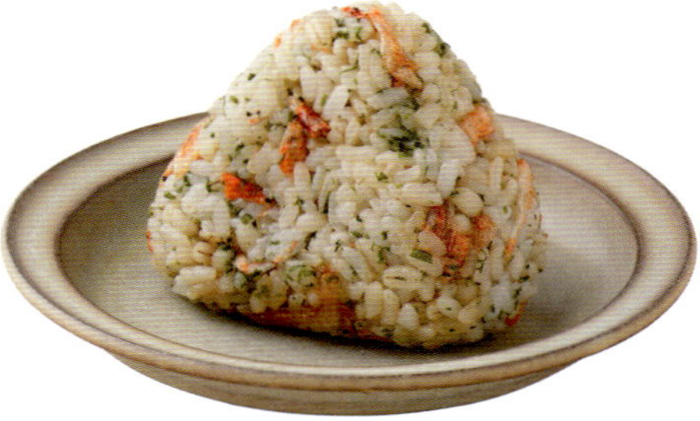

材料（1人分）

もち麦ごはん…100g
桜えび…大さじ２
青のり…小さじ１
しょうゆ…大さじ１

作り方

1 もち麦ごはんに、桜えび、青のり、しょうゆを加えて混ぜ合わせる。桜えびが大きすぎる場合は、やや大きめに刻む。
2 1をラップにのせ、ぎゅっとにぎる。

塩昆布そぼろ

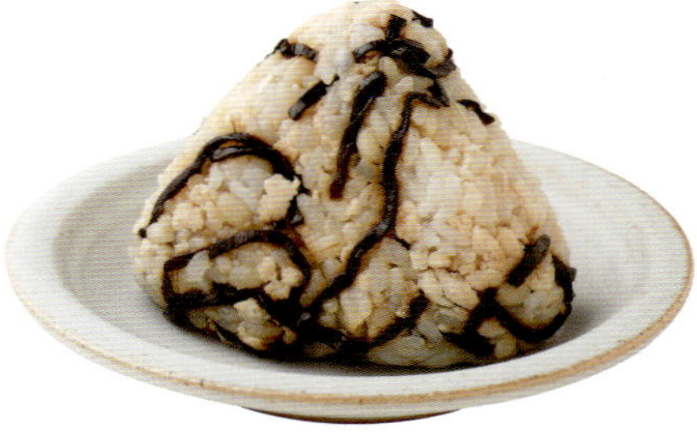

材料（1人分）

もち麦ごはん…100g
鶏ひき肉…30g
A 酒小…さじ１、
　塩…少々
塩昆布…5g

作り方

1 耐熱容器にひき肉、Aを入れて混ぜ、電子レンジで約１分間加熱してほぐす。
2 もち麦ごはん、塩昆布、1を混ぜ合わせ、ラップにのせてにぎる。

朝食・昼食でもち麦を食べるならおにぎりが◎!

ダイエット視点で見ると朝昼の食事はとても重要。朝昼にもち麦ごはんを食べると効率的です。もち麦ごはんのおにぎりは、忙しい朝やランチにも食べやすいのでおすすめ。具を加えることで、シンプルなもち麦ごはんより、さらに多彩な栄養素を摂取できますよ。

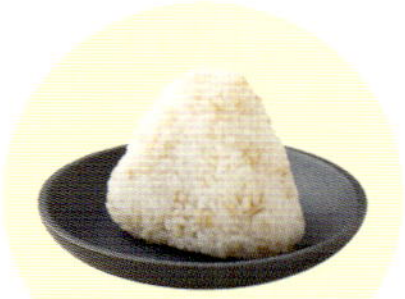

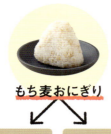

もち麦おにぎり

おべんとう

もち麦混ぜごはんおにぎりなら、おにぎりひとつでも様々な栄養が摂れる！具材を変えてバラエティを楽しんで

朝ごはん

前夜寝る前に支度し、にぎったものをラップで包んで置いておけば、忙しい朝でもすぐ食べられる！

枝豆梅ひじき

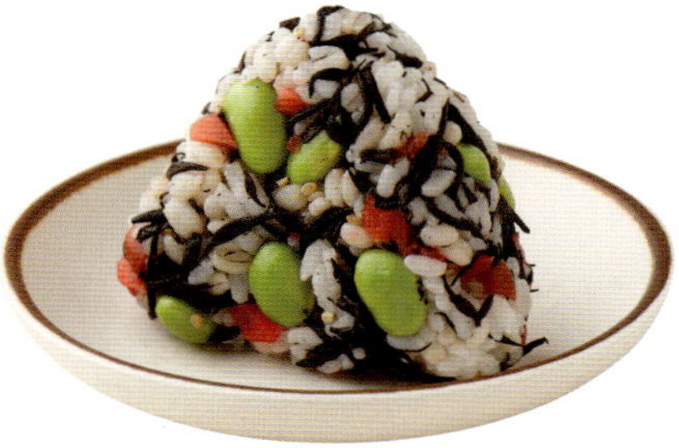

材料（1人分）

もち麦ごはん…100g
枝豆（さやつき、ゆでたもの）…40g
ひじき（乾燥）…小さじ1
かりかり梅大…1個
ごま…少々

作り方

1 枝豆をさやから取り出し、梅干しは細かく刻む。
2 ひじきはボウルに入れ、たっぷりの熱湯を注いでラップをかぶせ、約8分間おいて水気をきる。
3 もち麦ごはん、1、2、ごまを混ぜ合わせ、ラップにのせてにぎる。

さけ小松菜

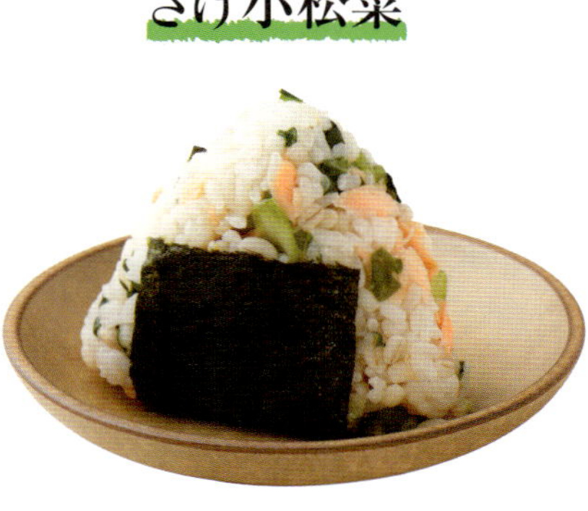

材料（1人分）

もち麦ごはん…100g
塩さけ…1/2切れ
小松菜…20g
塩…少々
のり…適量

作り方

1 塩さけは焼いてほぐす。
2 小松菜は粗みじんに切って、塩もみして水気をしぼる。
3 もち麦ごはん、1、2を混ぜ合わせ、ラップにのせてにぎってのりを巻く。

もち麦ごはん基本レシピ ⑤

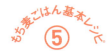

冷凍キューブを使えば即作れる！

超速かんたんスープ

もち麦の栄養は、冷凍しても壊れません。この特性を活用すれば、短時間で作れるかんたんスープで、おいしくもち麦の食物繊維が摂れます

もち麦リゾット風スープ

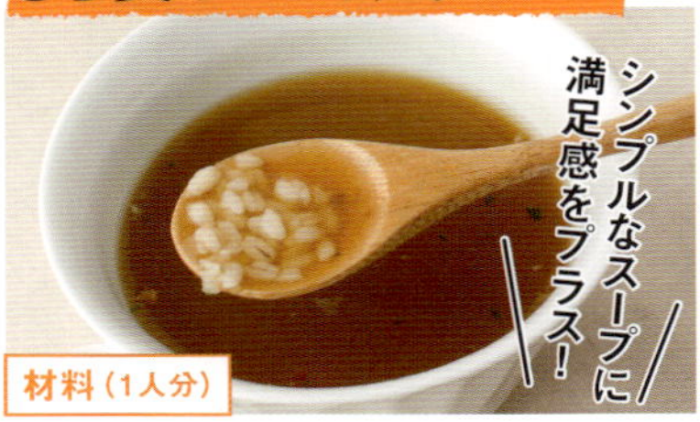
シンプルなスープに満足感をプラス！

材料（1人分）

好みのスープ…1人分
（インスタントかレトルト）

冷凍ゆでもち麦キューブ…1個
（冷凍もち麦ごはんでも可）

熱湯…適量

作り方

1 インスタントスープをスープカップに入れ、冷凍もち麦ごはんキューブをのせる。

2 1の上から熱湯を注ぎ、ゆっくり混ぜる。もち麦ごはんが溶けてスープに馴染んだらいただく。レトルトスープの場合は、器にスープと冷凍もち麦ごはんキューブを入れ、ラップをかけて電子レンジで温めると同様に食べられる。

もち麦入りみそ汁

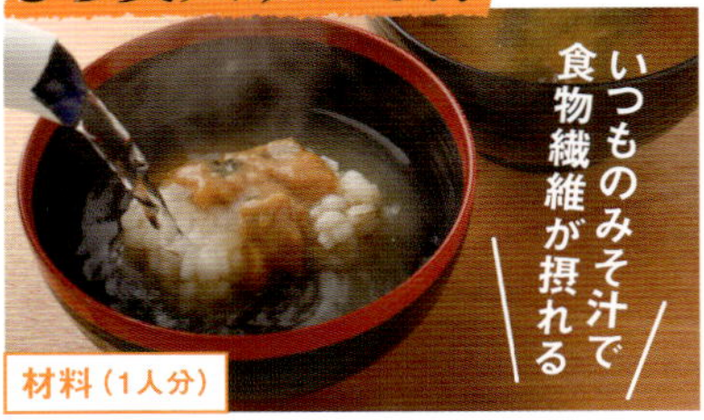
いつものみそ汁で食物繊維が摂れる

材料（1人分）

好みのみそ汁…1人分
（インスタントでも可）

冷凍ゆでもち麦キューブ…1個
（冷凍もち麦ごはんでも可）

作り方

1 火にかけて温めたみそ汁に、冷凍もち麦ごはんキューブを入れ、静かに混ぜる。

2 もち麦ごはんが全体になじんだら、器によそっていただく。インスタントみそ汁を使う場合は、器にインスタントみそ汁と冷凍もち麦ごはんキューブを入れ、熱湯を注いで混ぜても同様に食べられる。

ゆでもち麦の冷凍ストックを簡単スープに活用！

もち麦入りスープを簡単に作りたいときは、冷凍キューブを使うのがおすすめ。基本のもち麦ごはんを使ってもOKですが、もち麦のみをゆでた「ゆでもち麦」を使うと、もち麦ならではの食べごたえを楽しみながら、食物繊維も摂取することができます。

ゆでもち麦の作り方は、もち麦100gと水400gを火にかけ、沸騰したら中火にして約20分加熱。火を止めたらふたをして、水分がなくなるまで置いておくだけです。

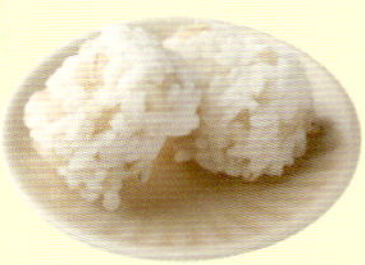

もち麦ごはんより、さらに弾力感が際立つゆでもち麦で、いろんな汁物を楽しんでみては。

60ページにあるようにフードコンテナにもち麦とお湯を入れて作る簡単なレシピもあります

もくじ

この本の決まりごと

※この本では、(株) はくばくのもち麦を使用しています。

※もち麦はメーカーにより重量、栄養価、炊き方などが異なります。
確認の上、ご使用ください。

※カロリー、栄養価は１人分です。

※計量は200ml ＝１カップ、200cc。大さじ１＝15ml、15cc。
小さじ１＝5ml、5cc。

※電子レンジは600Wのものを使用していますが、
500Wの場合は加熱時間を２割増しにしてください。

※オーブン、オーブントースターは600Wのものを使用しています。
機種により多少焼き上がり時間が異なりますので、
様子を見ながら調整してください。

※フライパンはフッ素樹脂加工のものを使用しています。

※火加減は、とくに指定がない場合は中火です。

＜第1章＞

肌荒れ むくみ
重度の便秘に悩まされる
39歳の主婦 木下《きのした》美《み》穂《ほ》さん
〈仮名〉

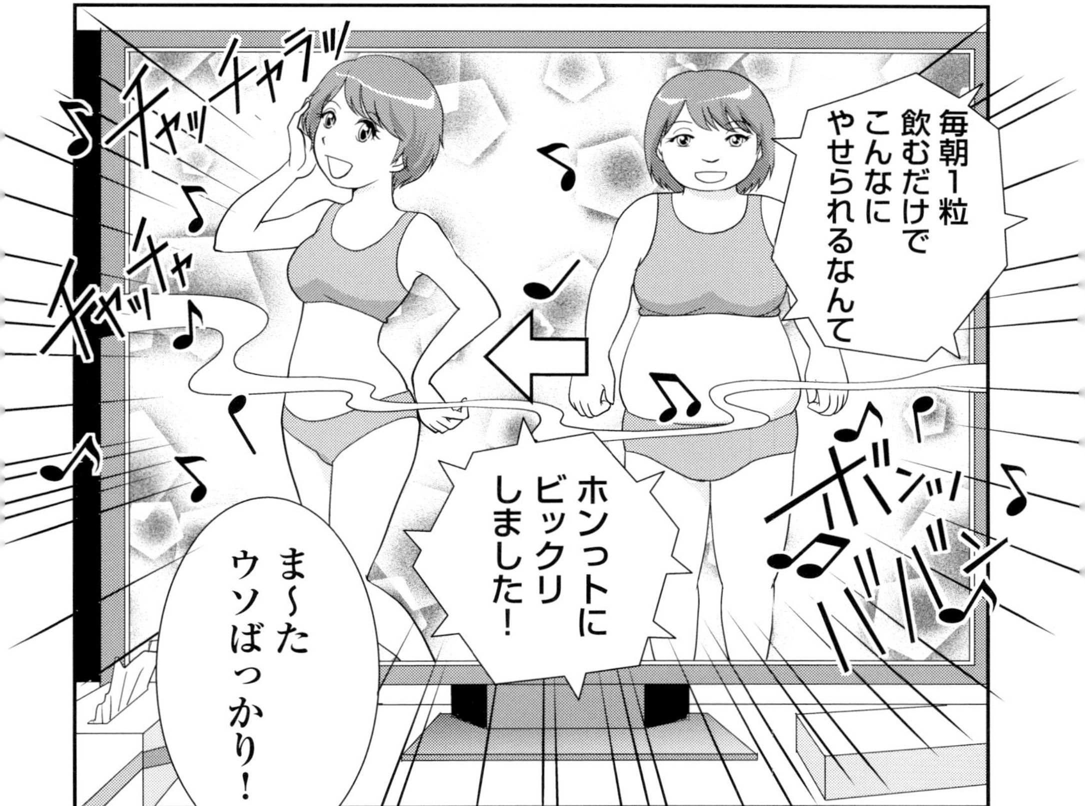
毎朝1粒飲むだけでこんなにやせられるなんて
ホンットにビックリしました！
ま〜たウソばっかり！
チャッチャラッ
チャッチャ
ボンッ
ババン

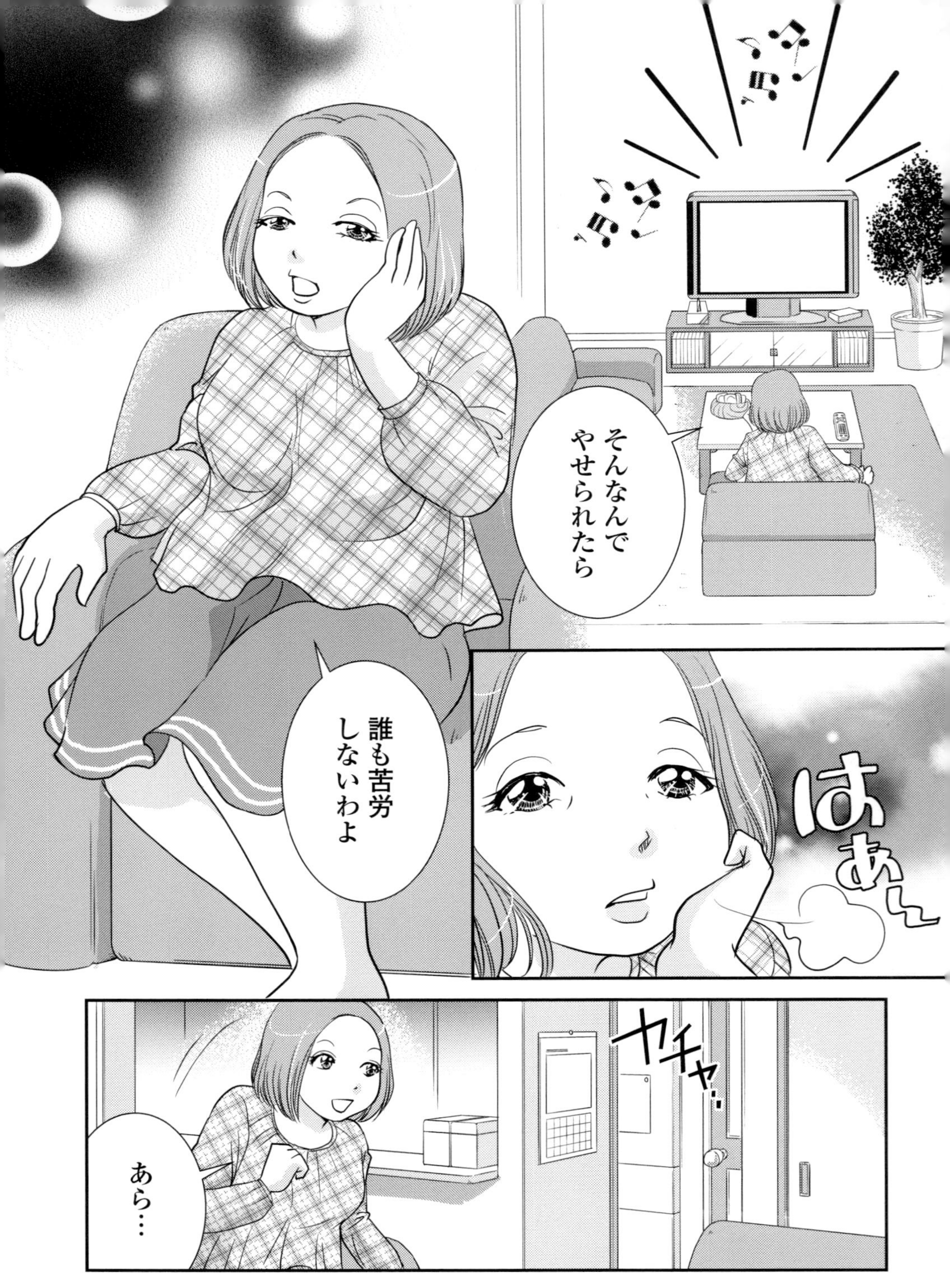

そんなんでやせられたら
誰も苦労しないわよ
はあ〜〜
カチャ‥
あら…

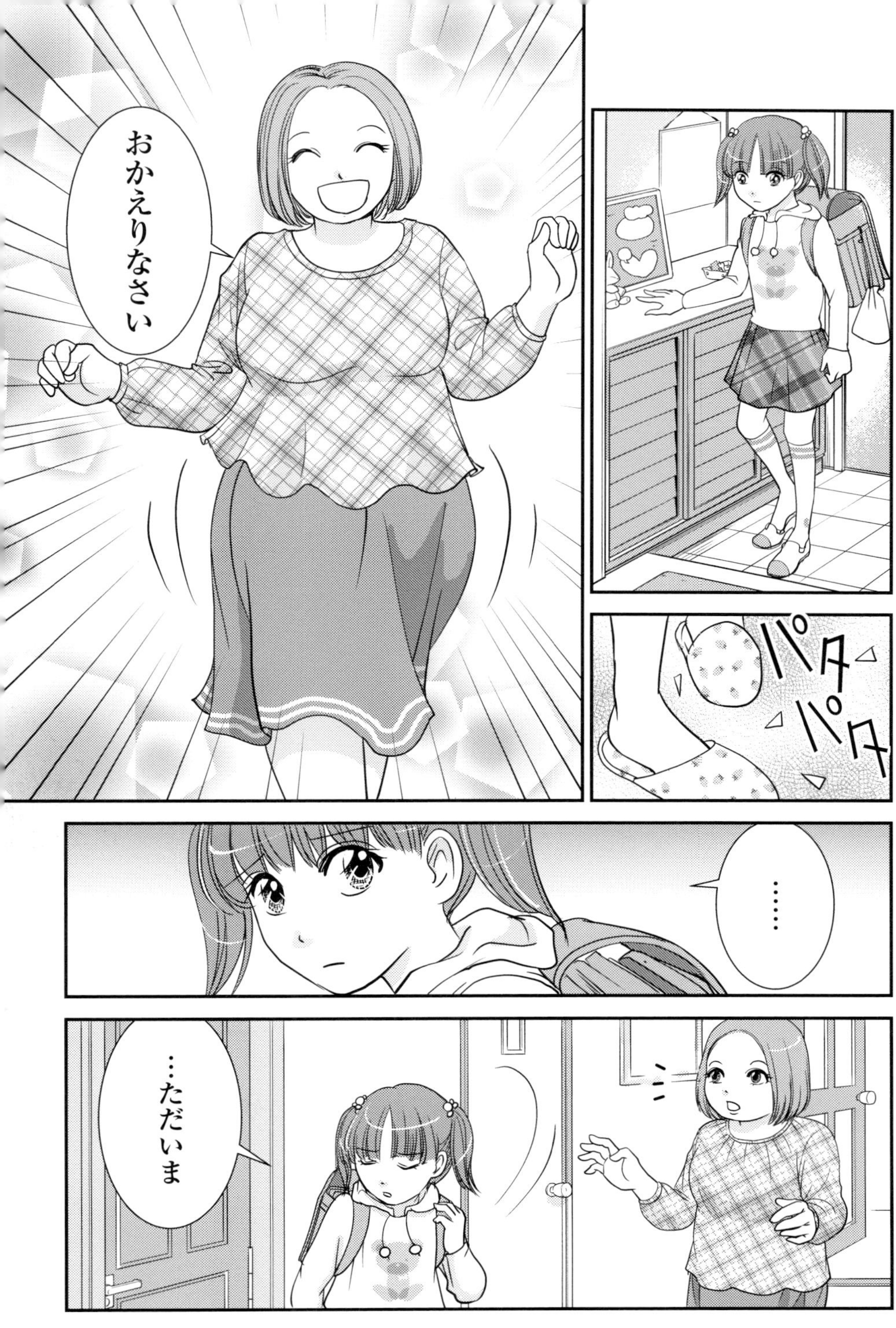
パタパタ
おかえりなさい
……
…ただいま

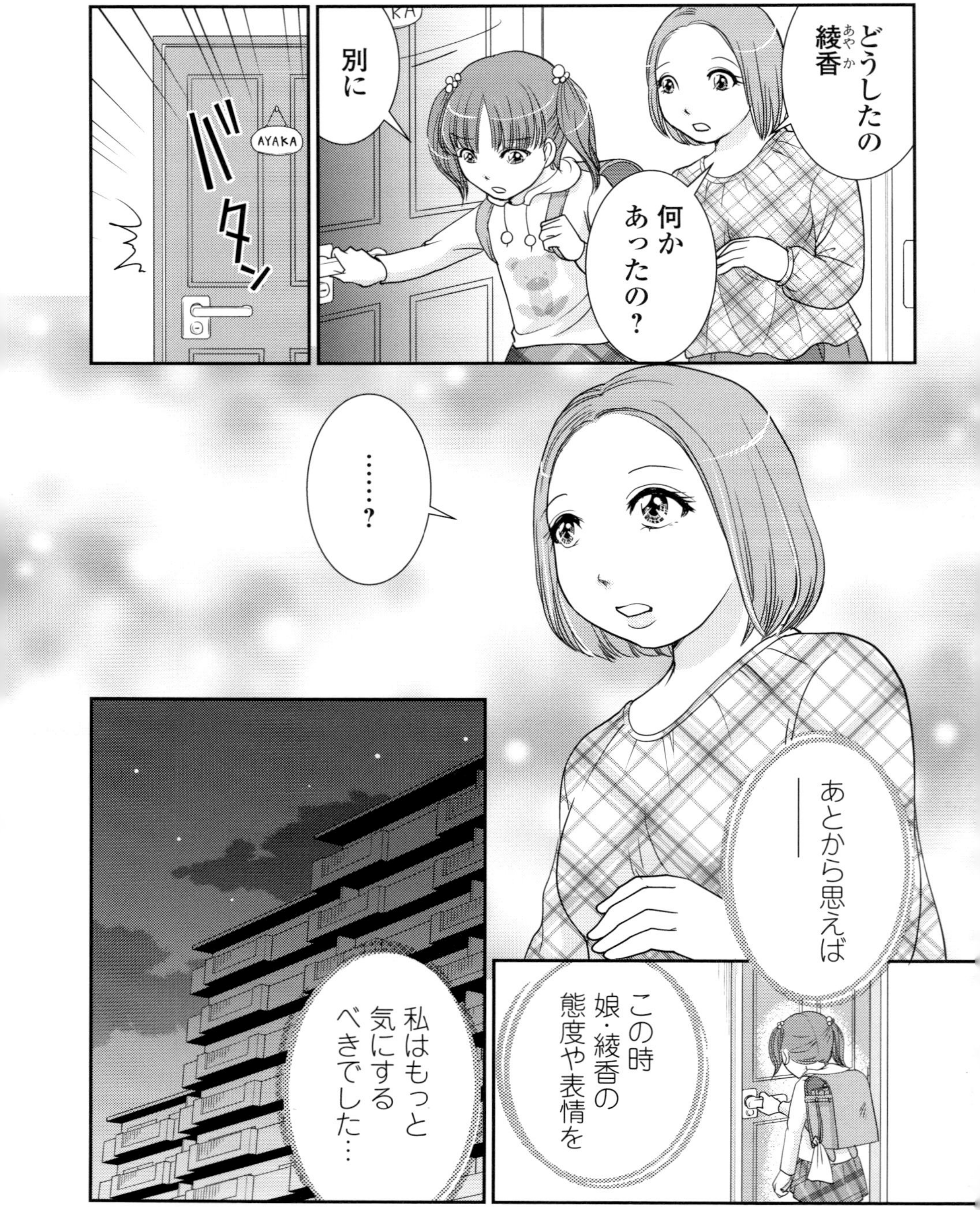
どうしたの綾香《あやか》
何かあったの?
別に
AYAKA
バタン
……?
あとから思えば——
この時娘・綾香の態度や表情を
私はもっと気にするべきでした…

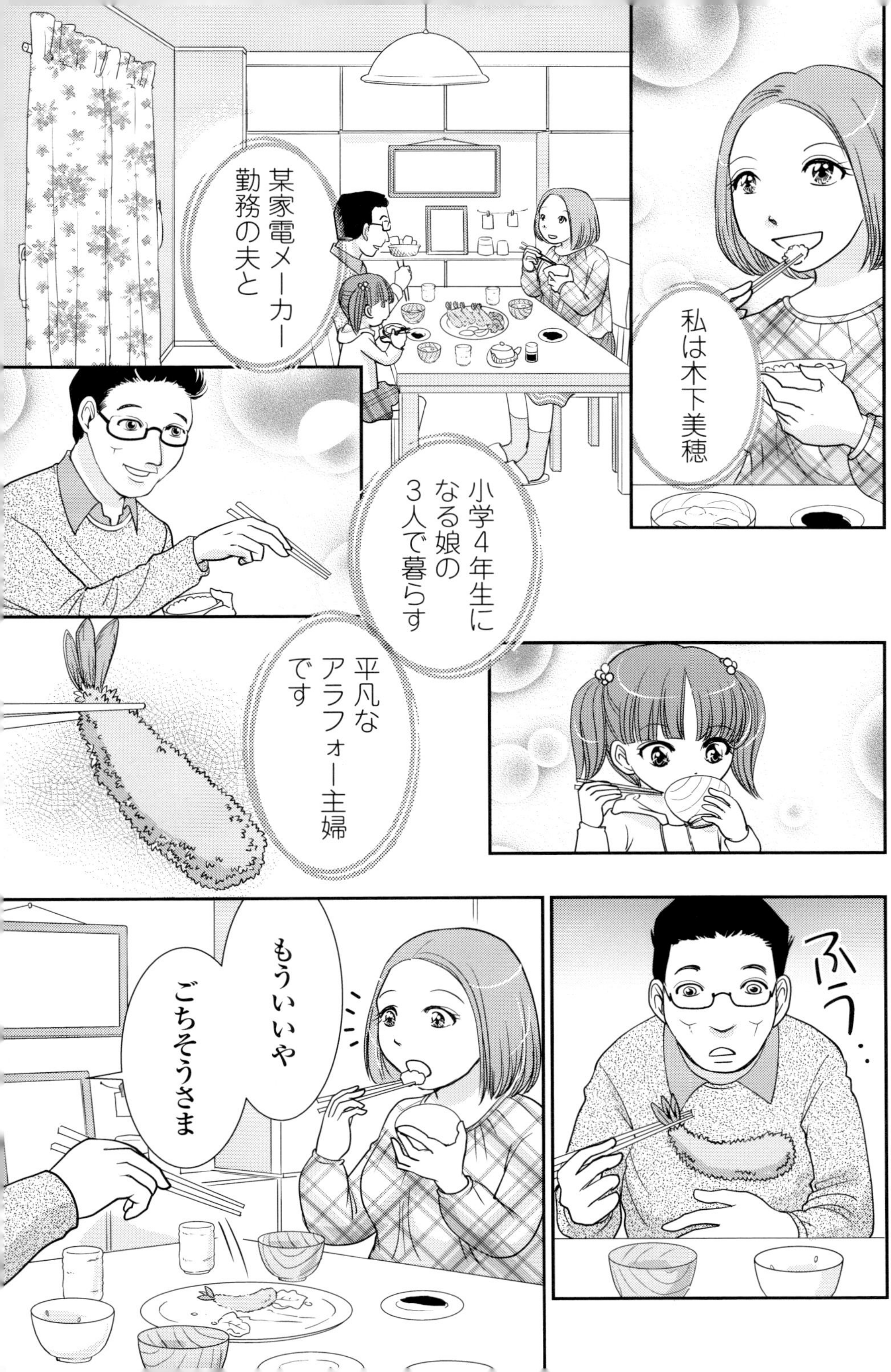
私は木下美穂
某家電メーカー勤務の夫と
小学4年生になる娘の3人で暮らす
平凡なアラフォー主婦です
ふう…
もういいや
ごちそうさま

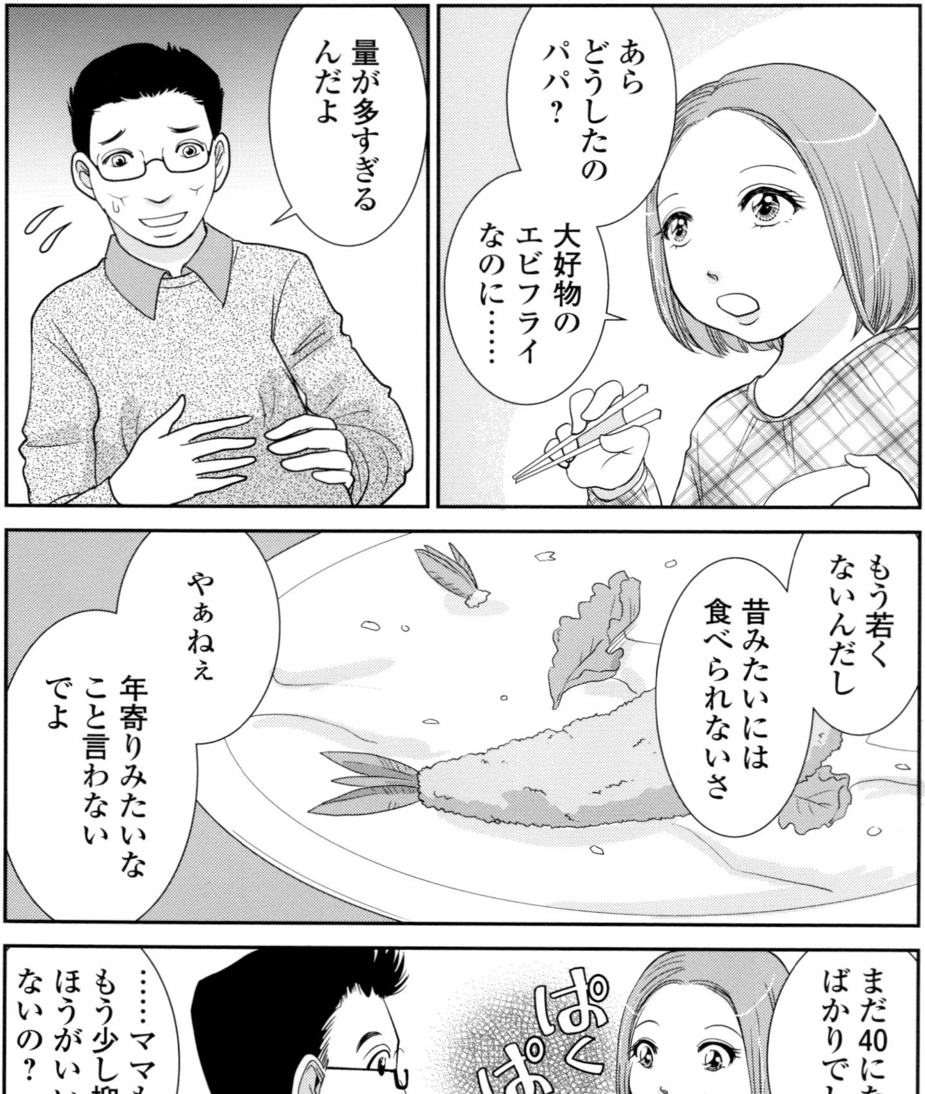

あら どうしたの パパ？
大好物の エビフライ なのに……
量が多すぎる んだよ
もう若く ないんだし
昔みたいには 食べられないさ
やぁねぇ
年寄りみたいな こと言わない でよ
まだ40になった ばかりでしょ
ぱく ぱく
……ママも もう少し抑えた ほうがいいんじゃ ないの？

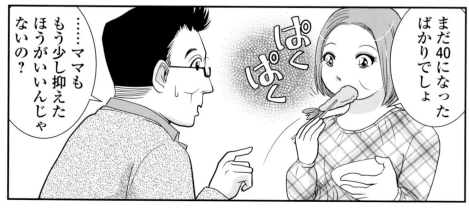

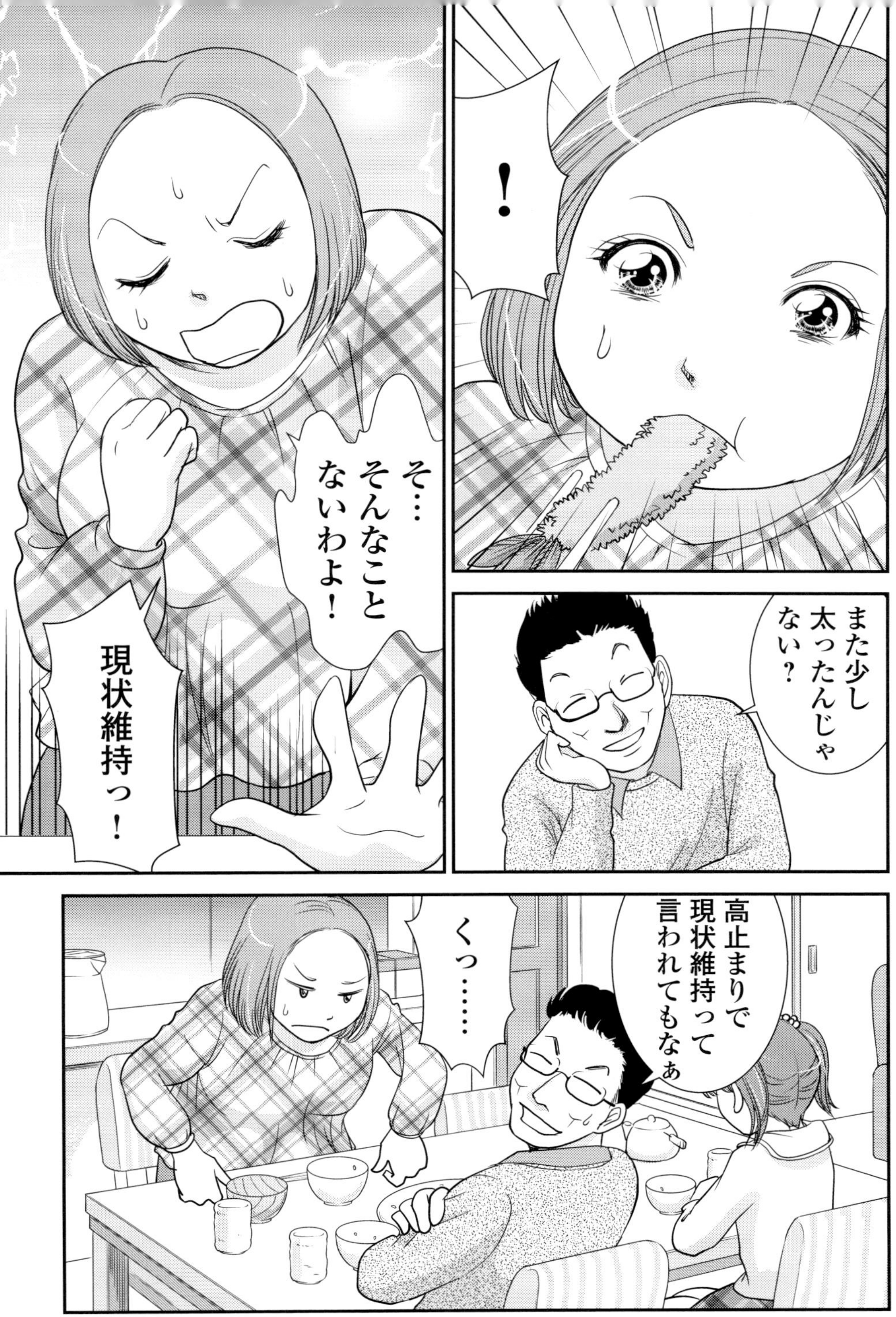
！
また少し太ったんじゃない？
そ…そんなことないわよ！
現状維持っ！
高止まりで現状維持って言われてもなぁ
くっ……

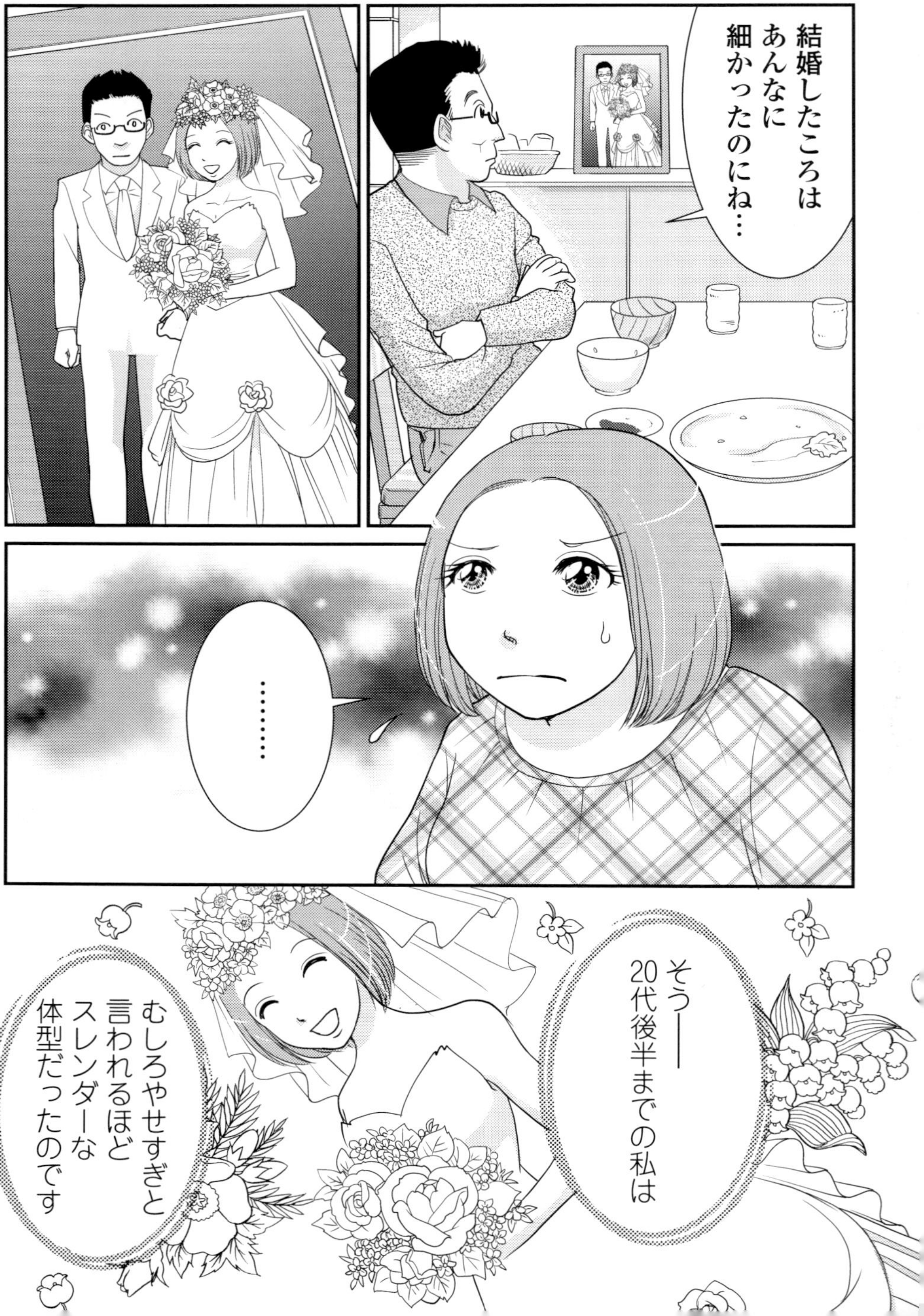
結婚したころは
あんなに
細かったのにね…
…………
そう――
20代後半までの私は
むしろやせすぎと
言われるほど
スレンダーな
体型だったのです

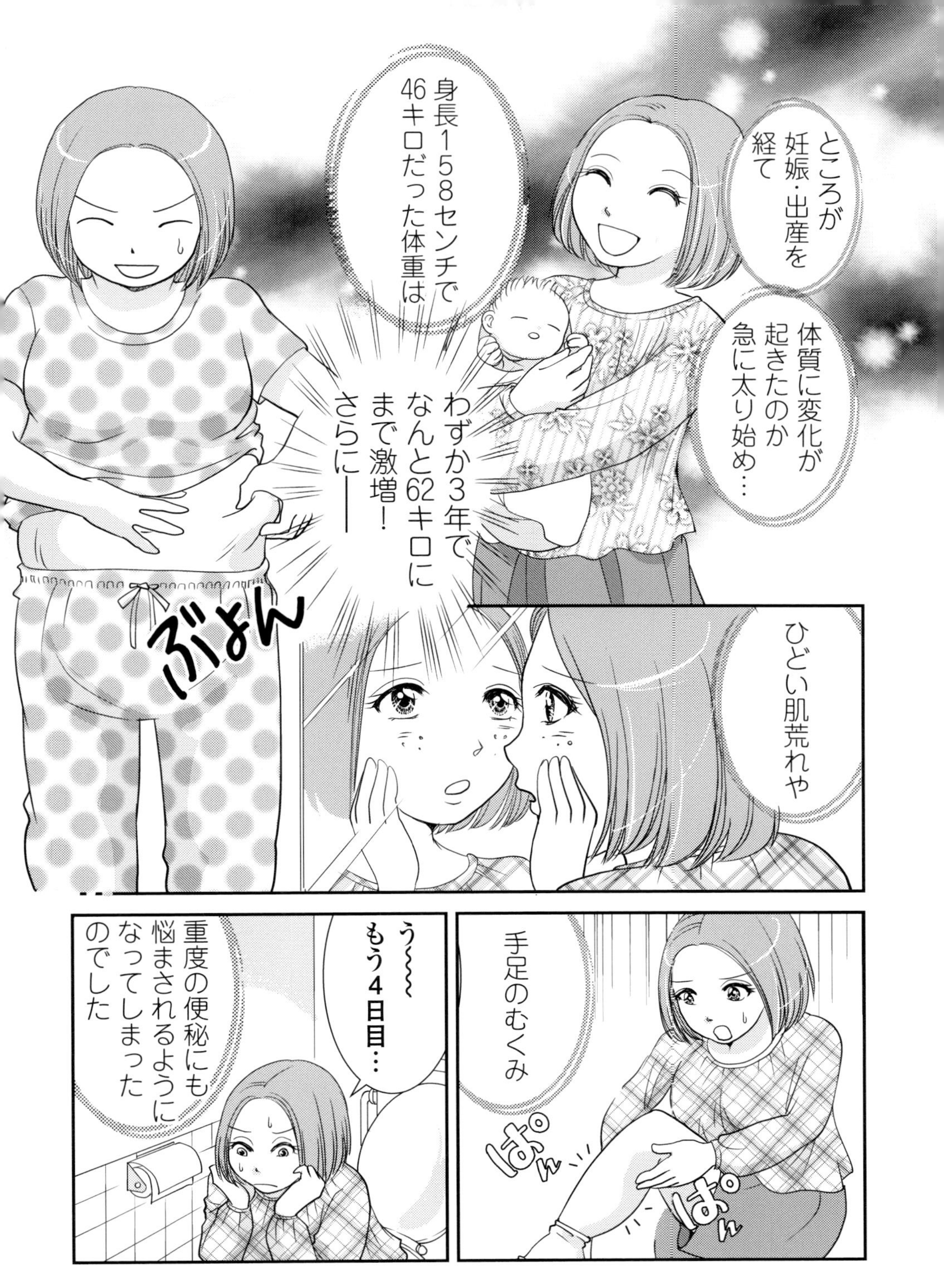
ところが妊娠・出産を経て
体質に変化が起きたのか急に太り始め…
身長158センチで46キロだった体重は
わずか3年でなんと62キロにまで激増！さらに――
ぶよん
ひどい肌荒れや
手足のむくみ
ぱん
ぱん
う〜〜もう4日目…
重度の便秘にも悩まされるようになってしまったのでした

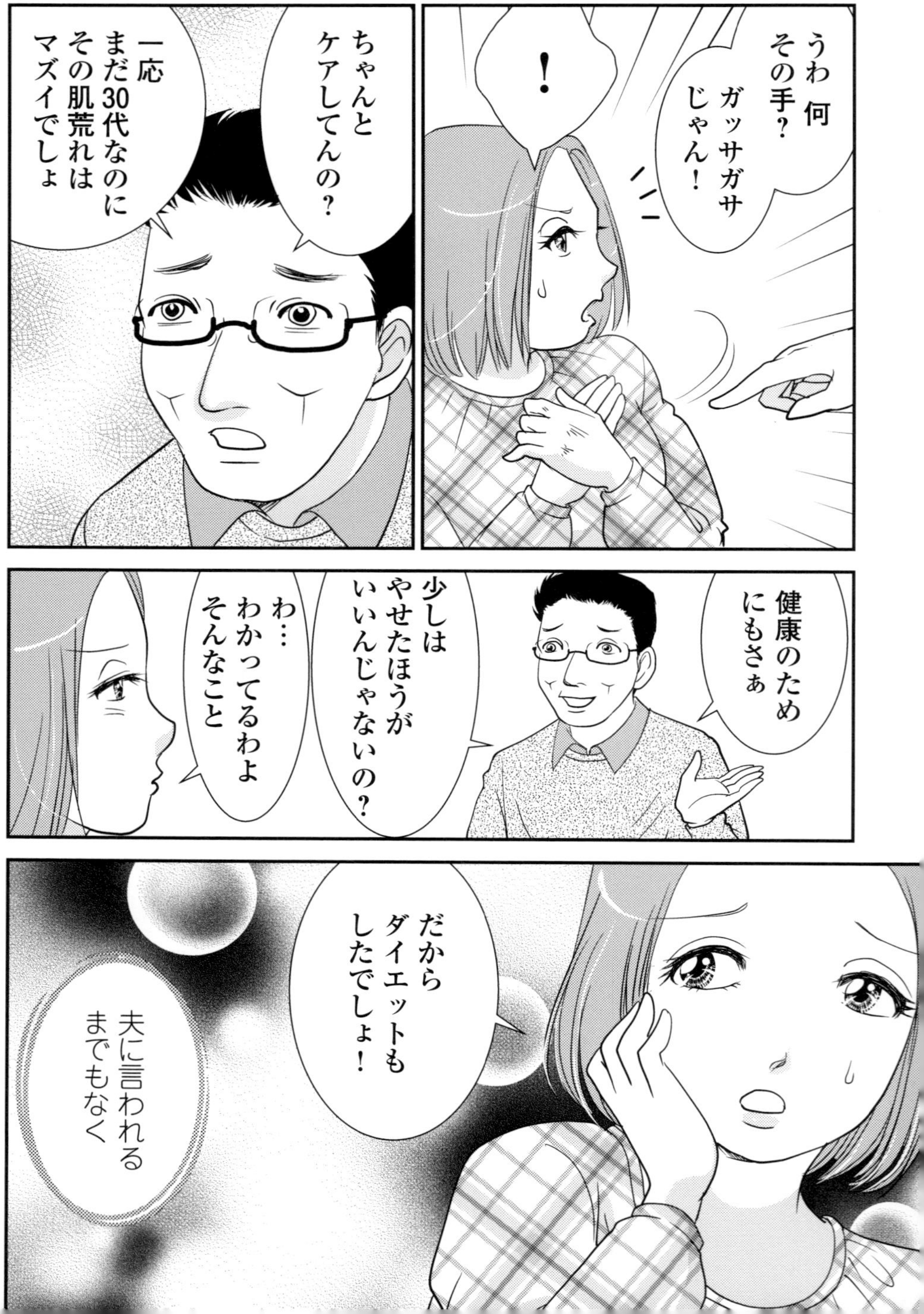
うわ 何
その手？
ガッサガサじゃん！
！
ちゃんとケアしてんの？
一応
まだ30代なのに
その肌荒れは
マズイでしょ
健康のためにもさぁ
少しは
やせたほうが
いいんじゃないの？
わ…
わかってるわよ
そんなこと
だから
ダイエットも
したでしょ！
夫に言われる
までもなく

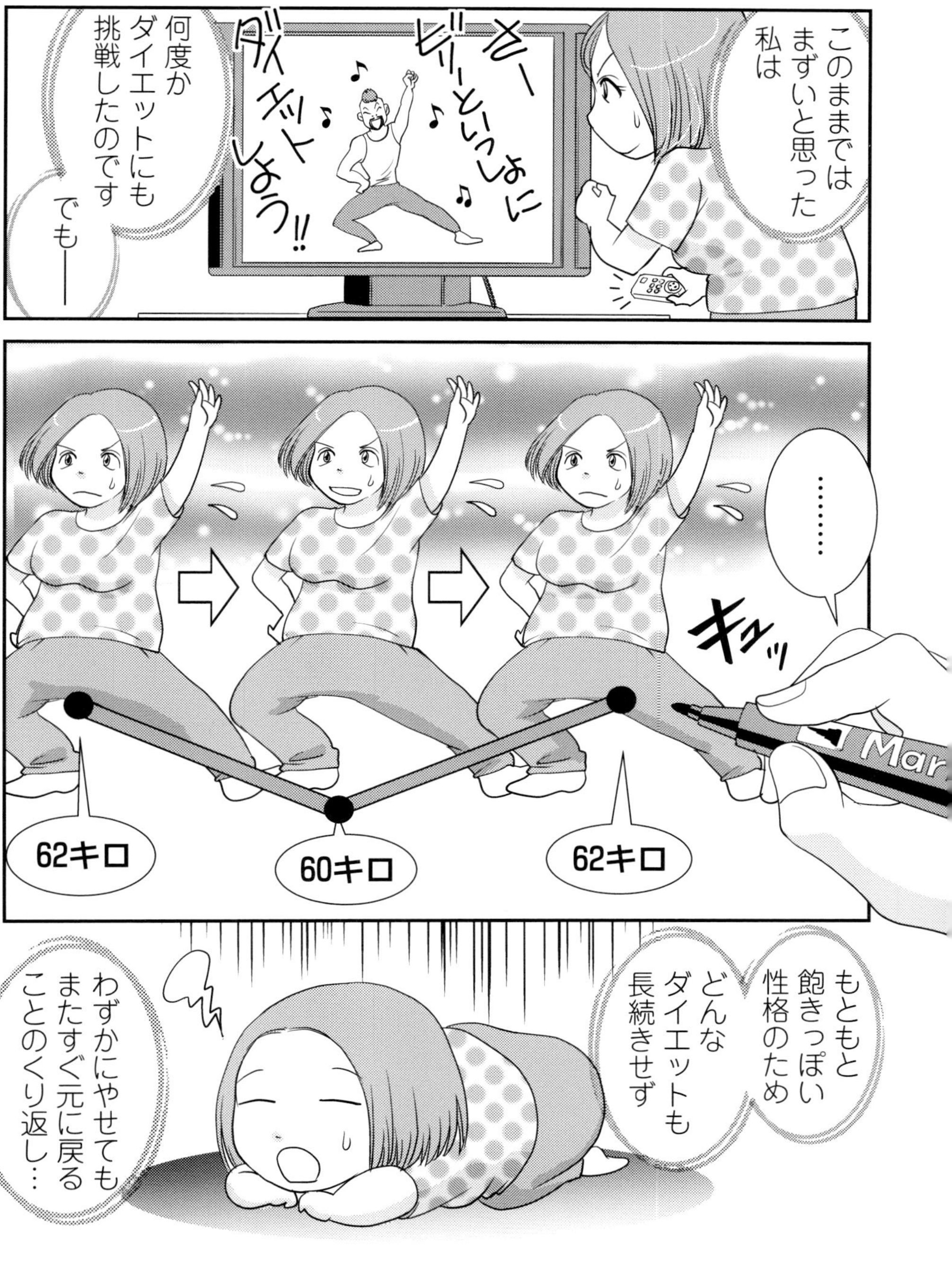
このままではまずいと思った私は
さービリーといっしょにダイエットしよう!!
何度かダイエットにも挑戦したのです
でも――
……
キュッ
62キロ
60キロ
62キロ
もともと飽きっぽい性格のためどんなダイエットも長続きせず
わずかにやせてもまたすぐ元に戻ることのくり返し…

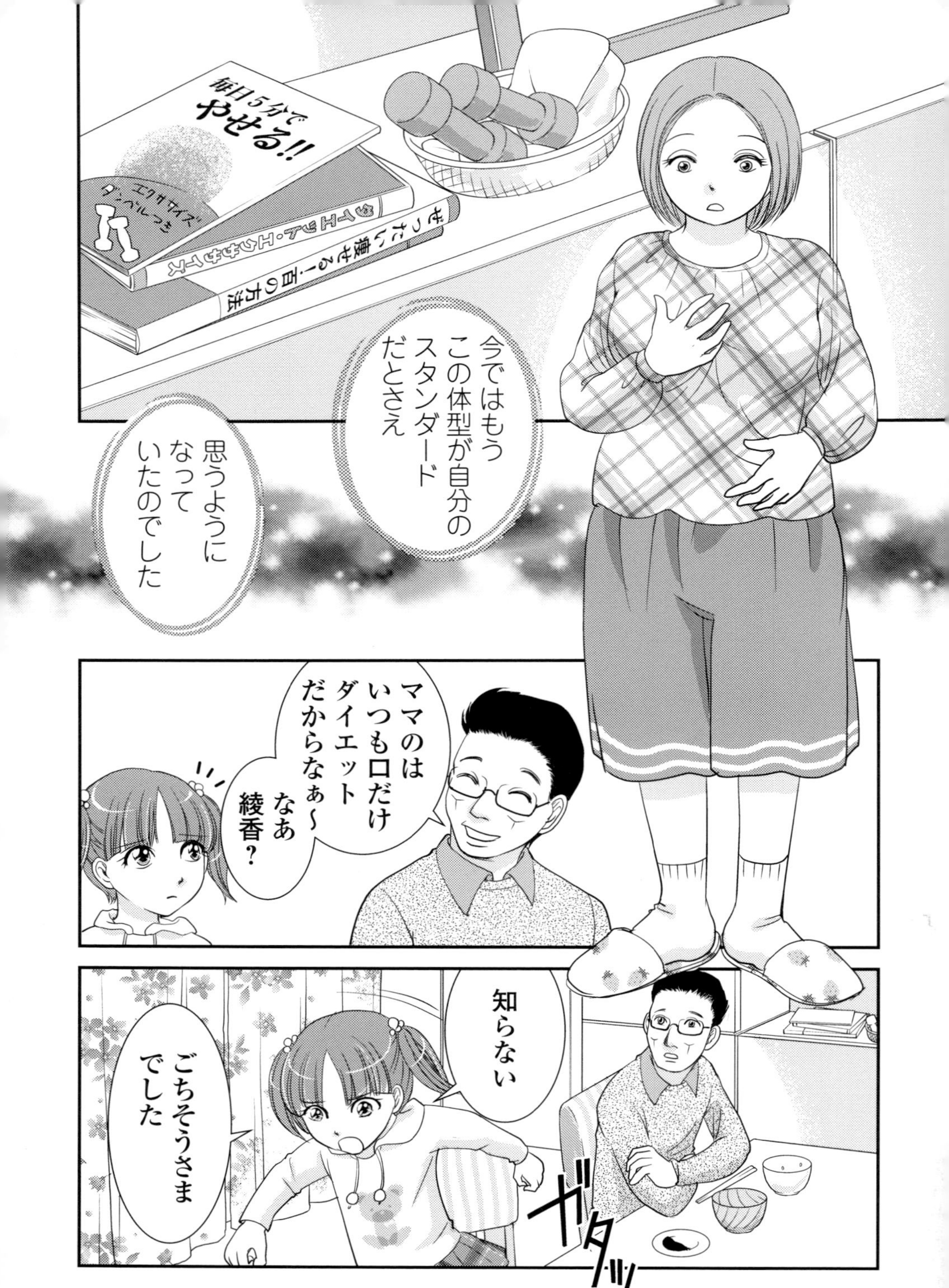
毎日5分でやせる!!
エクササイズダンベルつき
ダイエット・エクササイズ
ぜったい痩せる!百の方法
今ではもうこの体型が自分のスタンダードだとさえ
思うようになっていたのでした
ママのはいつも口だけダイエットだからなぁ
なあ綾香?
知らない
ごちそうさまでした
ガタッ

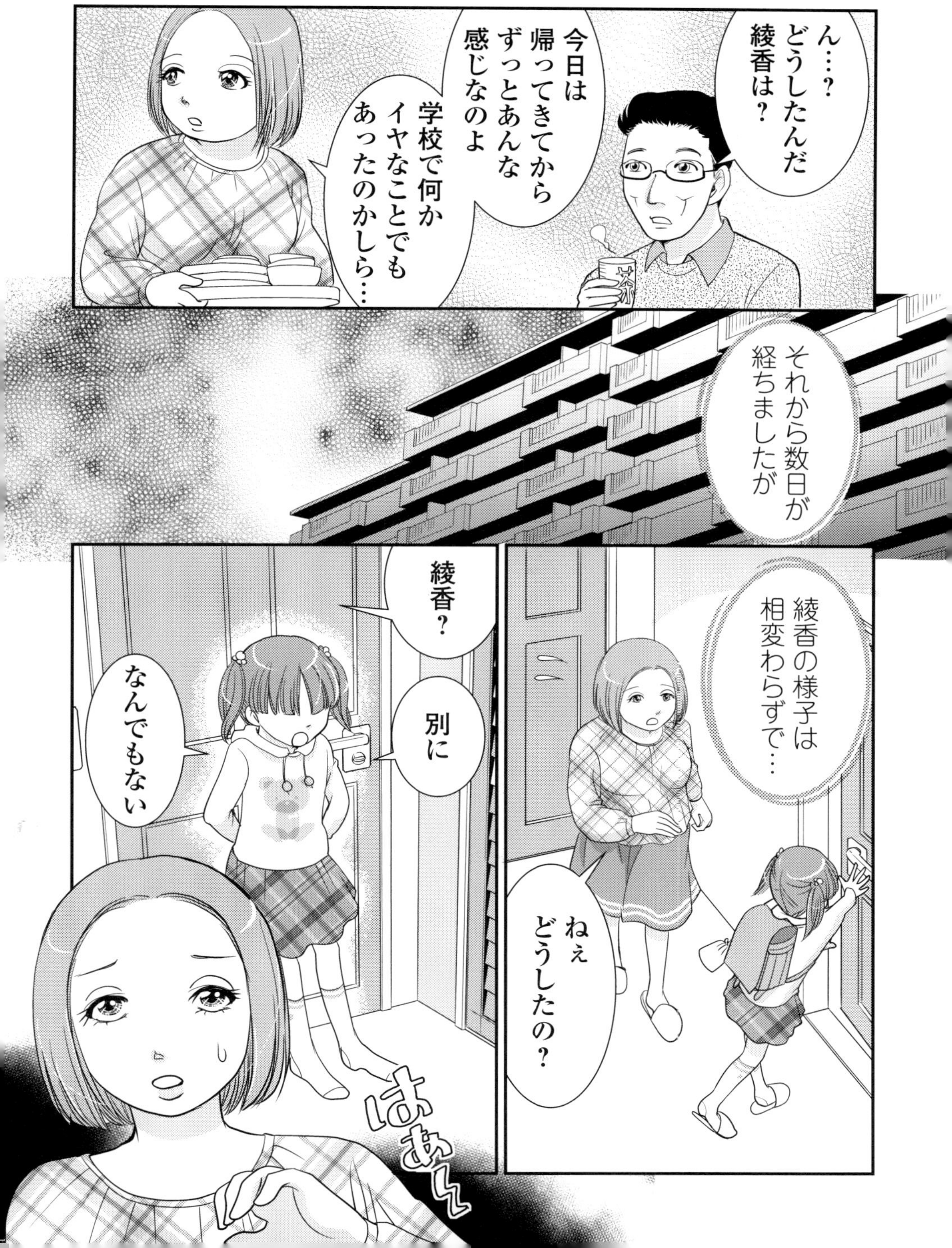
ん…？どうしたんだ綾香は？
茶
今日は帰ってきてからずっとあんな感じなのよ
学校で何かイヤなことでもあったのかしら…
それから数日が経ちましたが
綾香の様子は相変わらずで…
ねぇどうしたの？
綾香？
別に
なんでもない
はあ〜〜

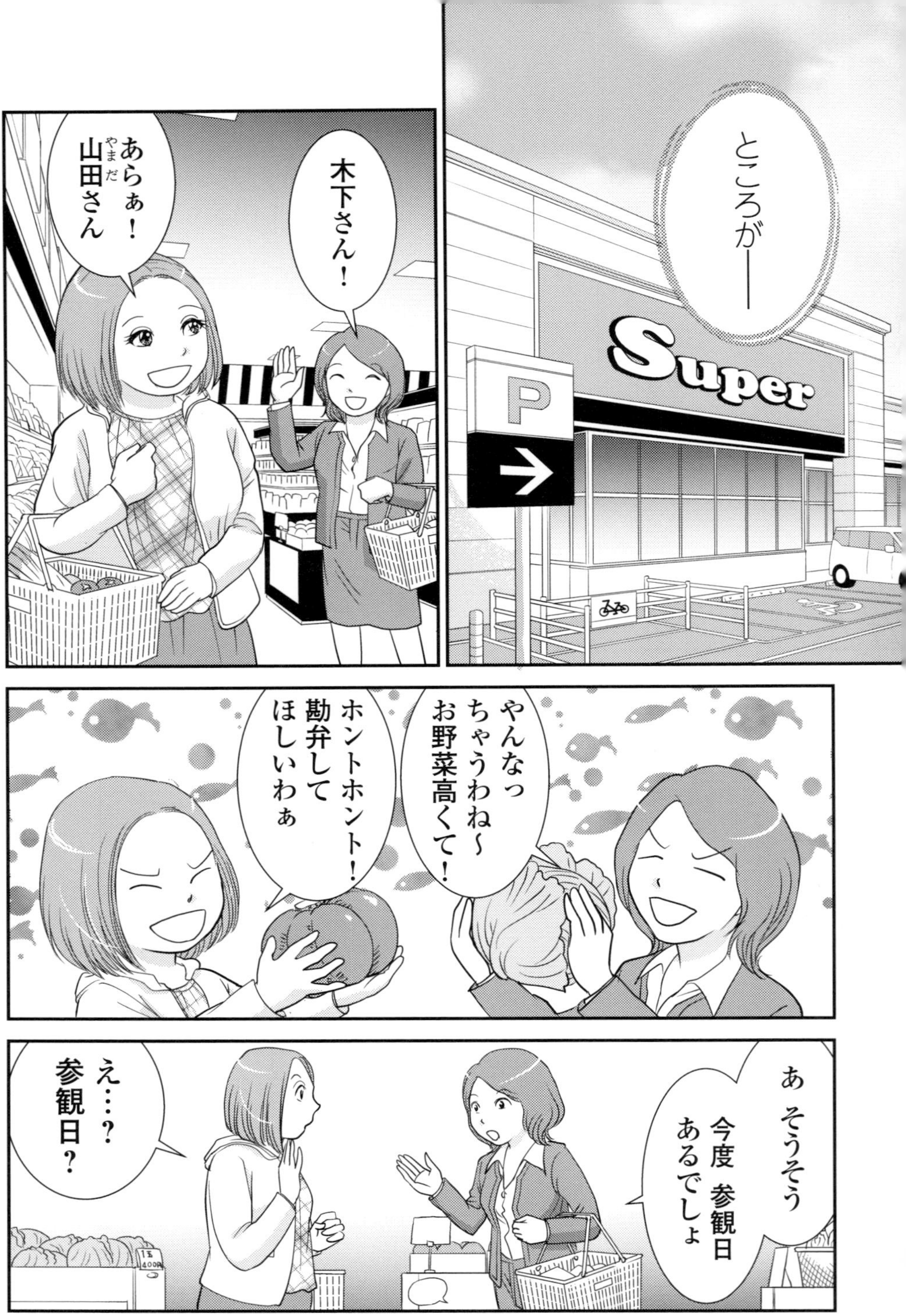
ところがー
木下さん！
あらぁ！山田《やまだ》さん
やんなっちゃうわね～お野菜高くて！
ホントホント！勘弁してほしいわぁ
あ そうそう 今度 参観日あるでしょ
え…？参観日？

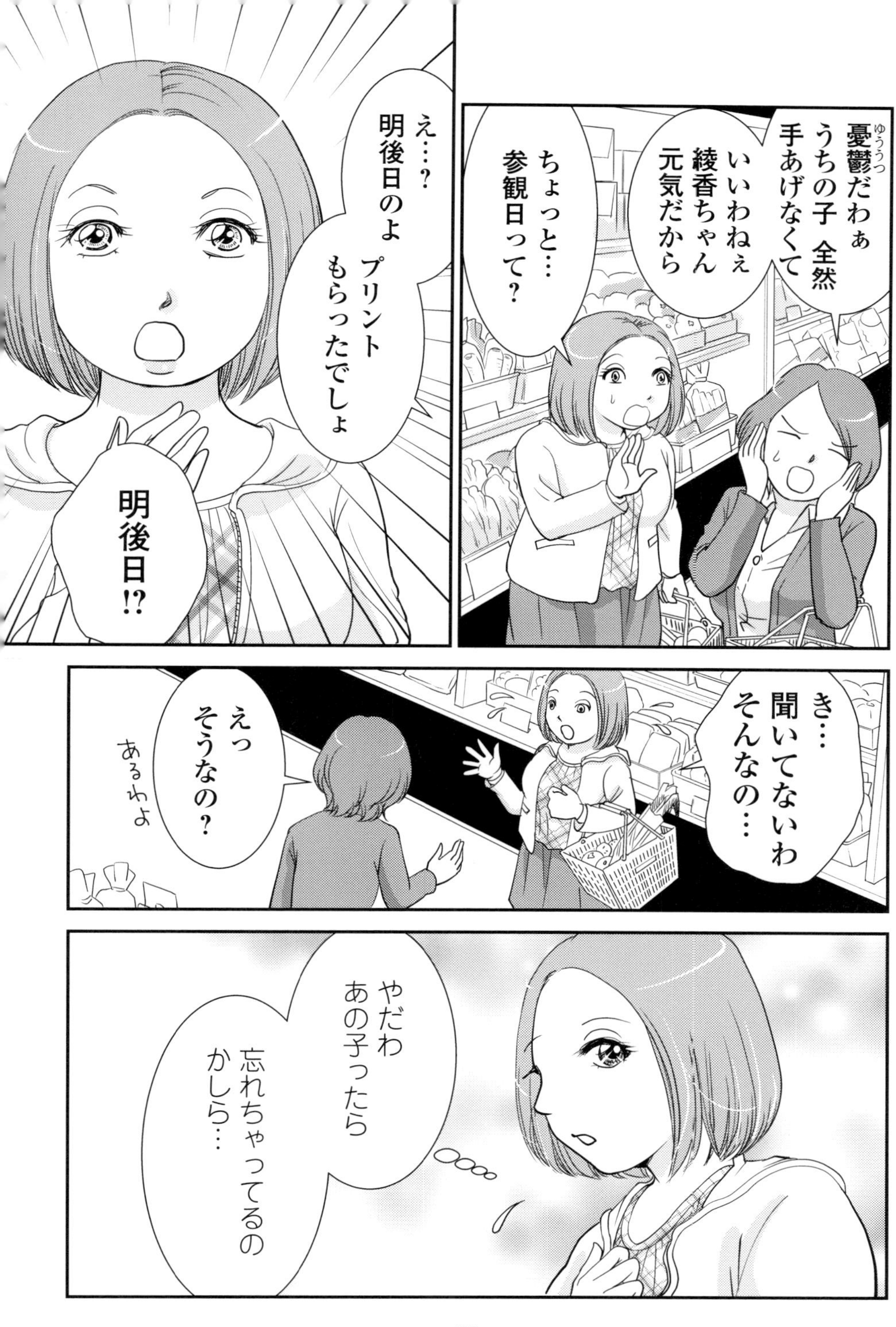
憂鬱《ゆううつ》だわぁ うちの子 全然 手あげなくて
いいわねぇ 綾香ちゃん 元気だから
ちょっと… 参観日って？
え…？ 明後日のよ プリント もらったでしょ
明後日!?
き… 聞いてないわ そんなの…
えっ そうなの？
あるわよ
やだわ あの子ったら 忘れちゃってるの かしら…

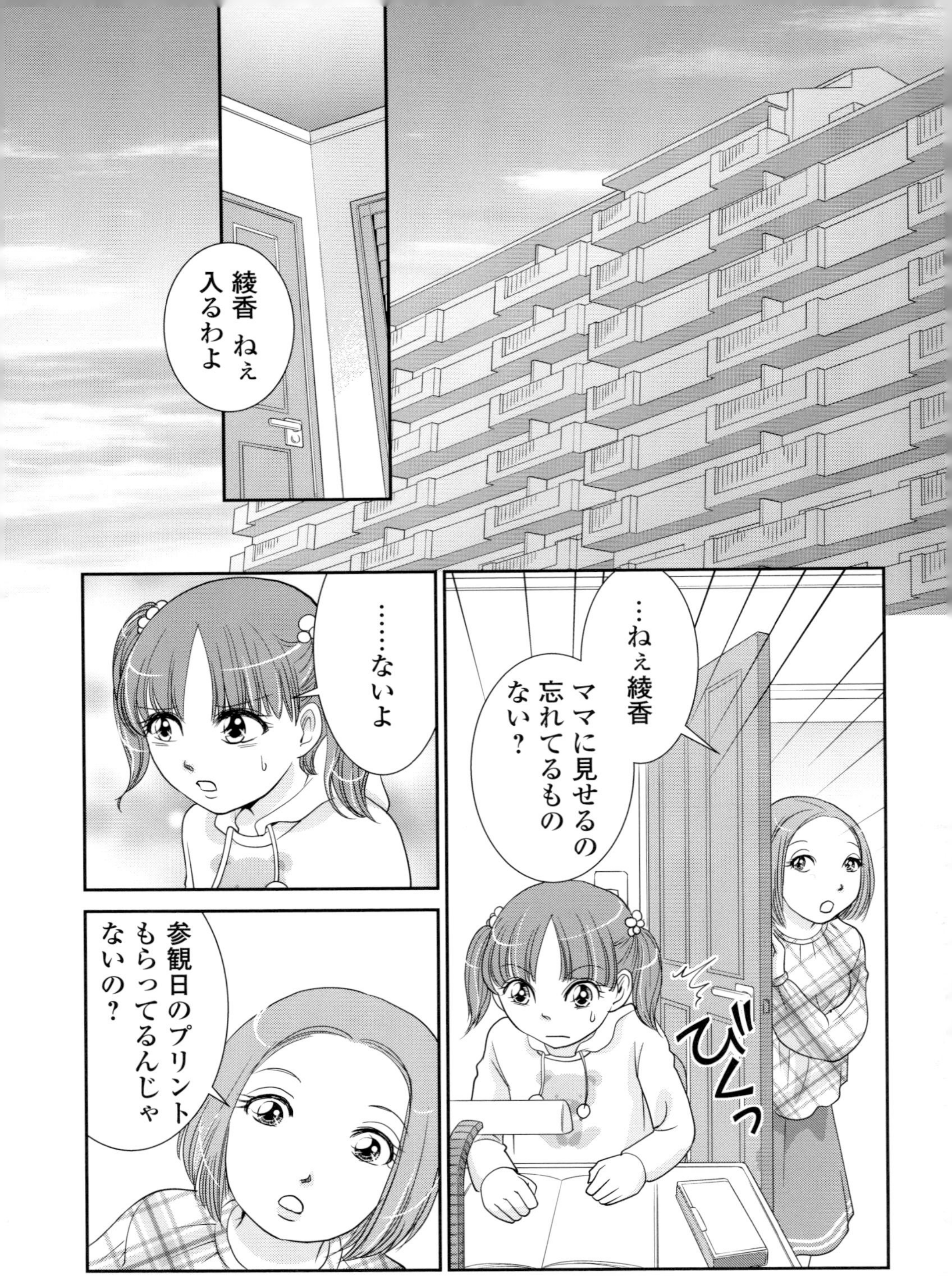
綾香 ねぇ
入るわよ
…ねぇ綾香
ママに見せるの
忘れてるもの
ない？
びくっ
……ないよ
参観日のプリント
もらってるんじゃ
ないの？

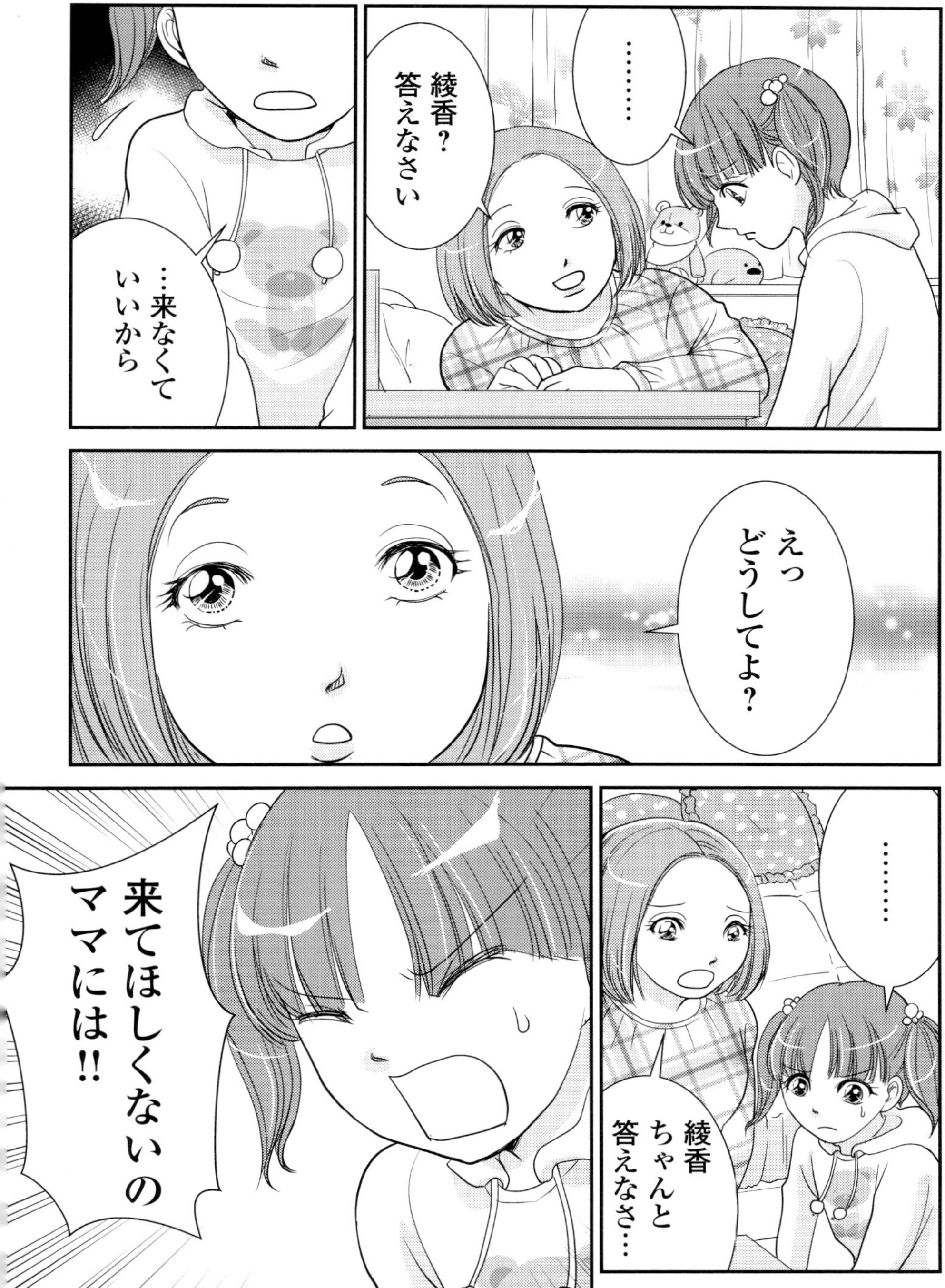
……
綾香？答えなさい
…来なくていいから
えっどうしてよ？
……
綾香ちゃんと答えなさ…
来てほしくないのママには!!

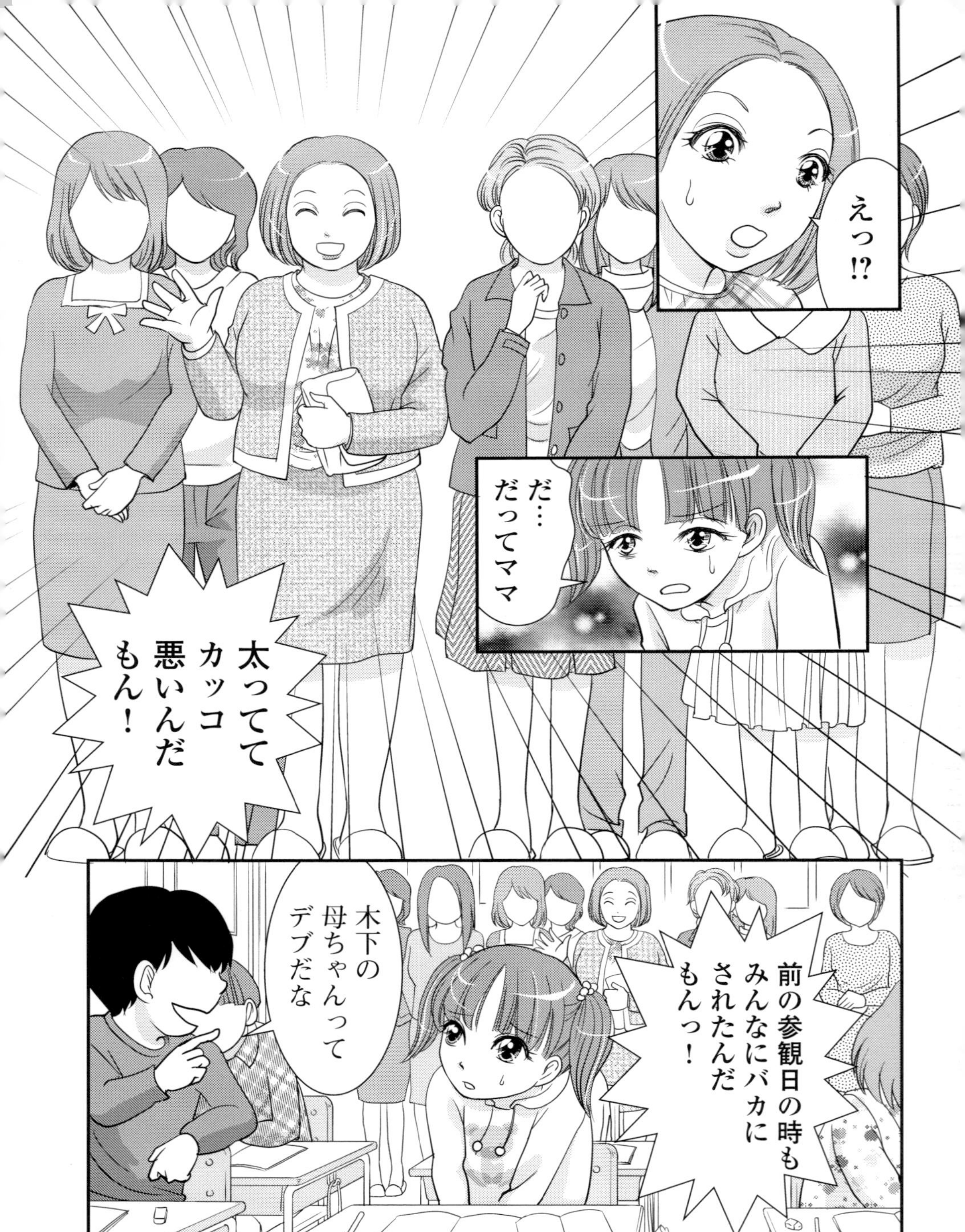
えっ!?
だ…だってママ
太ってて カッコ悪いんだ もん！
前の参観日の時も みんなにバカに されたんだ もんっ！
木下の 母ちゃんって デブだな

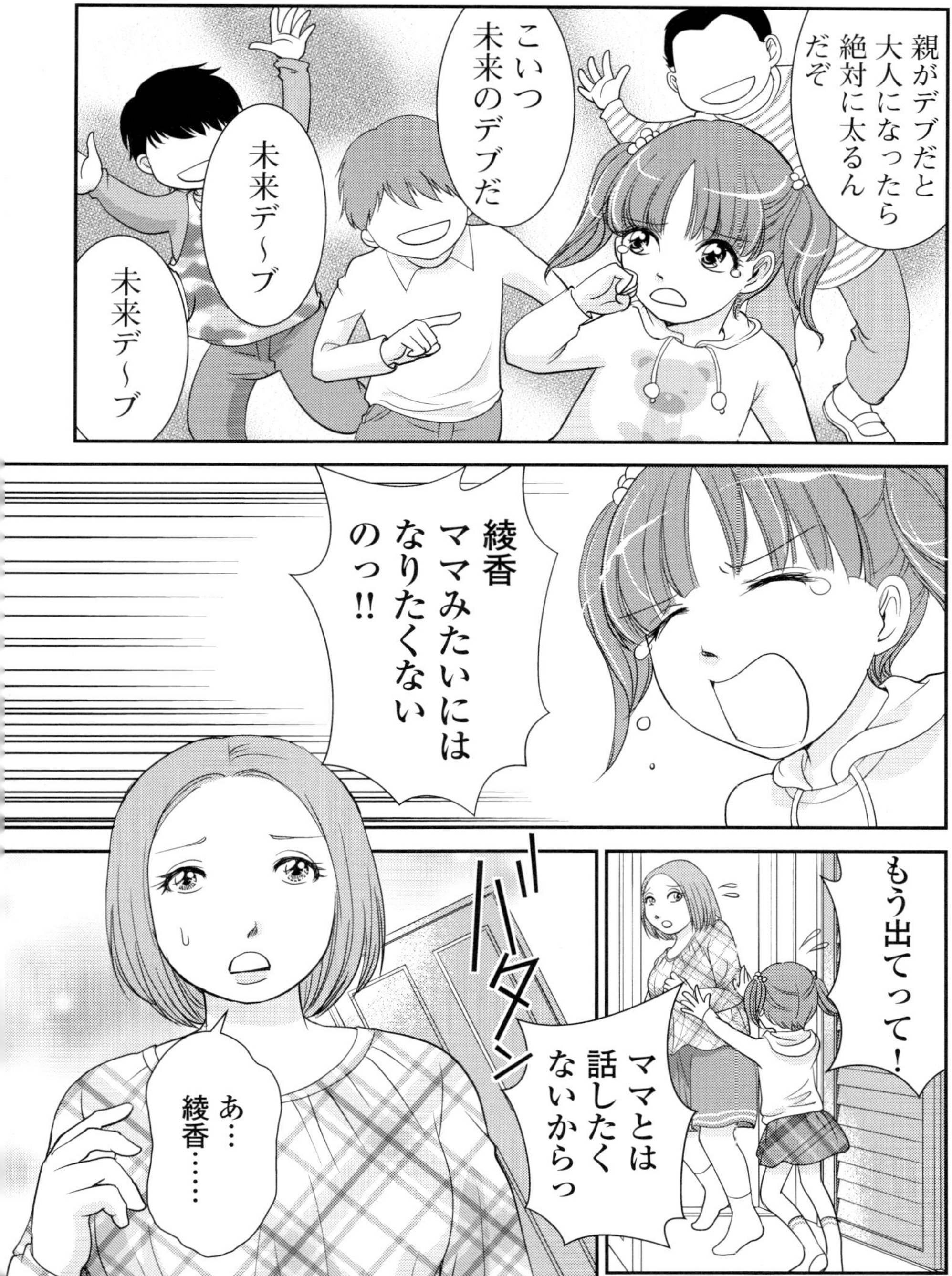
親がデブだと
大人になったら
絶対に太るんだぞ
こいつ
未来のデブだ
未来デ〜ブ
未来デ〜ブ
綾香
ママみたいには
なりたくない
のっ!!
もう出てって!
ママとは
話したく
ないからっ
バタン
あ…
綾香……

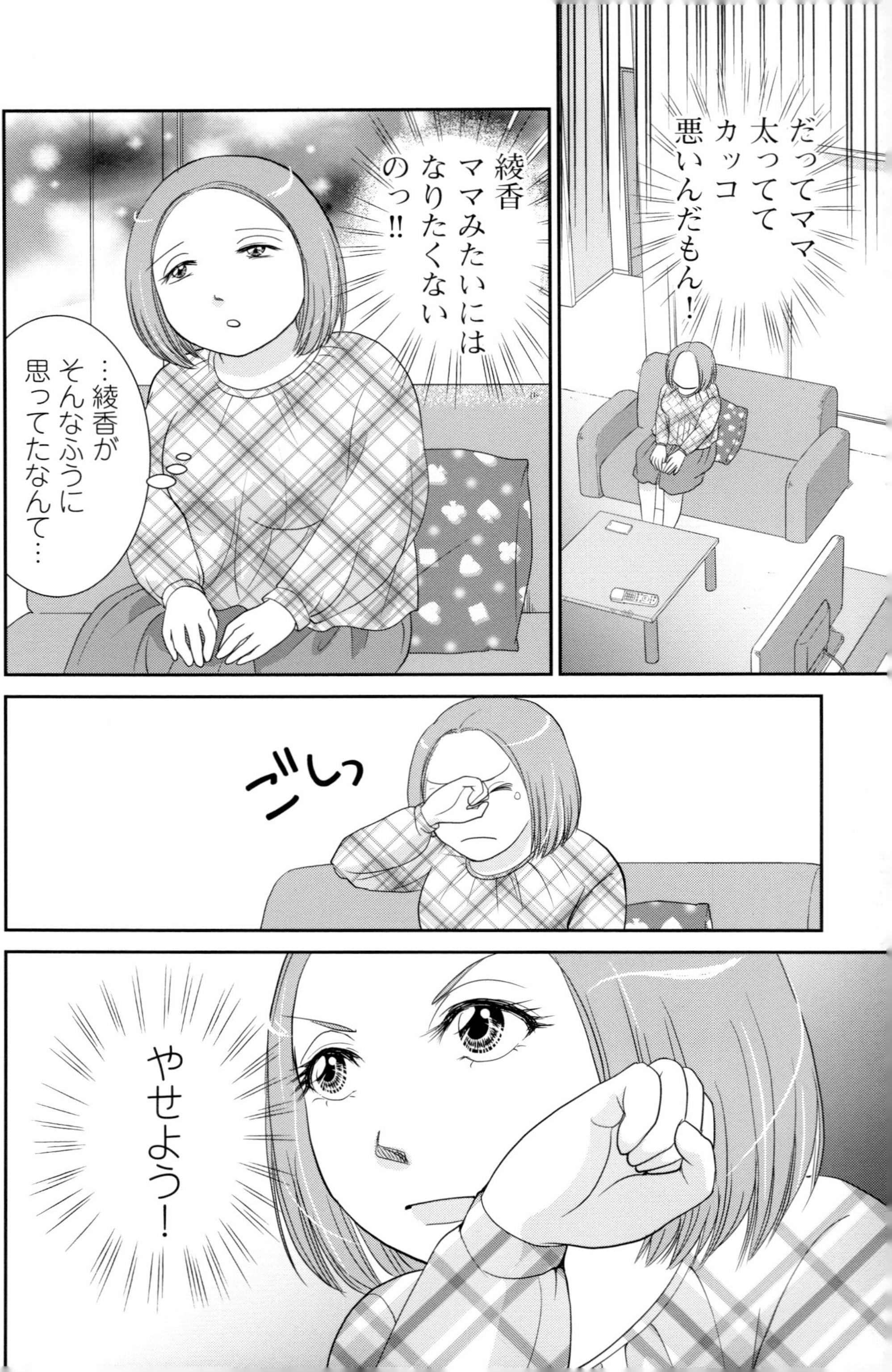
だってママ太っててカッコ悪いんだもん！
綾香ママみたいにはなりたくないのっ‼
…綾香がそんなふうに思ってたなんて…
ごしっ
やせよう！

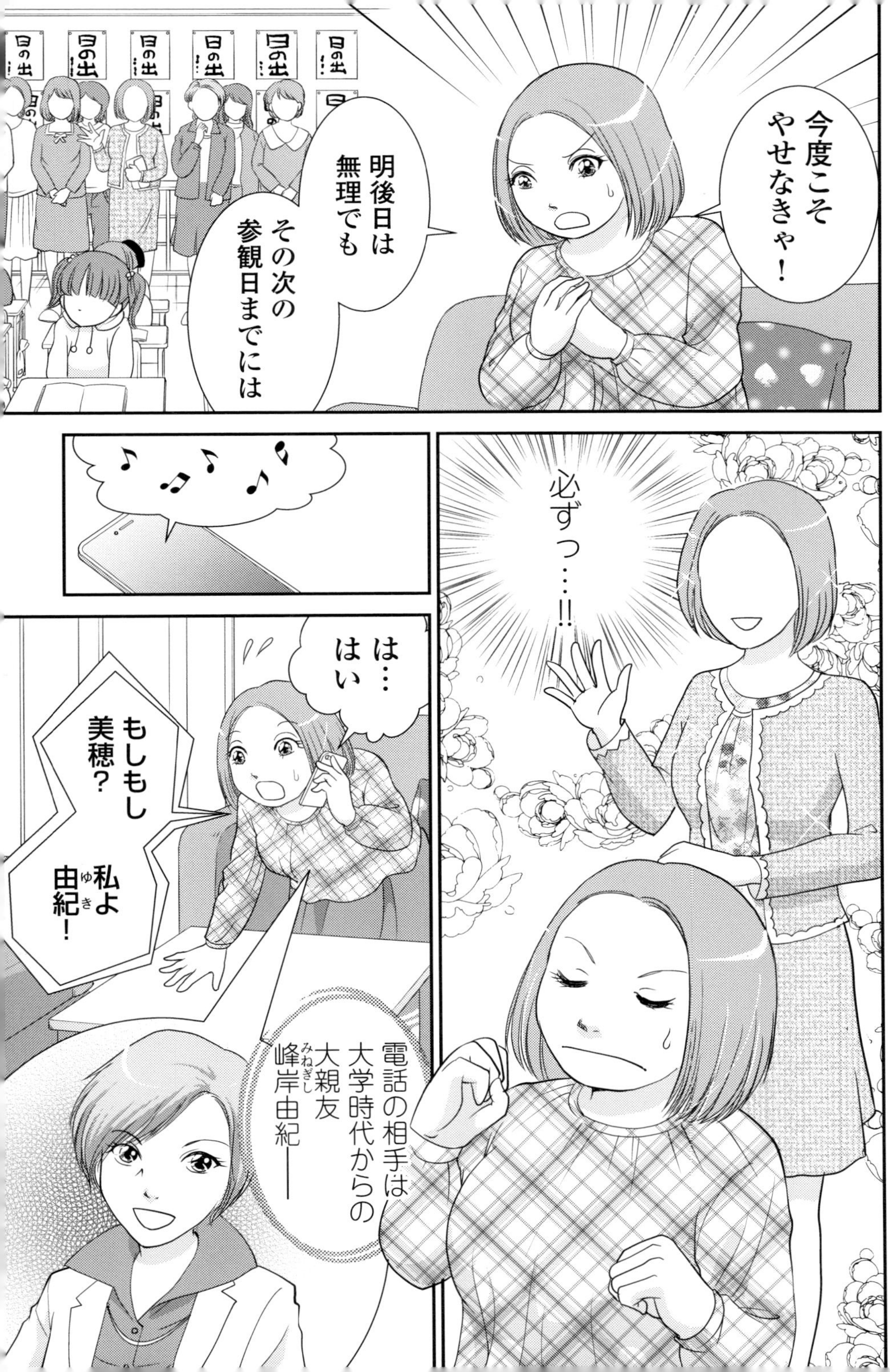
今度こそやせなきゃ！
明後日は無理でもその次の参観日までには
必ずっ…!!
は…はい
もしもし美穂？
私よ由紀《ゆき》！
電話の相手は大学時代からの大親友峰岸《みねぎし》由紀——

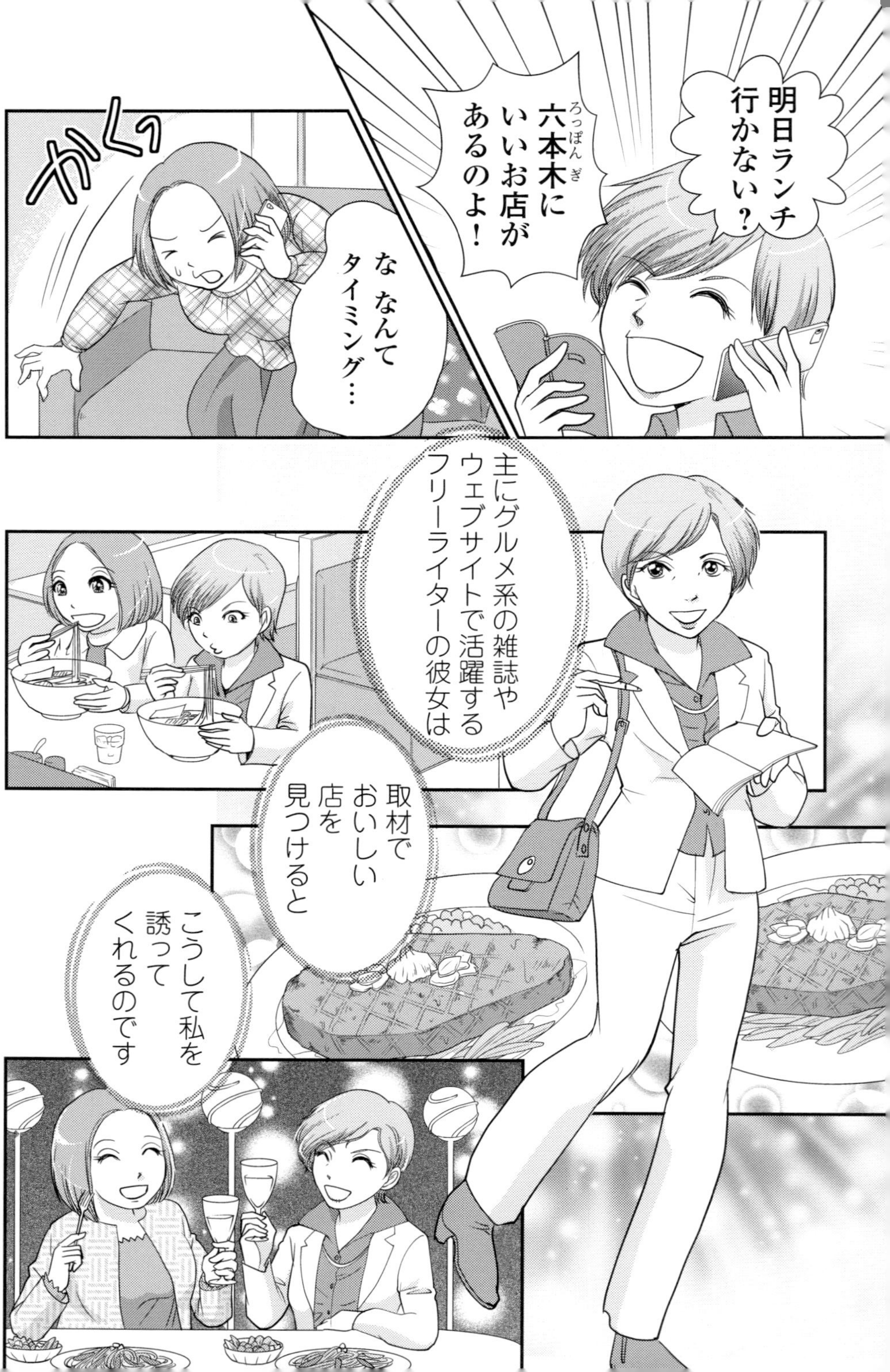
明日ランチ行かない？
六本木《ろっぽんぎ》にいいお店があるのよ！
かくっ
な なんてタイミング…
主にグルメ系の雑誌やウェブサイトで活躍するフリーライターの彼女は
取材でおいしい店を見つけると
こうして私を誘ってくれるのです

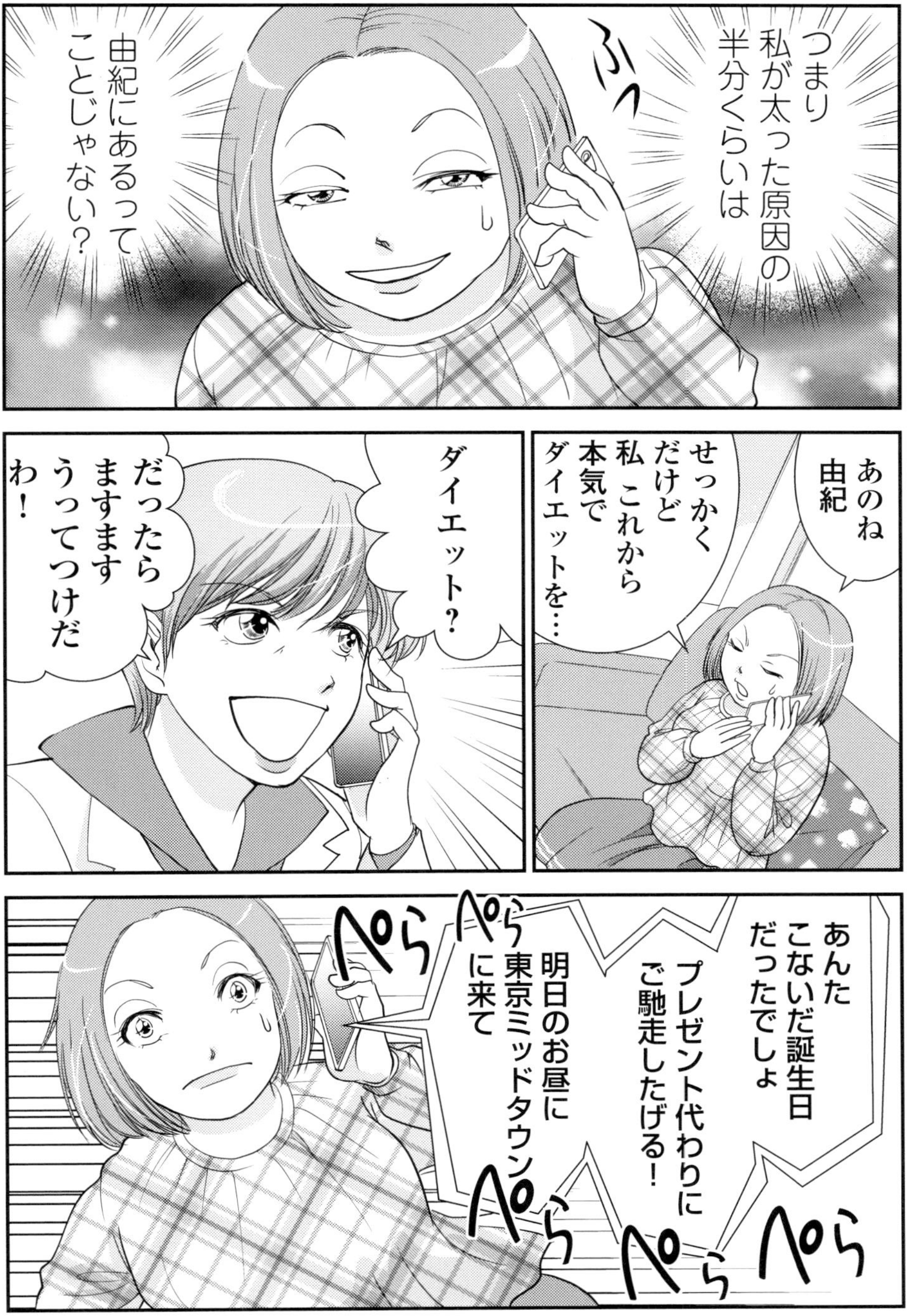
つまり私が太った原因の半分くらいは
ふっ
由紀にあるってことじゃない？
あのね由紀
せっかくだけど私 これから本気でダイエットを…
ダイエット？
だったらますますうってつけだわ！
あんたこないだ誕生日だったでしょ
プレゼント代わりにご馳走したげる！
明日のお昼に東京ミッドタウンに来て
ぺらぺら
ぺら
ぺら
ぺら
ぺらぺら

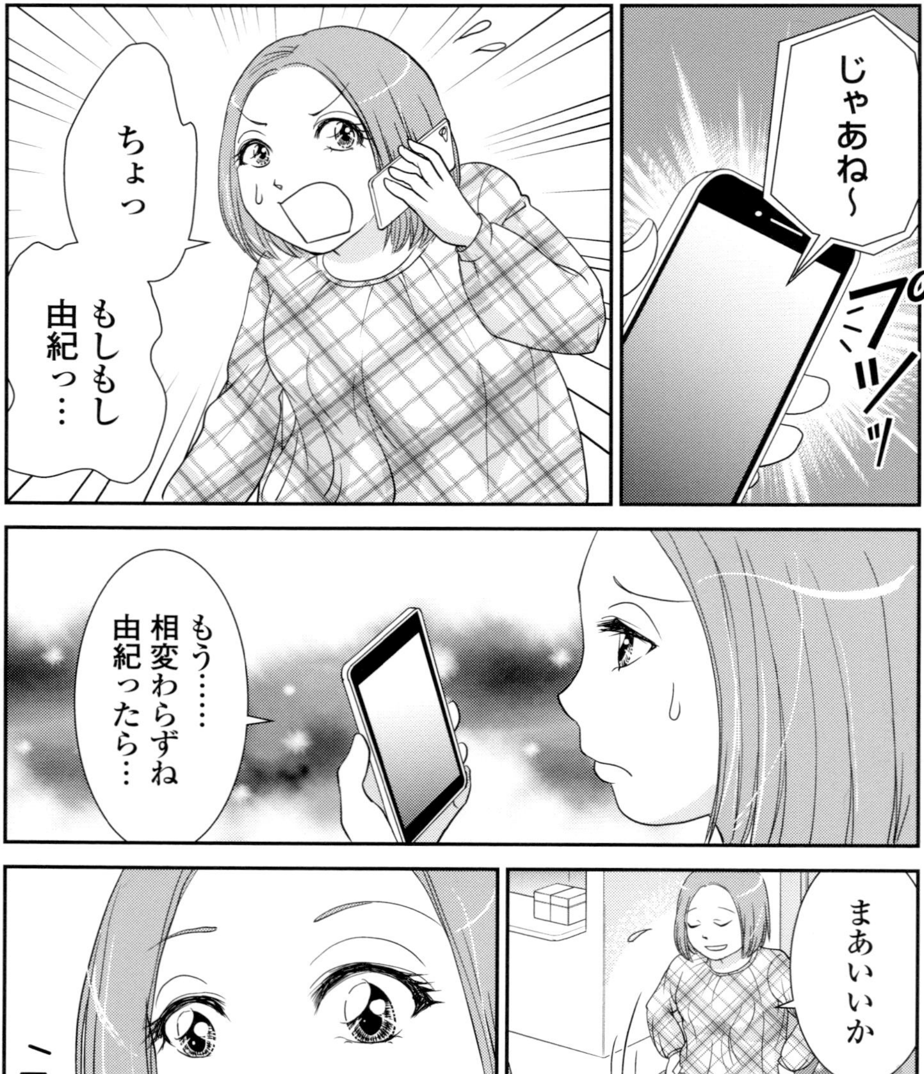
じゃあね〜
プツッ
ちょっ
もしもし由紀っ…
もう……相変わらずね由紀ったら…
まあいいか
ダイエット前の最後の贅沢《ぜいたく》ってことで…
ん？

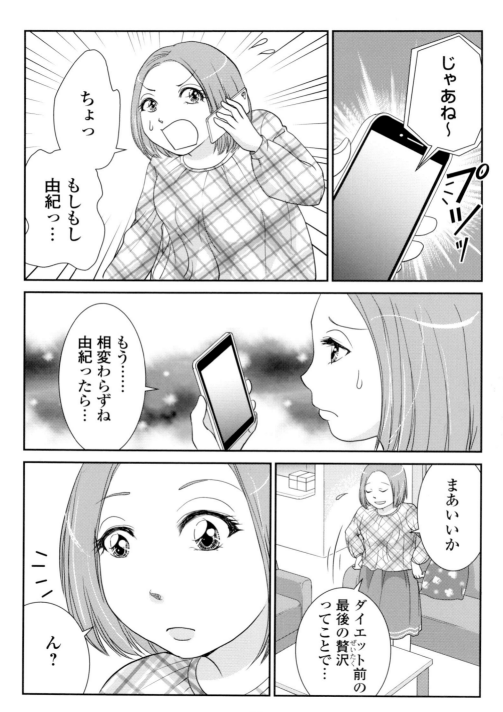

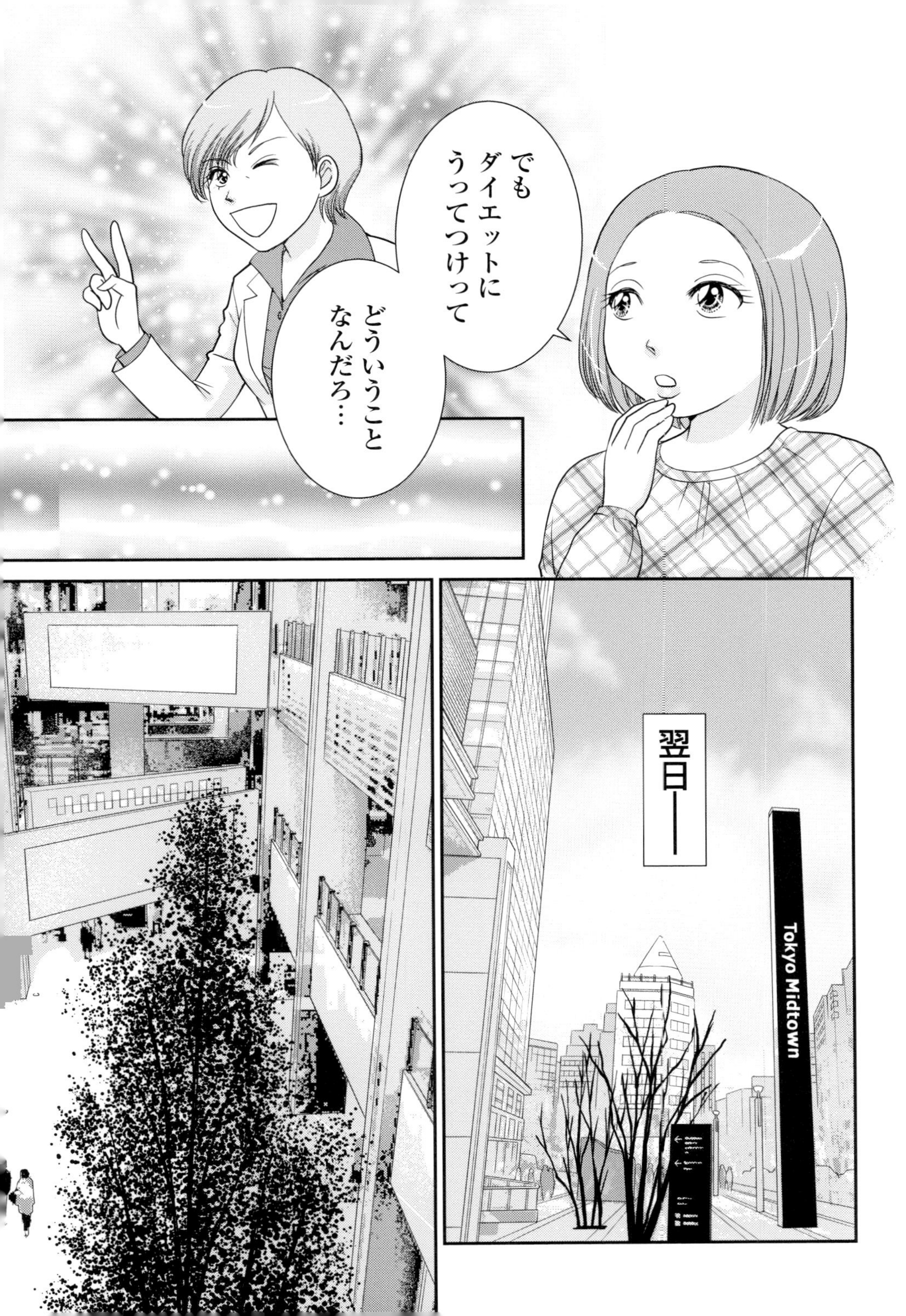
でも
ダイエットに
うってつけって
どういうこと
なんだろ…
翌日——
Tokyo Midtown

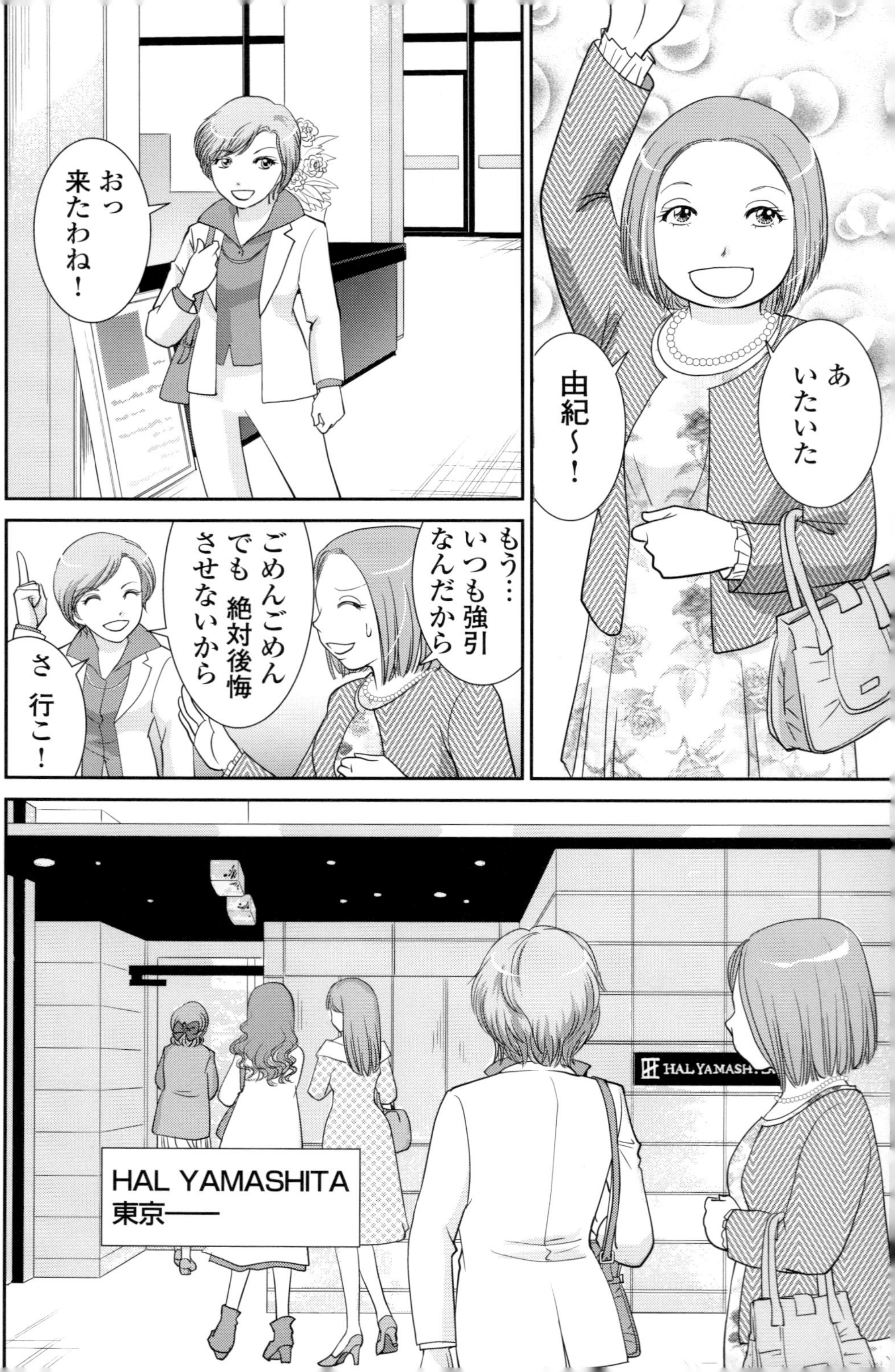

あ
いたいた
由紀〜!
おっ
来たわね!
もう…
いつも強引なんだから
ごめんごめん
でも 絶対後悔させないから
さ 行こ!
HAL YAMASHITA
東京——

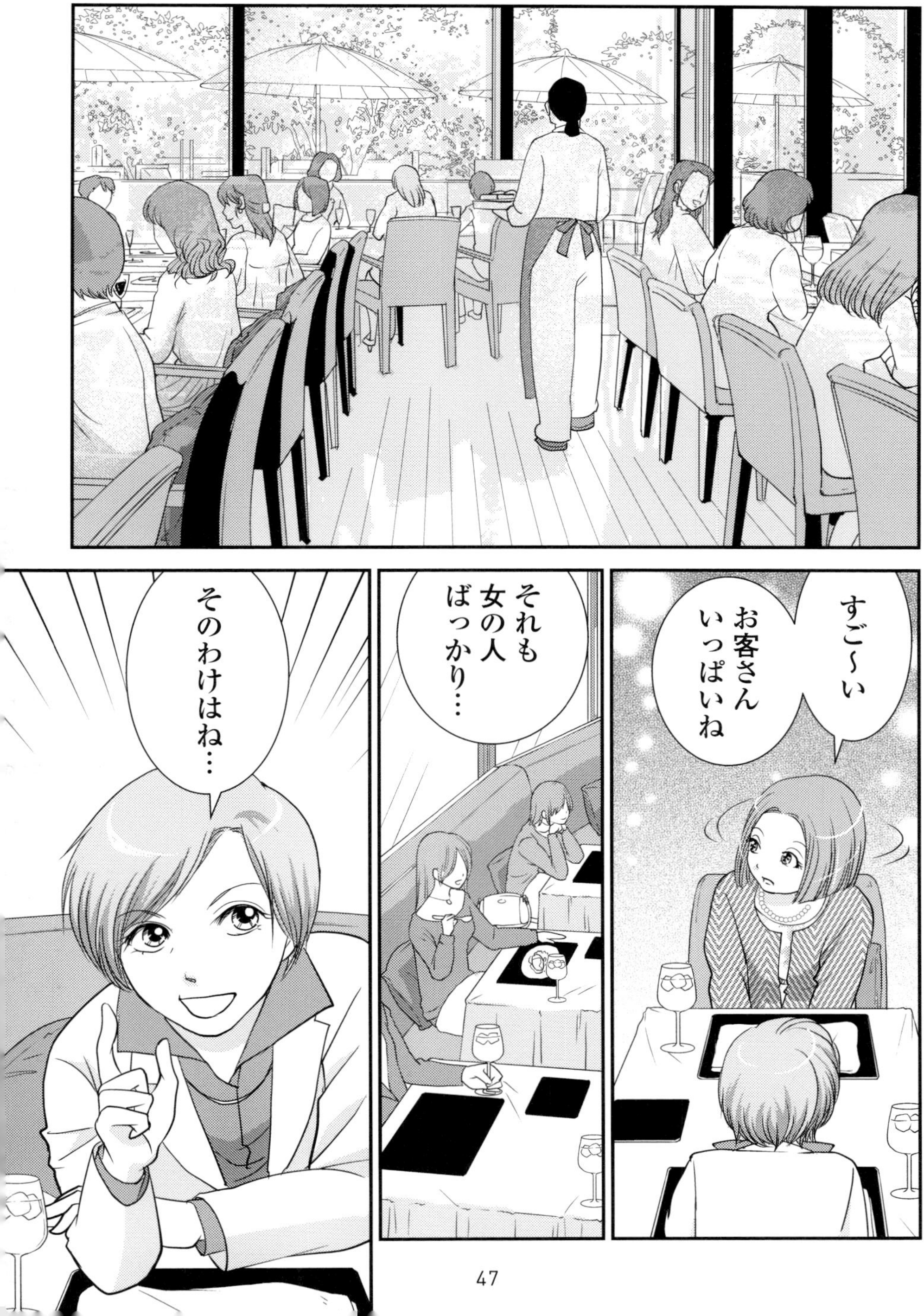
すご～い
お客さん
いっぱいいね
それも
女の人
ばっかり…
そのわけはね…

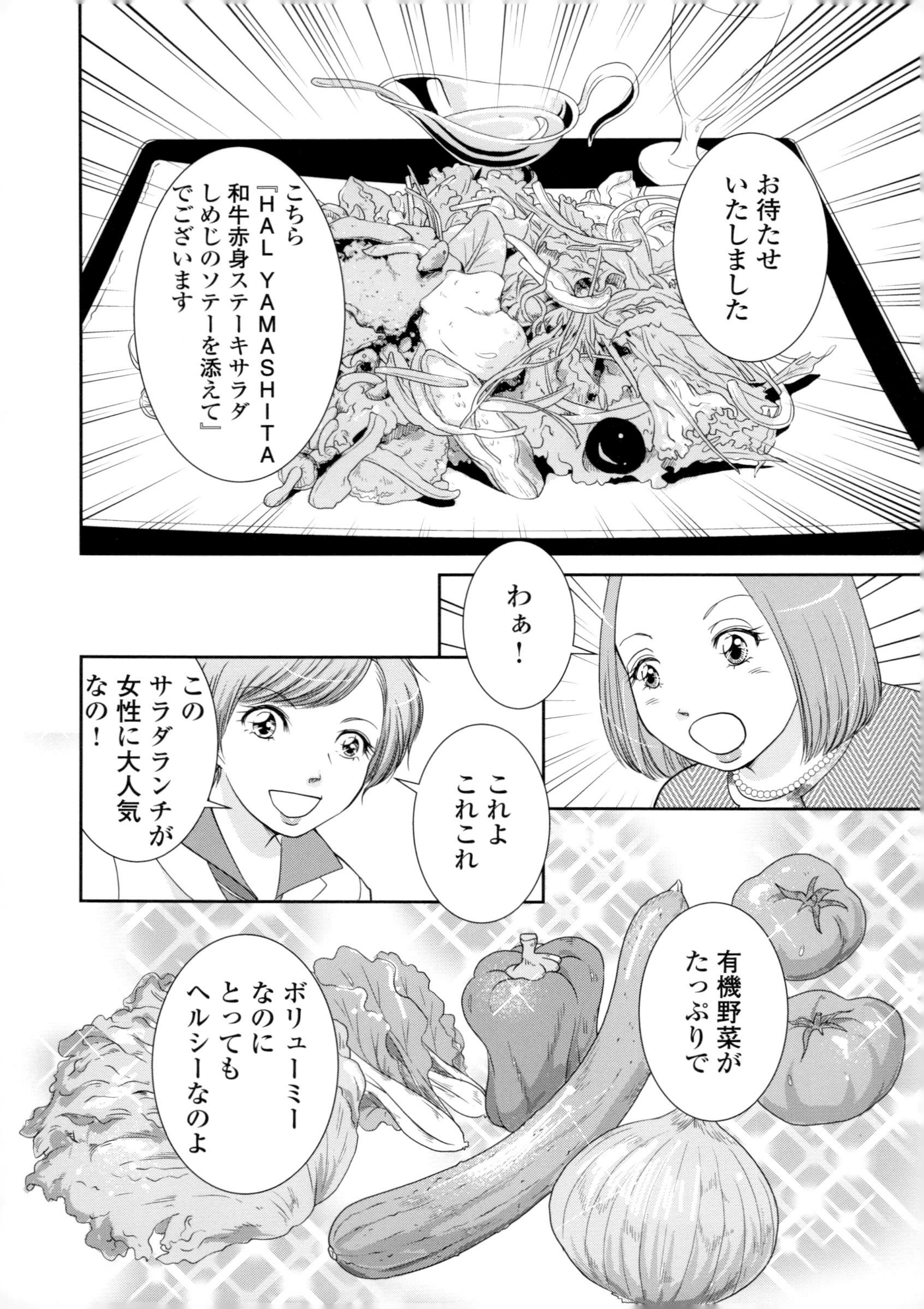
お待たせ いたしました
こちら『HAL YAMASHITA 和牛赤身ステーキサラダ しめじのソテーを添えて』でございます
わぁ！
これよ これこれ
このサラダランチが女性に大人気なの！
有機野菜がたっぷりで
ボリューミーなのに とっても ヘルシーなのよ

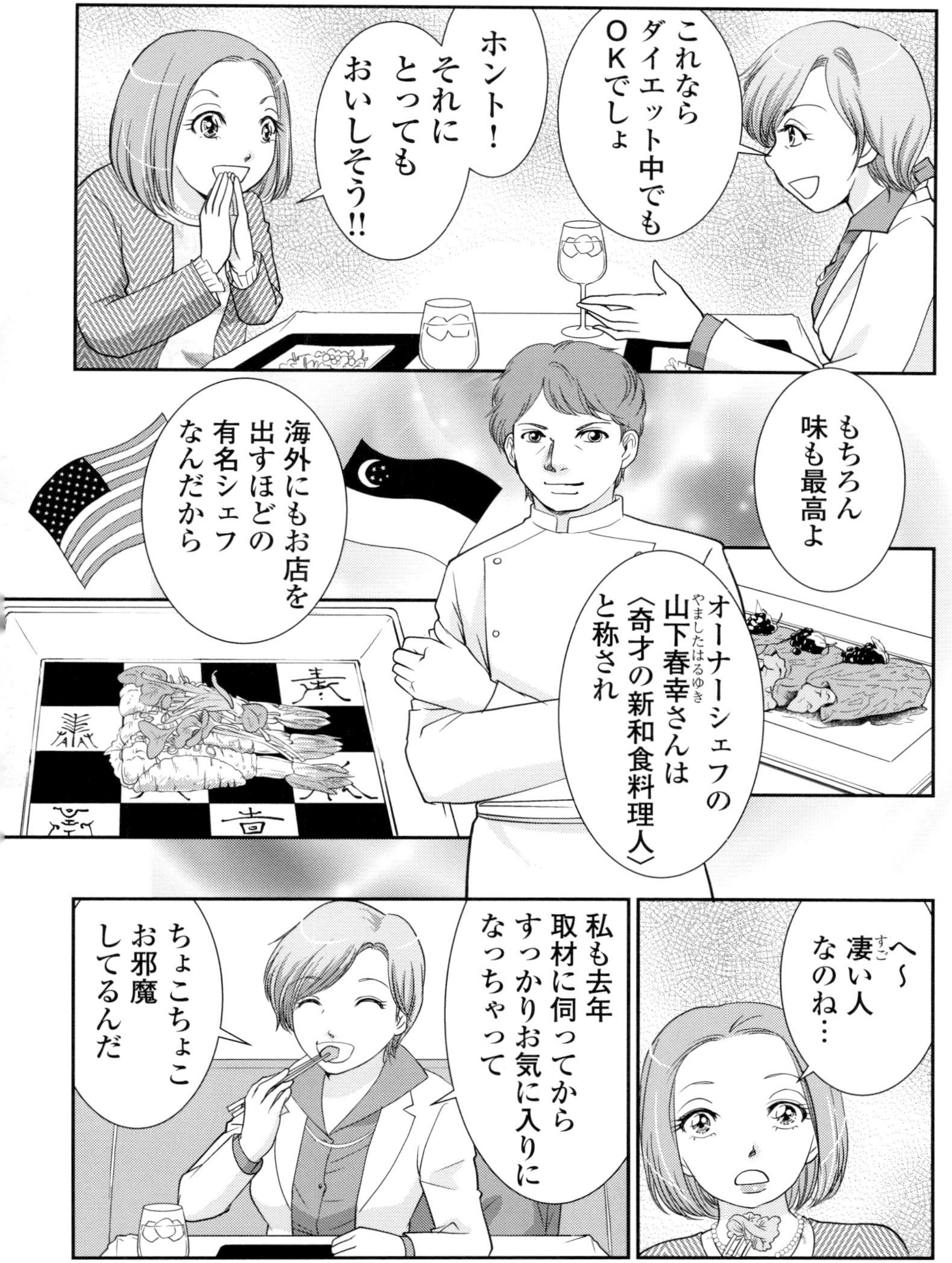
これならダイエット中でもOKでしょ
ホント！それにとってもおいしそう!!
もちろん味も最高よ
オーナーシェフの山下春幸《やましたはるゆき》さんは〈奇才の新和食料理人〉と称され
海外にもお店を出すほどの有名シェフなんだから
へ～凄《すご》い人なのね…
私も去年取材に伺ってからすっかりお気に入りになっちゃって
ちょこちょこお邪魔してるんだ

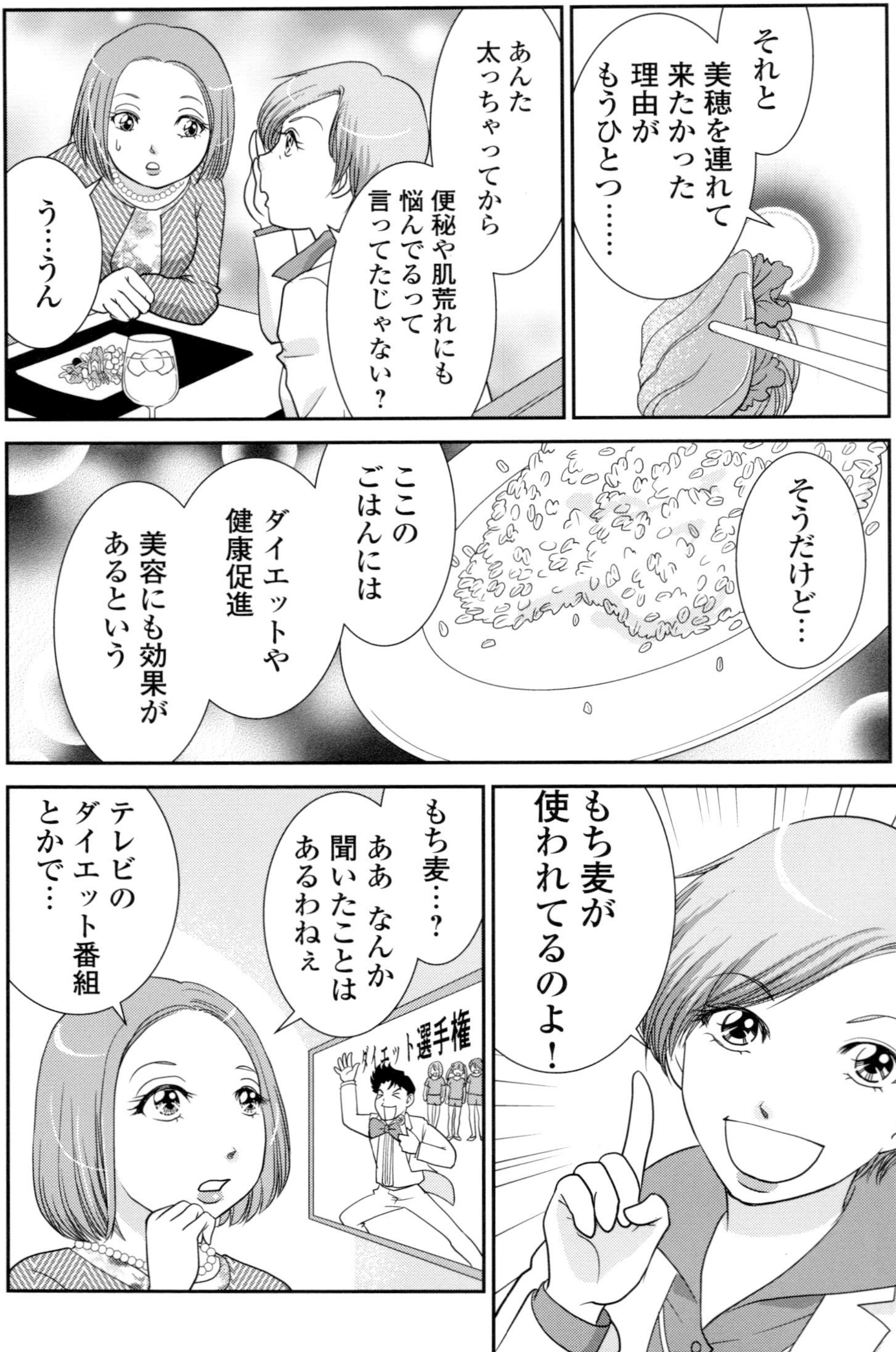
それと
美穂を連れて
来たかった
理由が
もうひとつ……
あんた
太っちゃってから
便秘や肌荒れにも
悩んでるって
言ってたじゃない？
う…うん
そうだけど…
ここの
ごはんには
ダイエットや
健康促進
美容にも効果が
あるという
もち麦が
使われてるのよ！
もち麦…？
ああ なんか
聞いたことは
あるわねぇ
テレビの
ダイエット番組
とかで…
ダイエット選手権

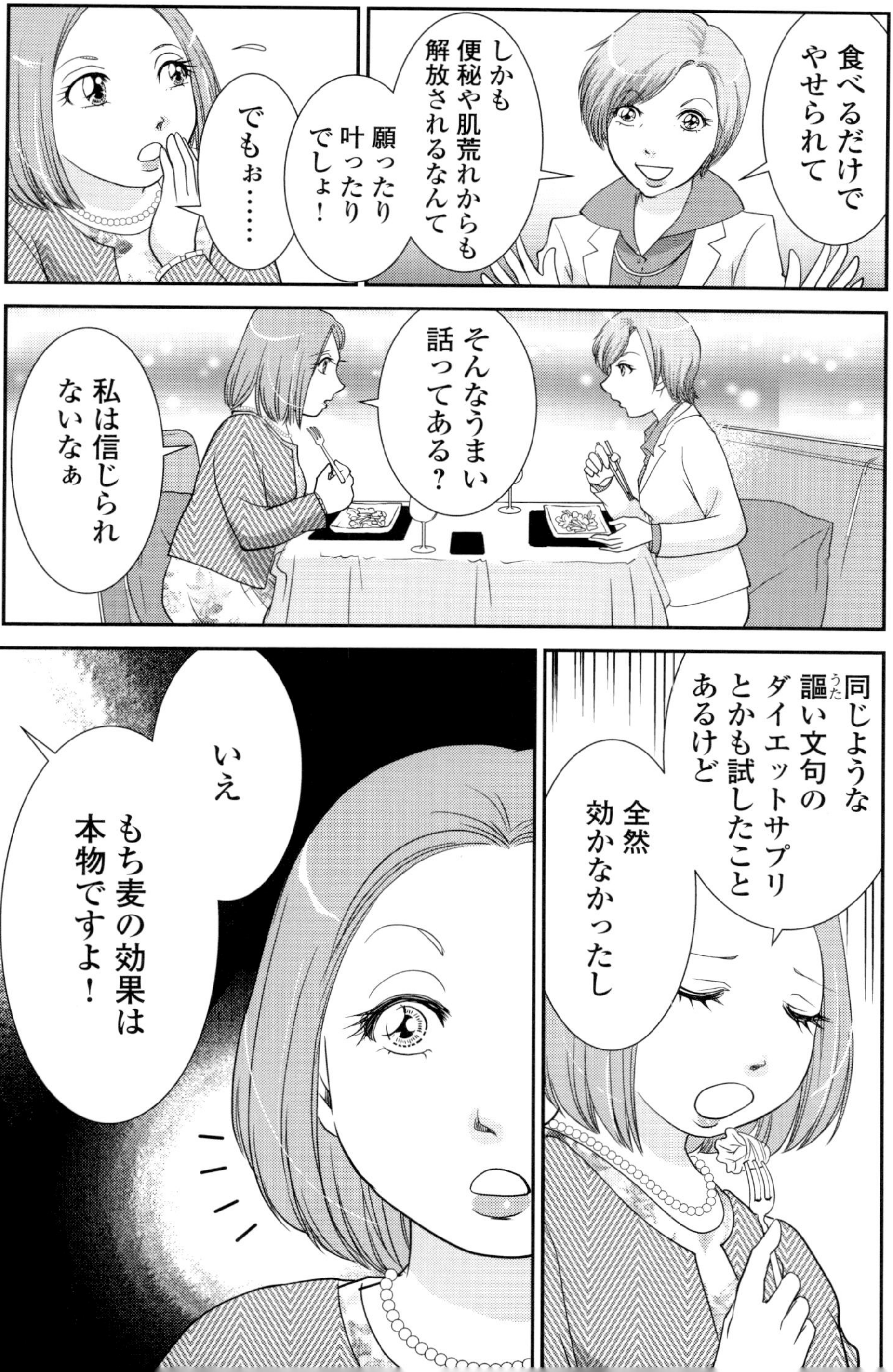
食べるだけでやせられて
しかも便秘や肌荒れからも解放されるなんて
願ったり叶ったりでしょ！
でもぉ……
そんなうまい話ってある？
私は信じられないなぁ
同じような謳《うた》い文句のダイエットサプリとかも試したことあるけど
全然効かなかったし
いえ
もち麦の効果は本物ですよ！

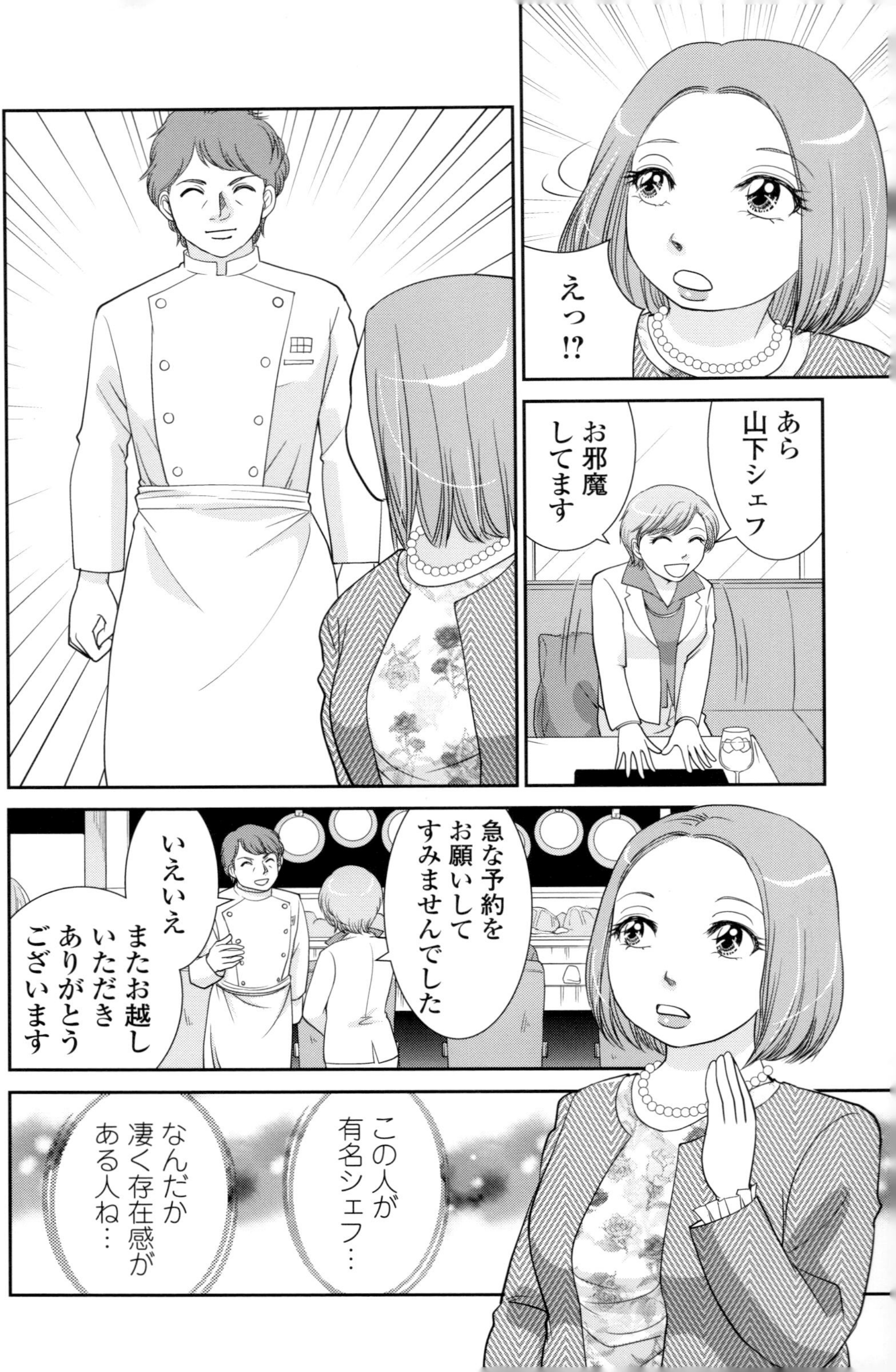
えっ!?
あら
山下シェフ
お邪魔
してます
急な予約を
お願いして
すみませんでした
いえいえ
またお越し
いただき
ありがとう
ございます
この人が
有名シェフ…
なんだか
凄く存在感が
ある人ね…

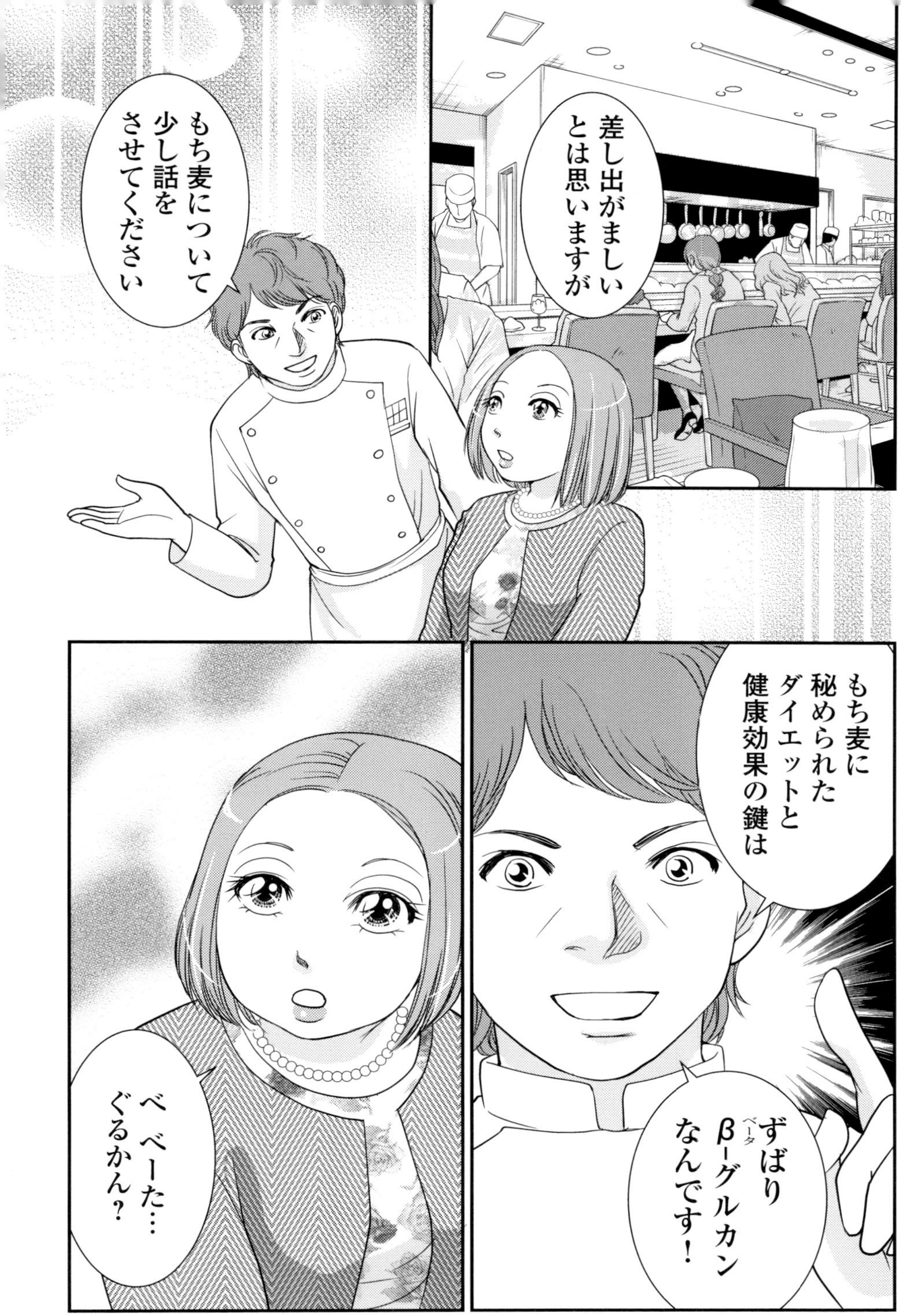
差し出がましいとは思いますが
もち麦について少し話をさせてください
もち麦に秘められたダイエットと健康効果の鍵は
ずばりβ《ベータ》ーグルカンなんです！
べ べーた…ぐるかん？

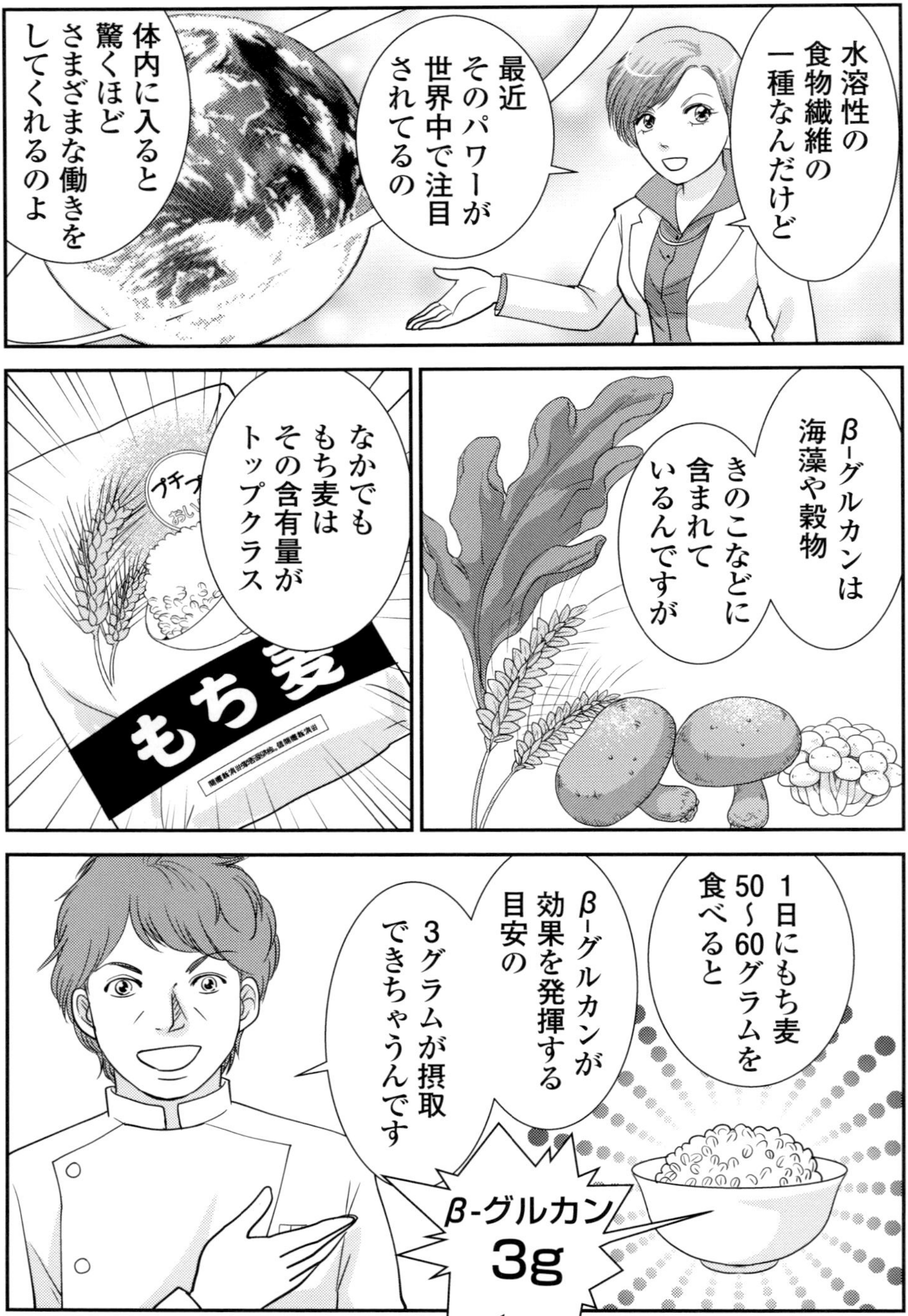
水溶性の食物繊維の一種なんだけど
最近そのパワーが世界中で注目されてるの
体内に入ると驚くほどさまざまな働きをしてくれるのよ
β-グルカンは海藻や穀物きのこなどに含まれているんですが
なかでももち麦はその含有量がトップクラス
もち麦
1日にもち麦50～60グラムを食べると
β-グルカンが効果を発揮する目安の3グラムが摂取できちゃうんです
β-グルカン
3g

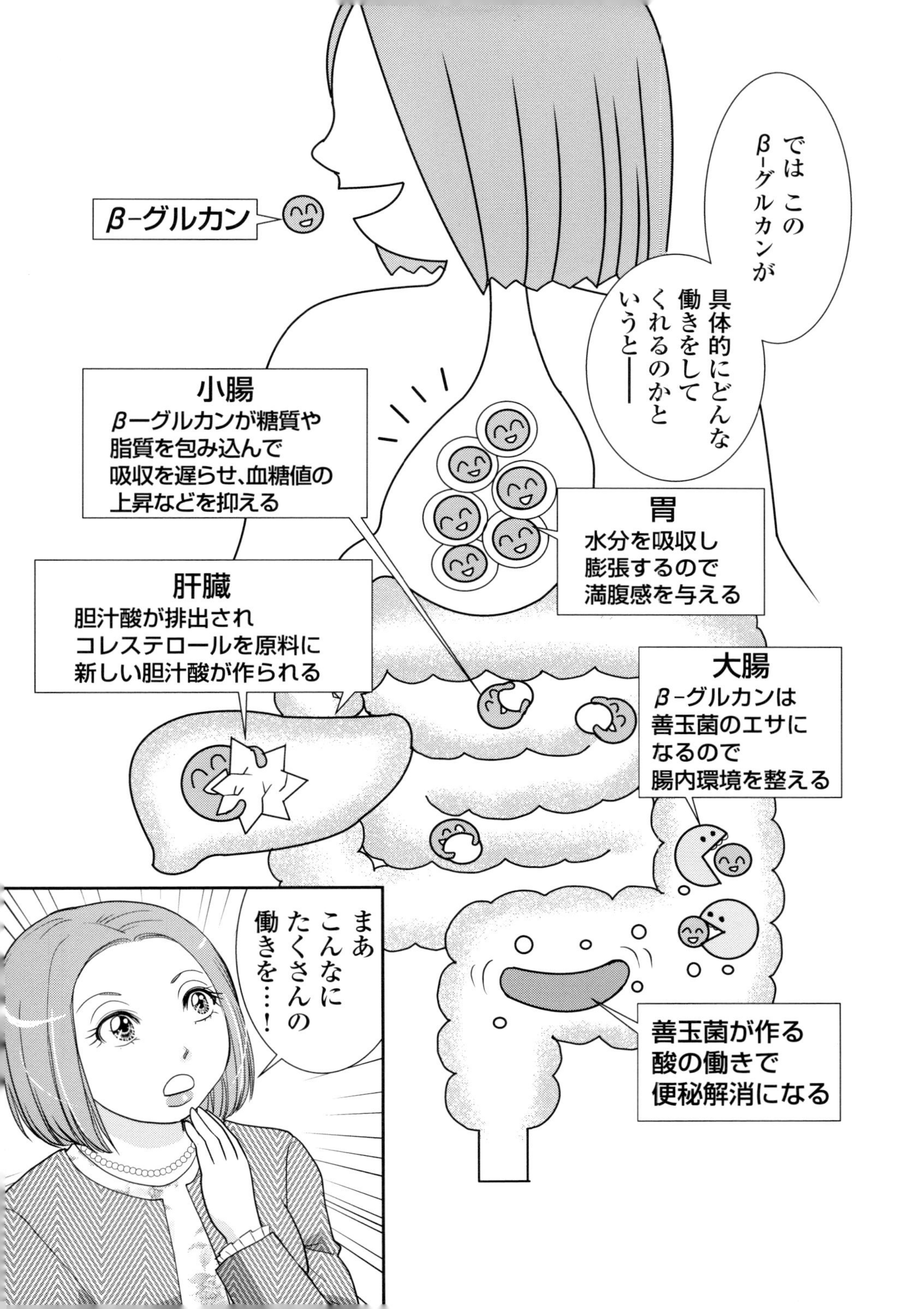
ではこのβ-グルカンが具体的にどんな働きをしてくれるのかというと――
β-グルカン
胃
水分を吸収し膨張するので満腹感を与える
小腸
β-グルカンが糖質や脂質を包み込んで吸収を遅らせ、血糖値の上昇などを抑える
肝臓
胆汁酸が排出されコレステロールを原料に新しい胆汁酸が作られる
大腸
β-グルカンは善玉菌のエサになるので腸内環境を整える
善玉菌が作る酸の働きで便秘解消になる
まあこんなにたくさんの働きを・・・・!

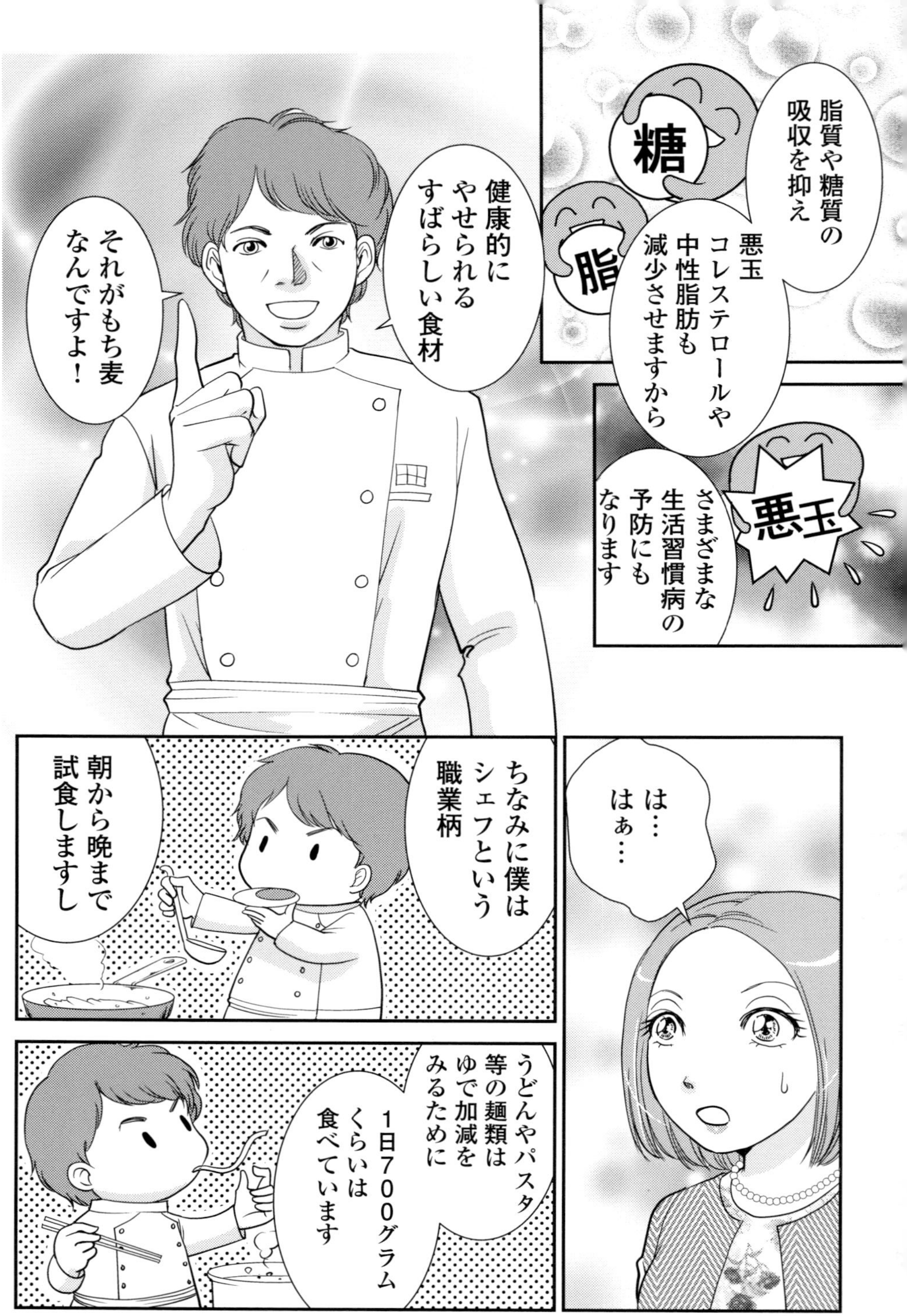
脂質や糖質の吸収を抑え
糖
脂
悪玉コレステロールや中性脂肪も減少させますから
さまざまな生活習慣病の予防にもなります
悪玉
健康的にやせられるすばらしい食材
それがもち麦なんですよ！
は…はぁ…
ちなみに僕はシェフという職業柄
朝から晩まで試食しますし
うどんやパスタ等の麺類はゆで加減をみるために
1日700グラムくらいは食べています

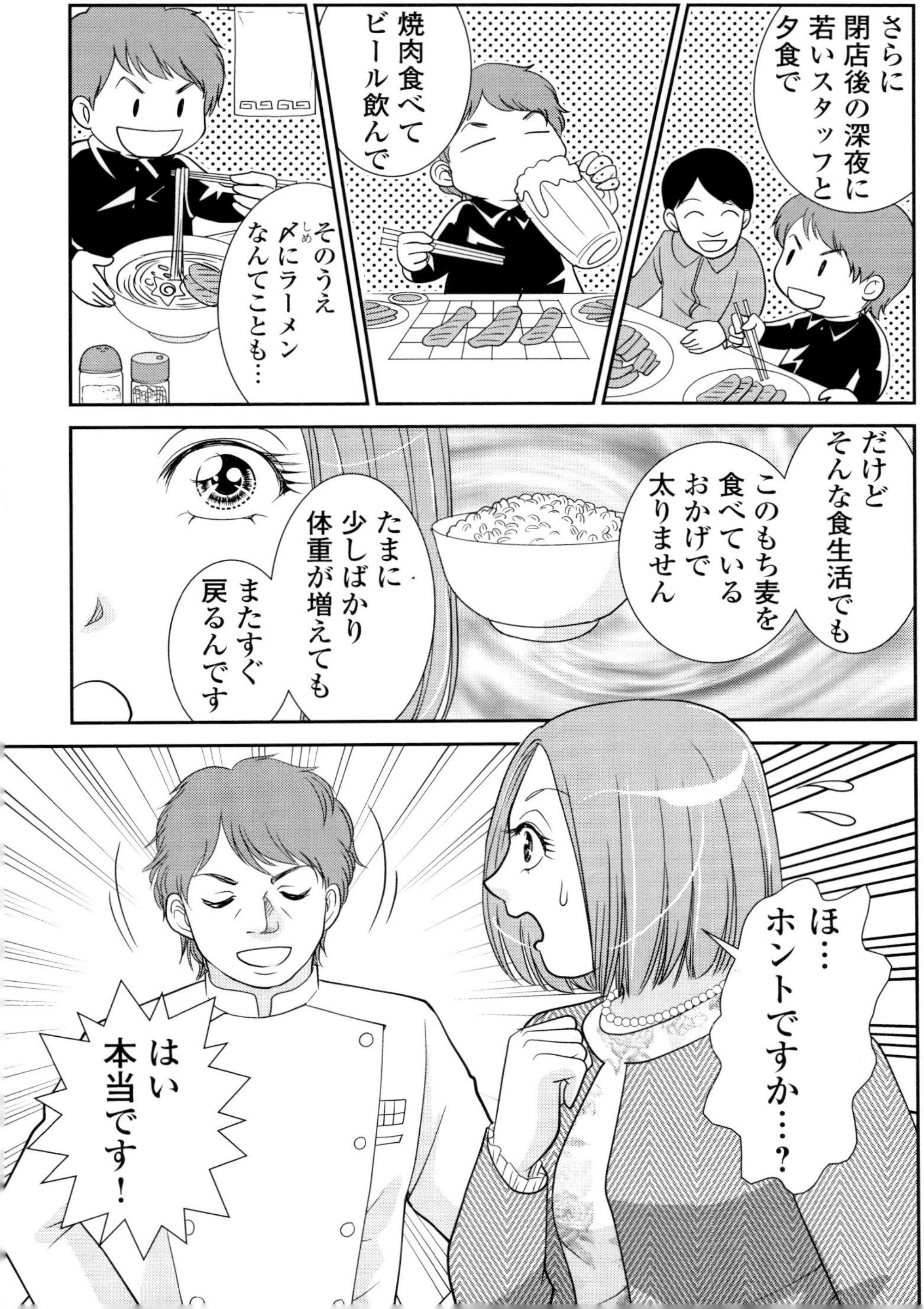
さらに閉店後の深夜に若いスタッフと夕食で
焼肉食べてビール飲んで
そのうえ〆《しめ》にラーメンなんてことも…
だけどそんな食生活でも
このもち麦を食べているおかげで太りません
たまに少しばかり体重が増えても
またすぐ戻るんです
ほ…ホントですか…？
はい本当です！

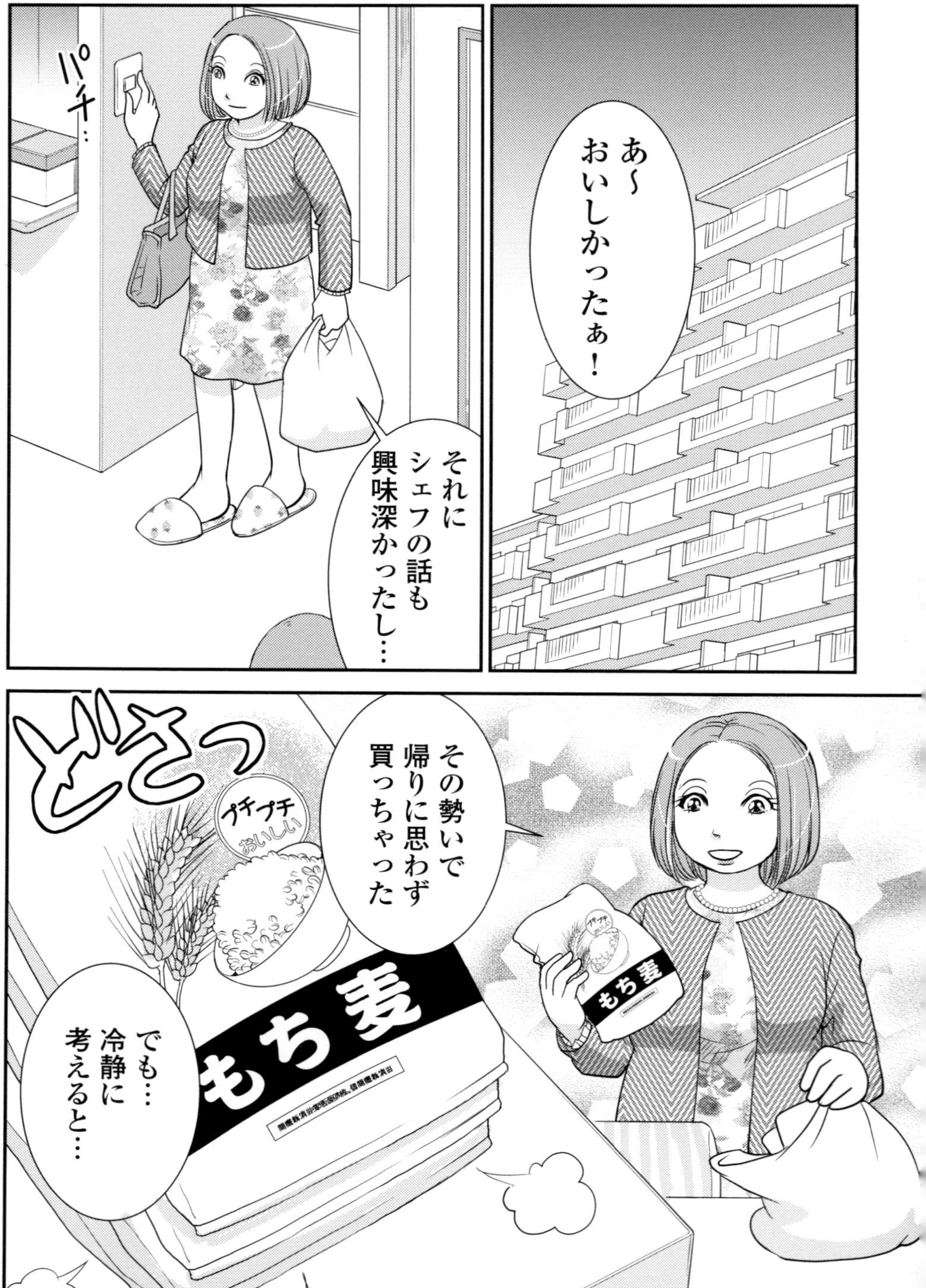
あ〜
おいしかったぁ！
パチ…
それに
シェフの話も
興味深かったし…
どさっ
その勢いで
帰りに思わず
買っちゃった
プチプチ
おいしい
もち麦
でも…
冷静に
考えると…

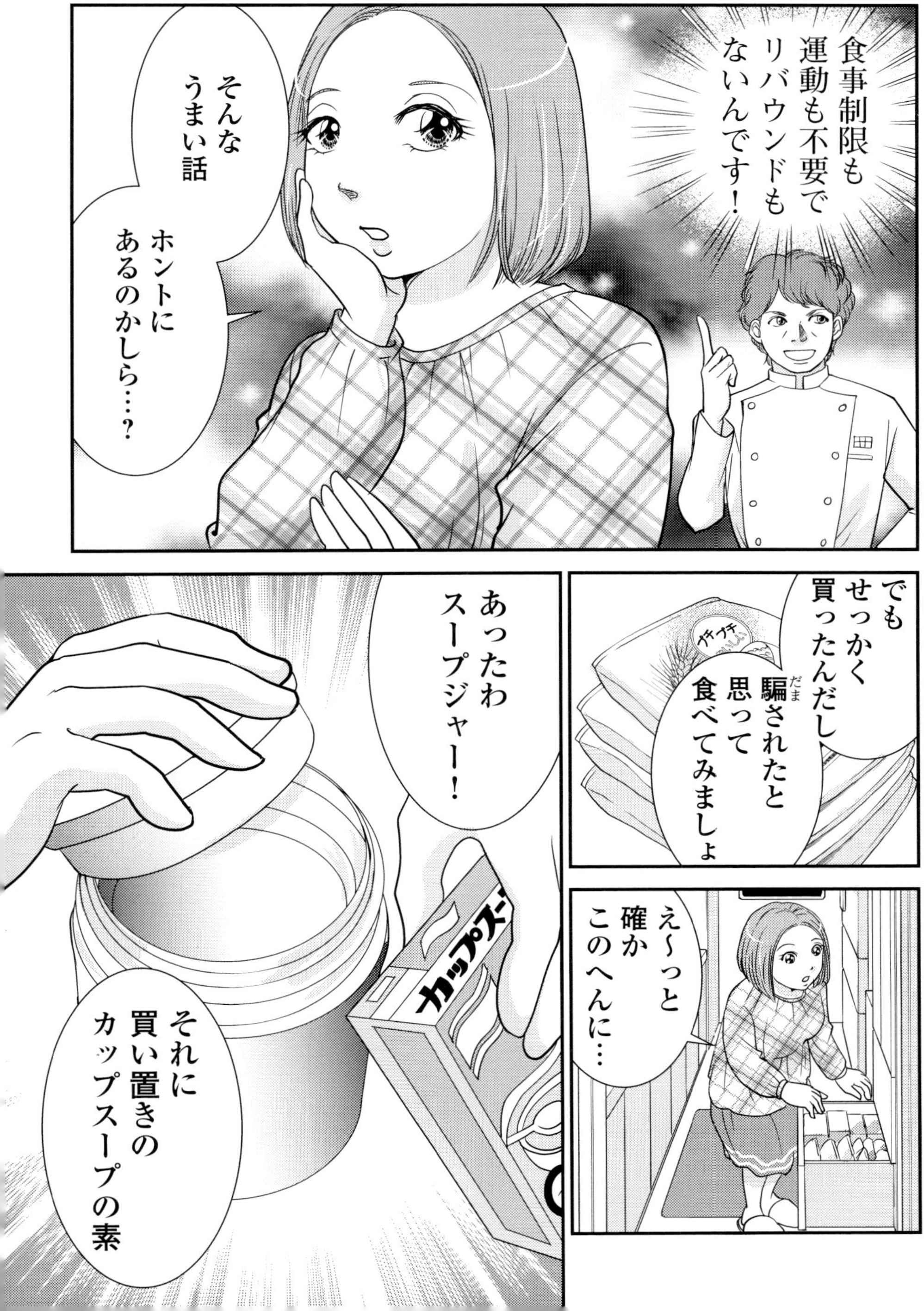
食事制限も運動も不要でリバウンドもないんです！
そんなうまい話ホントにあるのかしら…？
でもせっかく買ったんだし
騙《だま》されたと思って食べてみましょ
え〜っと確かこのへんに…
あったわスープジャー！
それに買い置きのカップスープの素

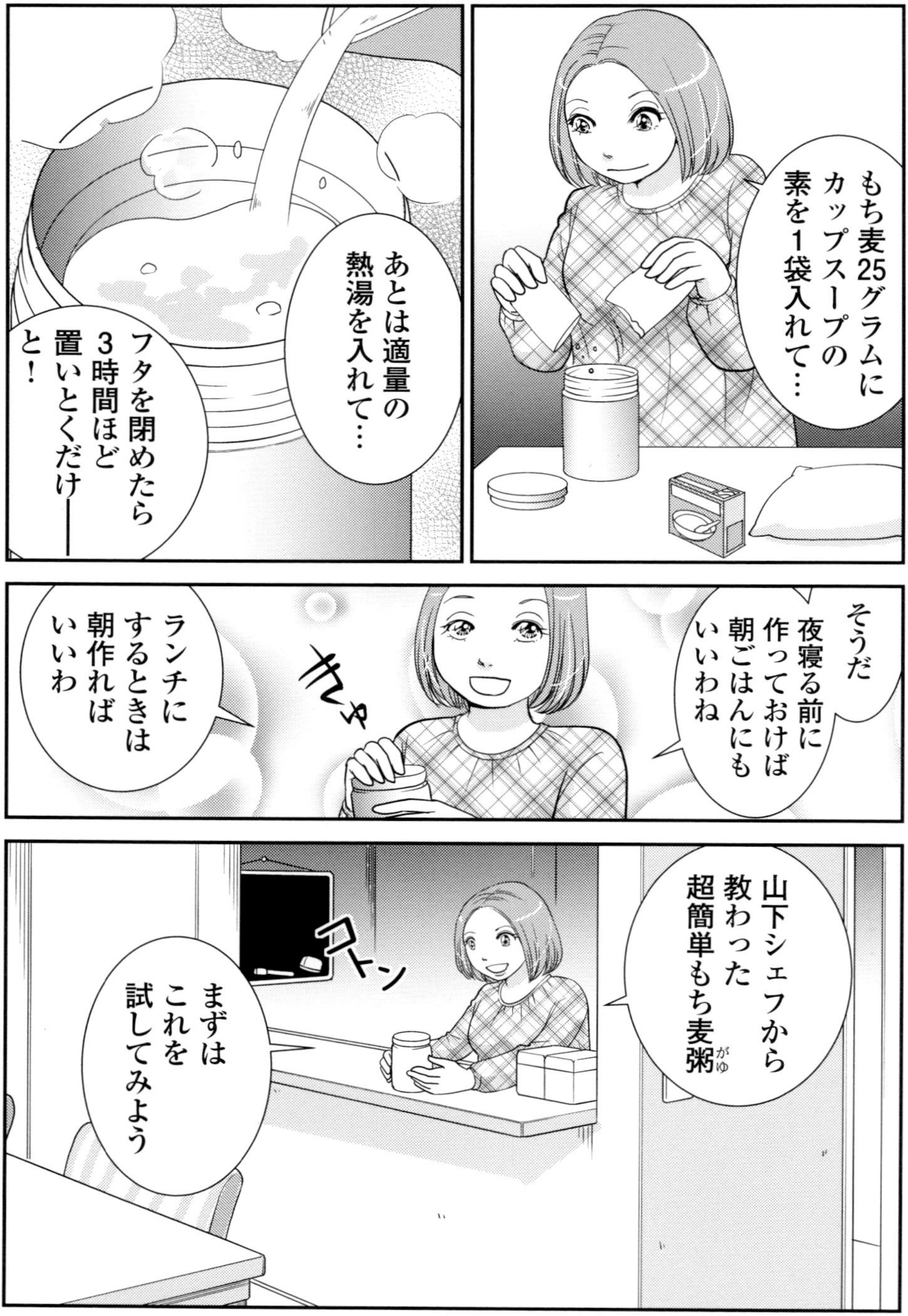
もち麦25グラムにカップスープの素を1袋入れて…
あとは適量の熱湯を入れて…
フタを閉めたら3時間ほど置いとくだけ――と！
そうだ夜寝る前に作っておけば朝ごはんにもいいわね
きゅ
ランチにするときは朝作ればいいわ
山下シェフから教わった超簡単もち麦粥《がゆ》
コトン
まずはこれを試してみよう

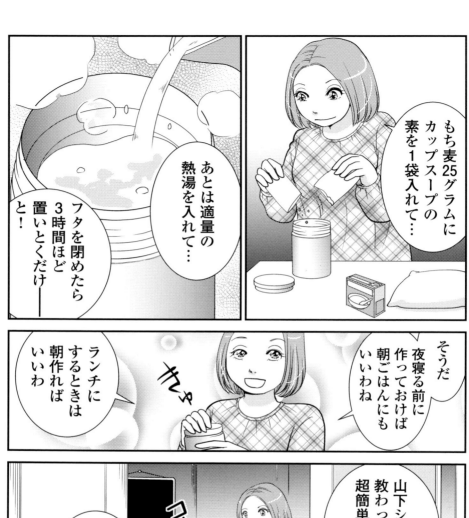

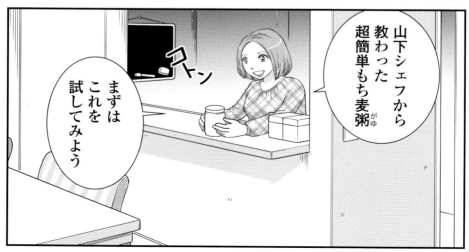

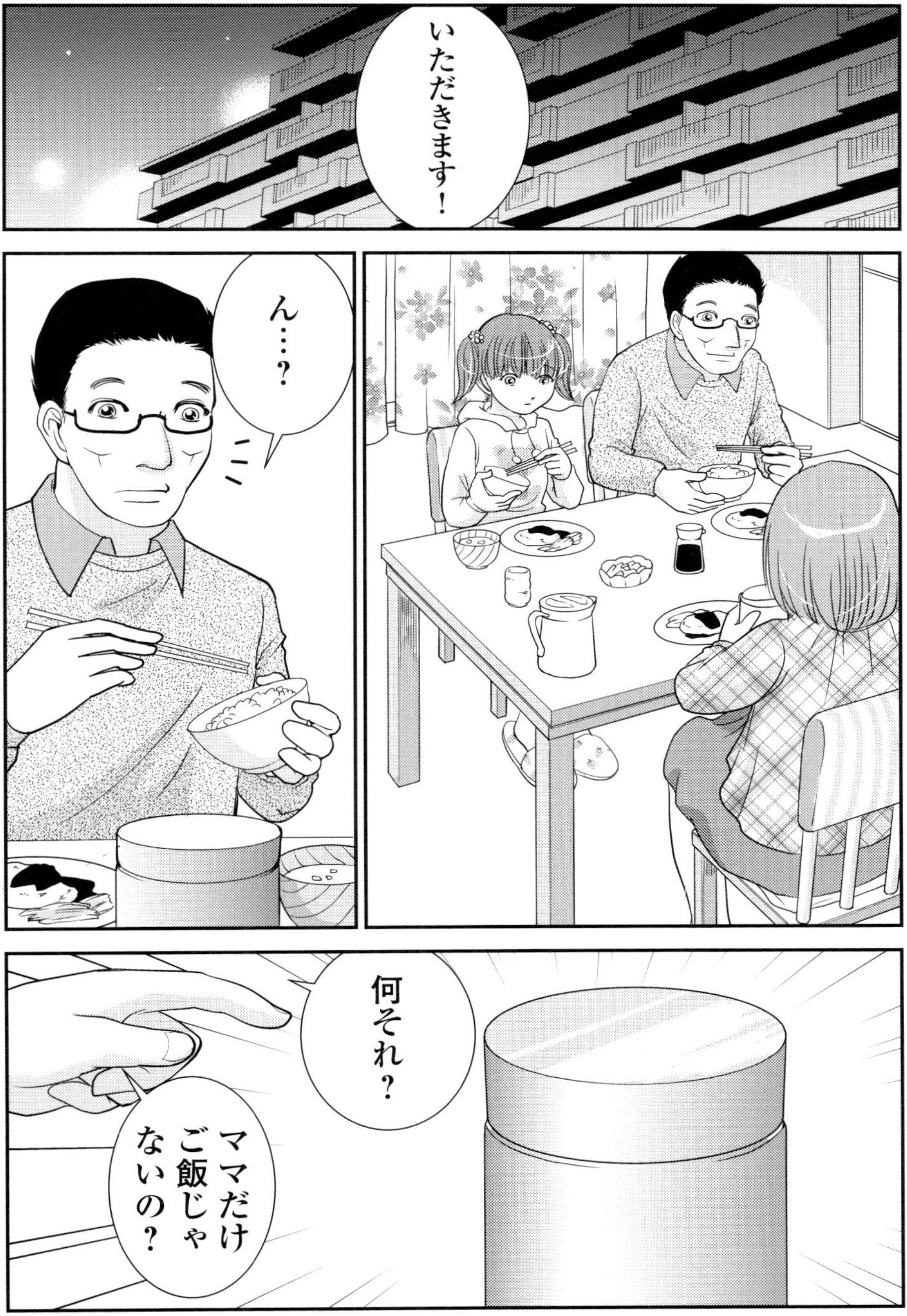
いただきます！
ん…？
何それ？
ママだけご飯じゃないの？

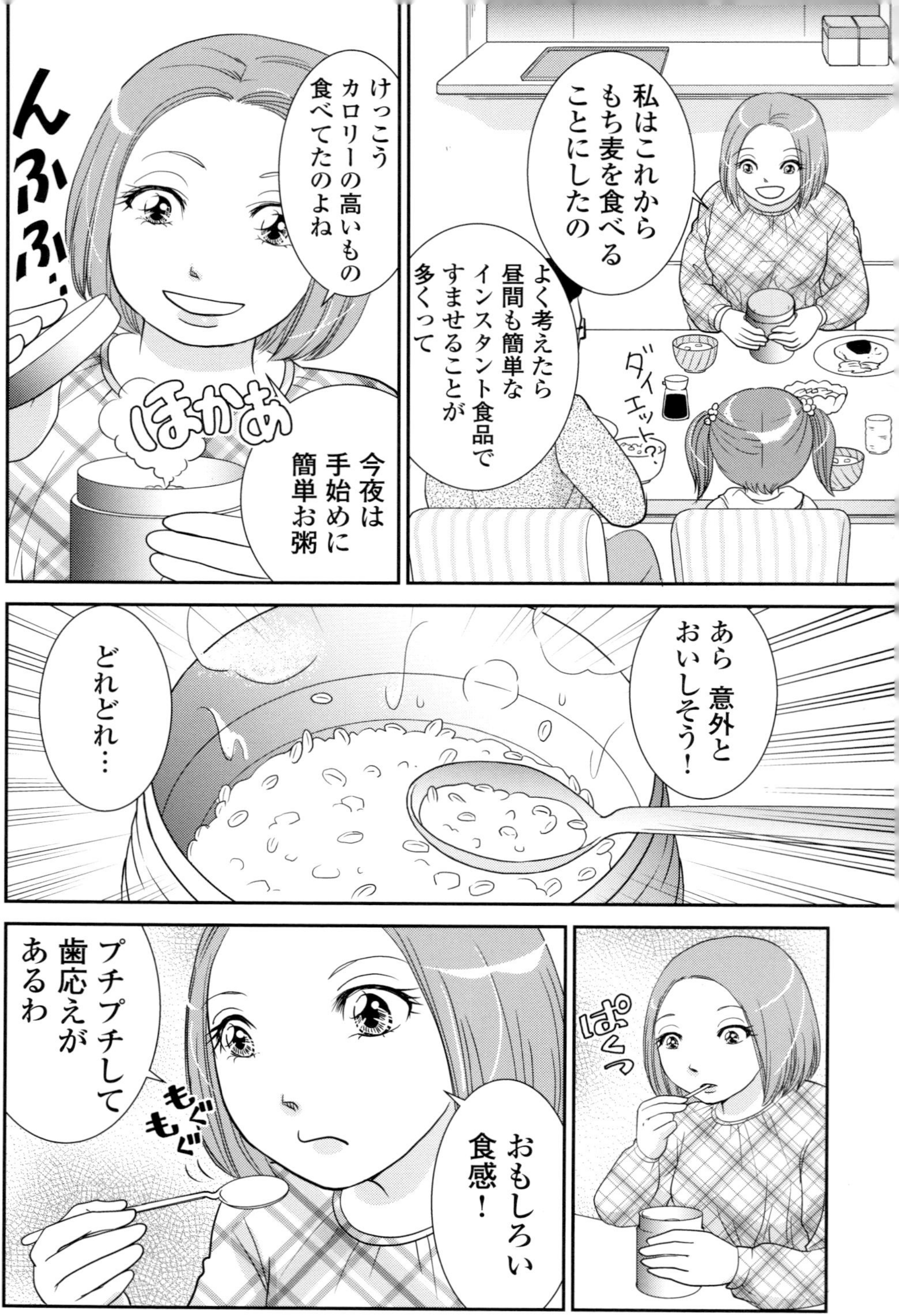
私はこれからもち麦を食べることにしたの
よく考えたら昼間も簡単なインスタント食品ですませることが多くって
ダイエット?
けっこうカロリーの高いもの食べてたのよね
んふふ…
ほかあ
今夜は手始めに簡単お粥
あら 意外とおいしそう!
どれどれ…
ぱくっ
おもしろい食感!
プチプチして歯応えがあるわ
もぐもぐ

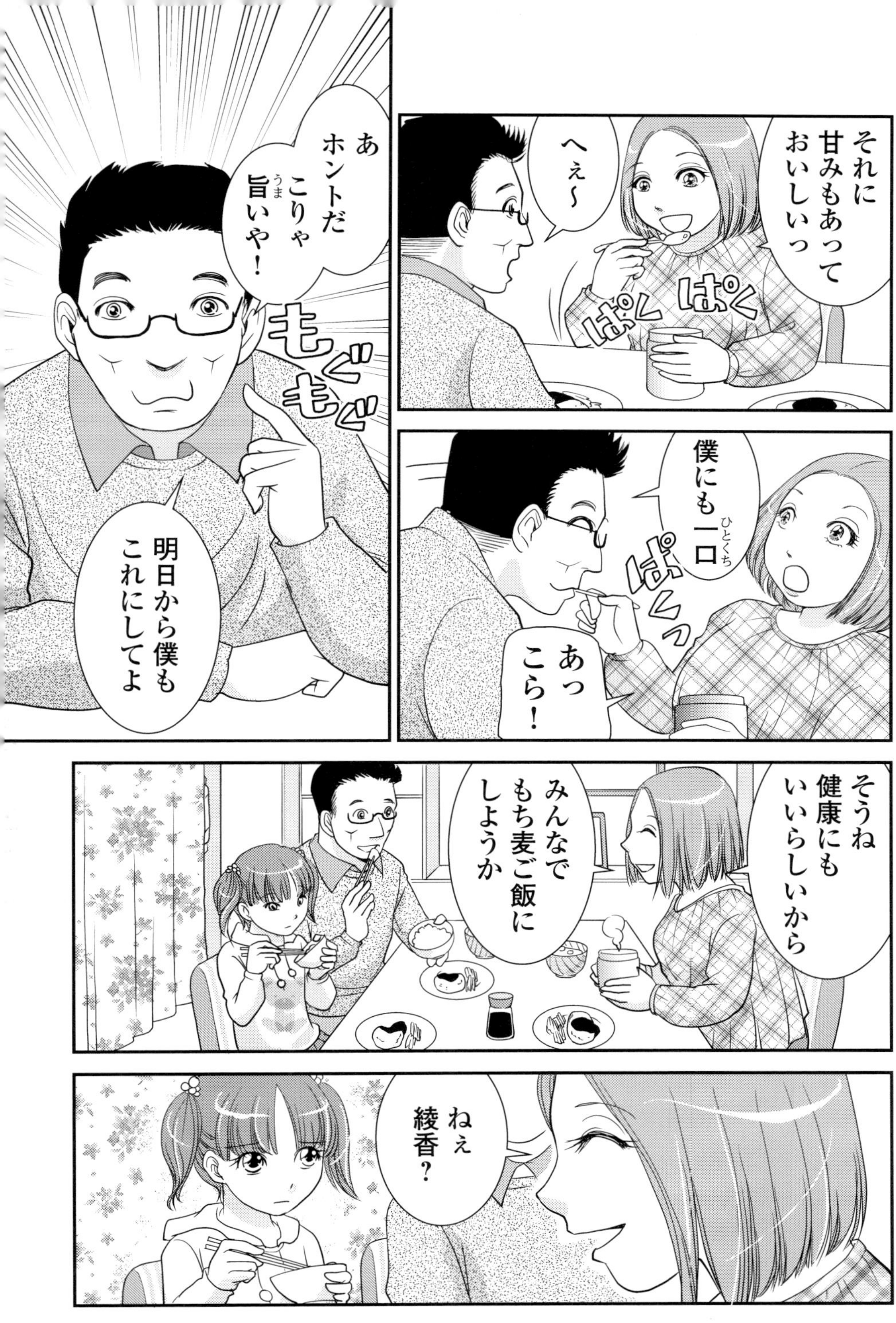
それに甘みもあっておいしいっ
へぇ～
ぱく ぱく
僕にも一口《ひとくち》
ぱくっ
あっこら！
あホントだこりゃ旨《うま》いや！
もぐもぐ
明日から僕もこれにしてよ
そうね健康にもいいらしいから
みんなでもち麦ご飯にしようか
ねぇ綾香？

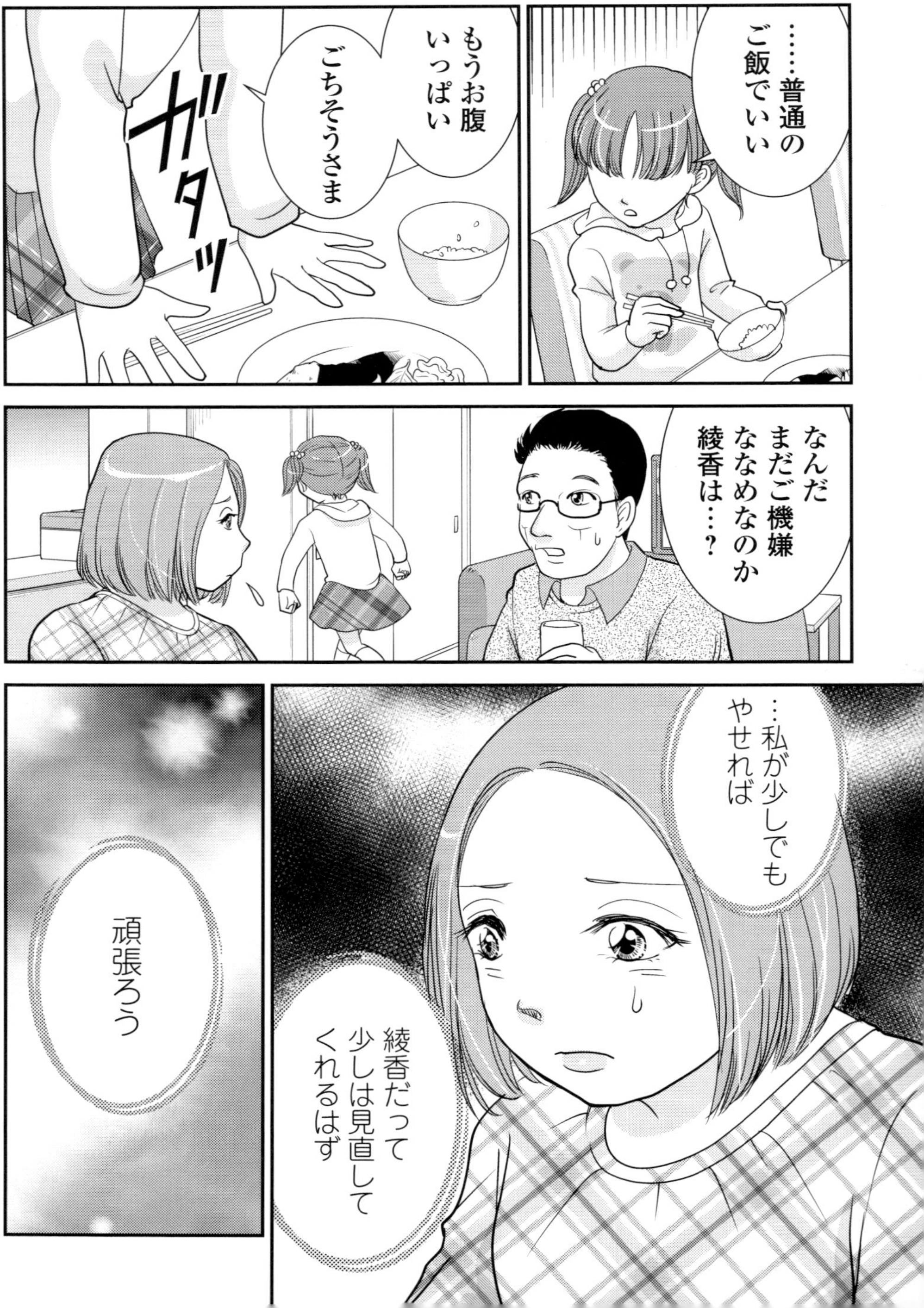
……普通の
ご飯でいい
もうお腹
いっぱい
ごちそうさま
ガタッ
なんだ
まだご機嫌
ななめなのか
綾香は…？
…私が少しでも
やせれば
綾香だって
少しは見直して
くれるはず
頑張ろう

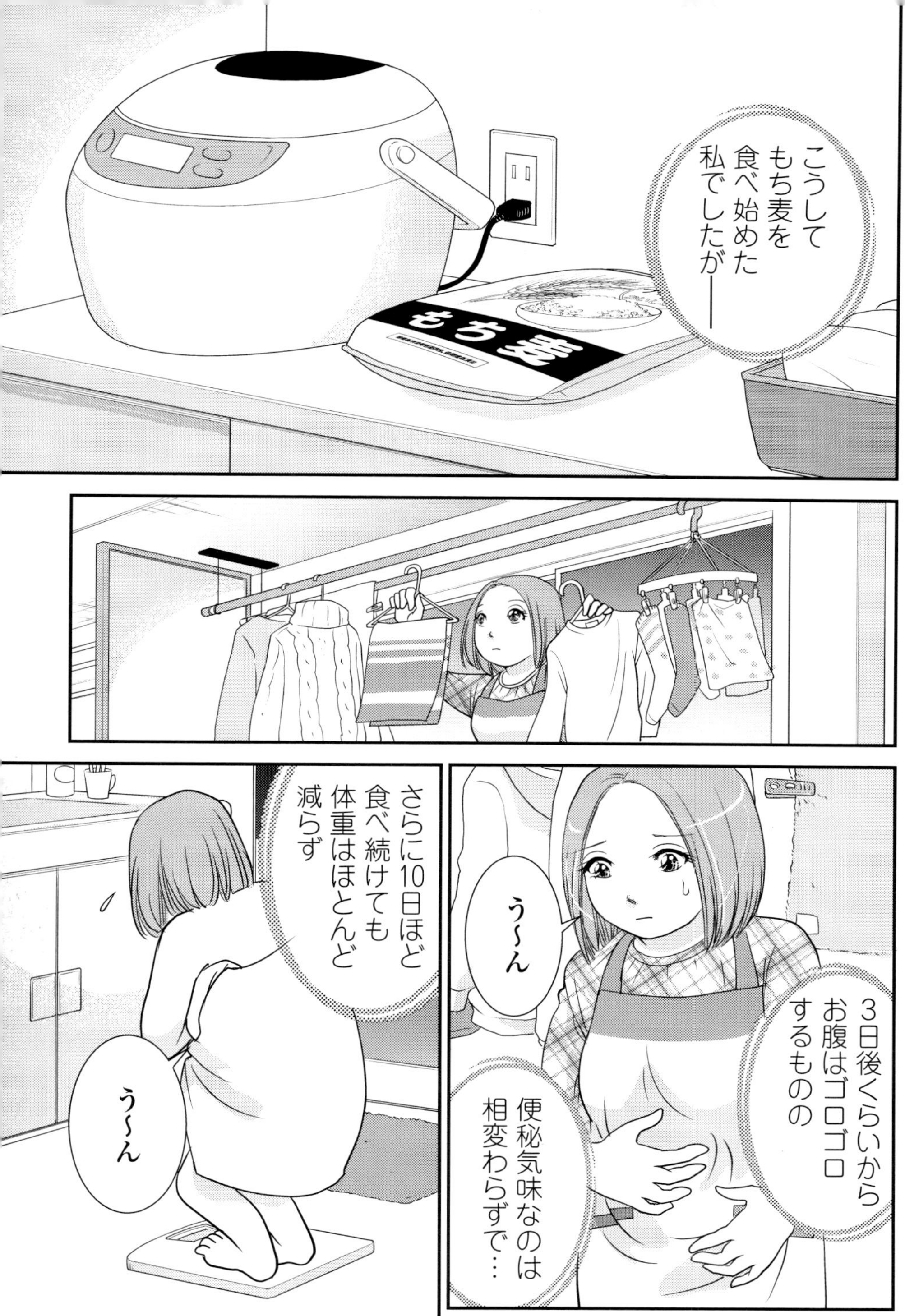
こうして
もち麦を
食べ始めた
私でしたが――
もち麦
う〜ん
3日後くらいから
お腹はゴロゴロ
するものの
便秘気味なのは
相変わらずで…
さらに10日ほど
食べ続けても
体重はほとんど
減らず
う〜ん

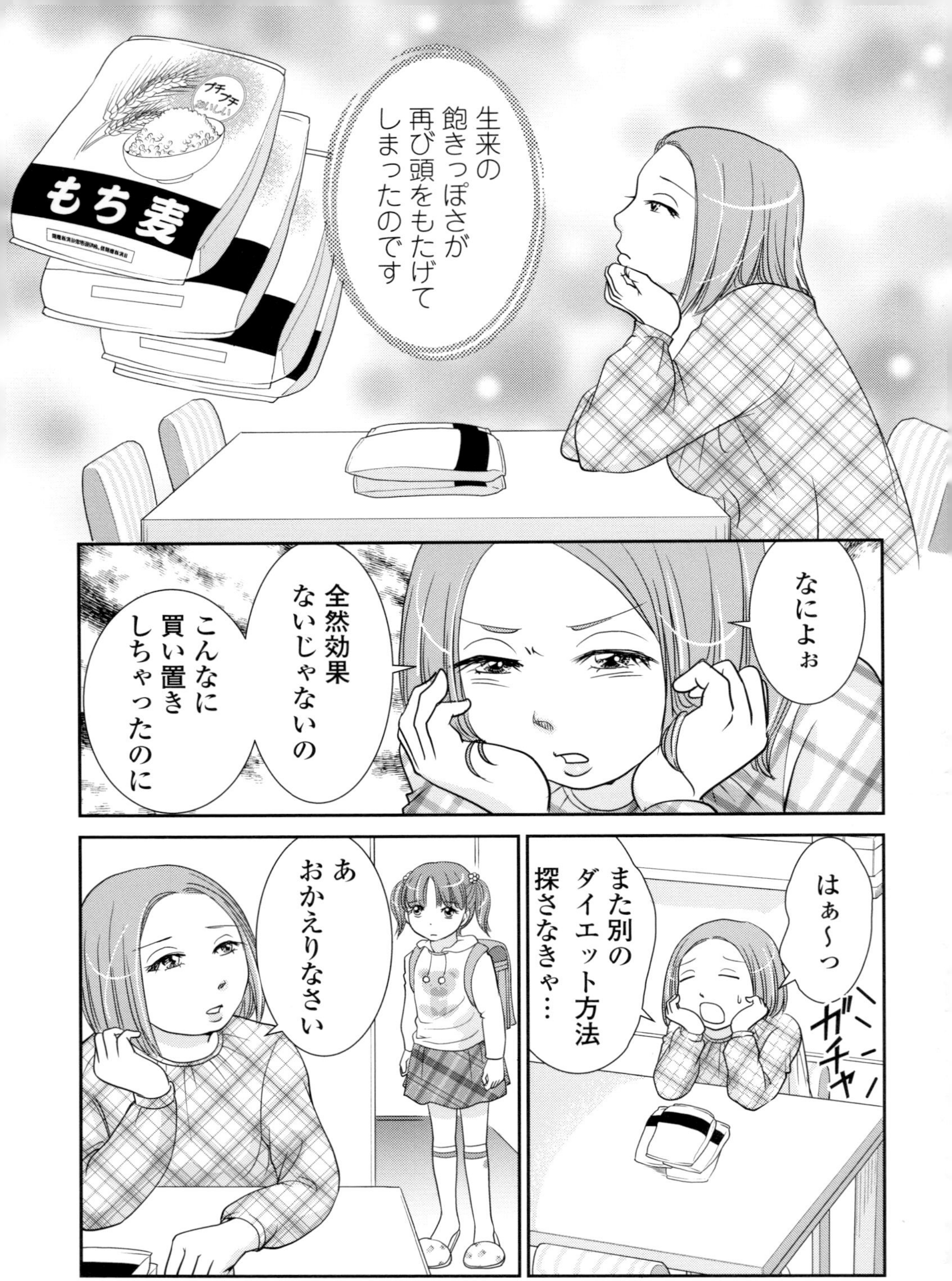
プチプチおいしい
もち麦
生来の飽きっぽさが再び頭をもたげてしまったのです
なによぉ
全然効果ないじゃないの
こんなに買い置きしちゃったのに
はぁ～っ
また別のダイエット方法探さなきゃ…
ガチャ
あ
おかえりなさい

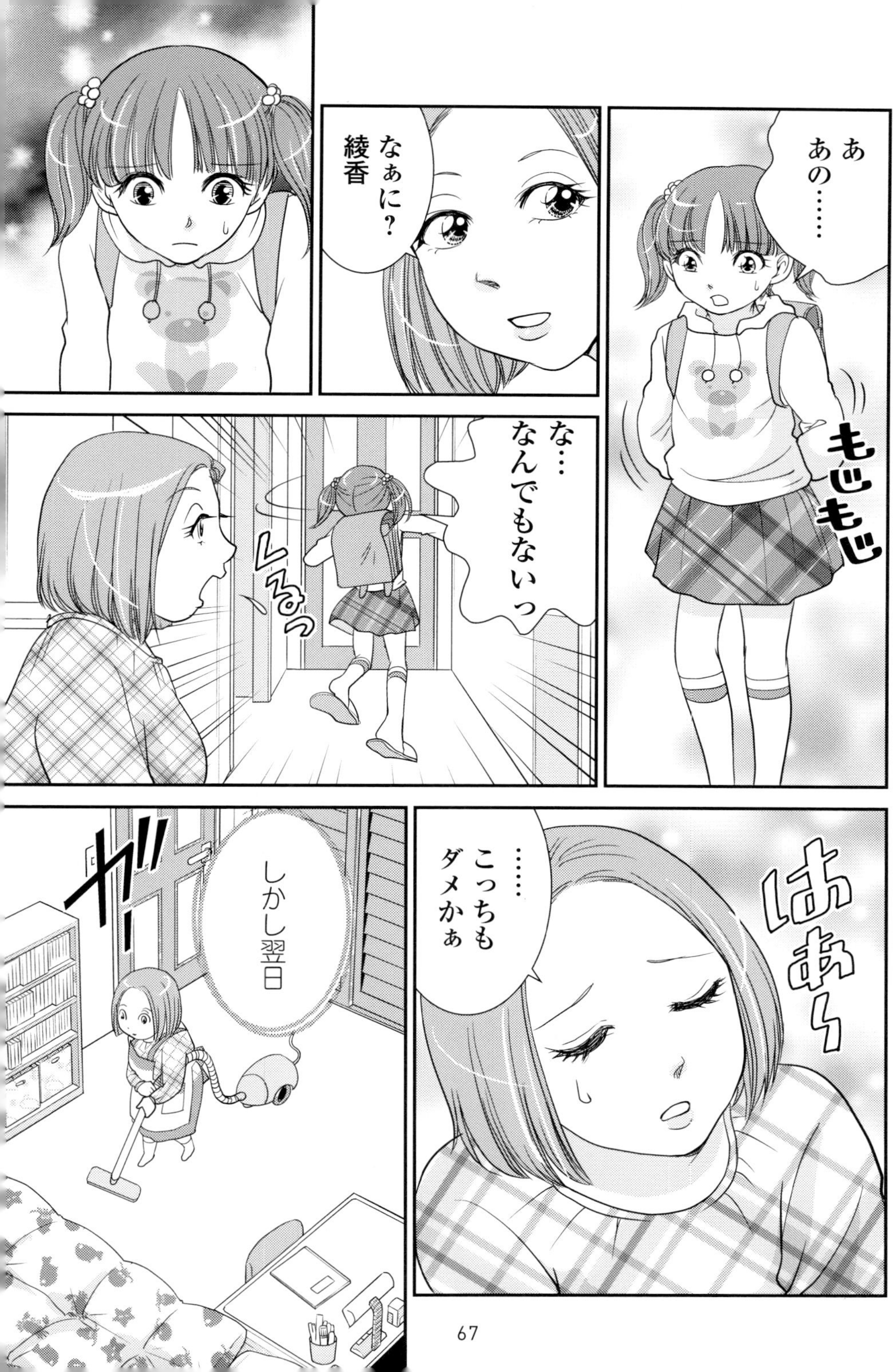
あ
あの……
もじもじ
なぁに？
綾香
な…
なんでもないいっ
くるっ
はぁ～
……こっちも
ダメかぁ
ガ!!
しかし翌日

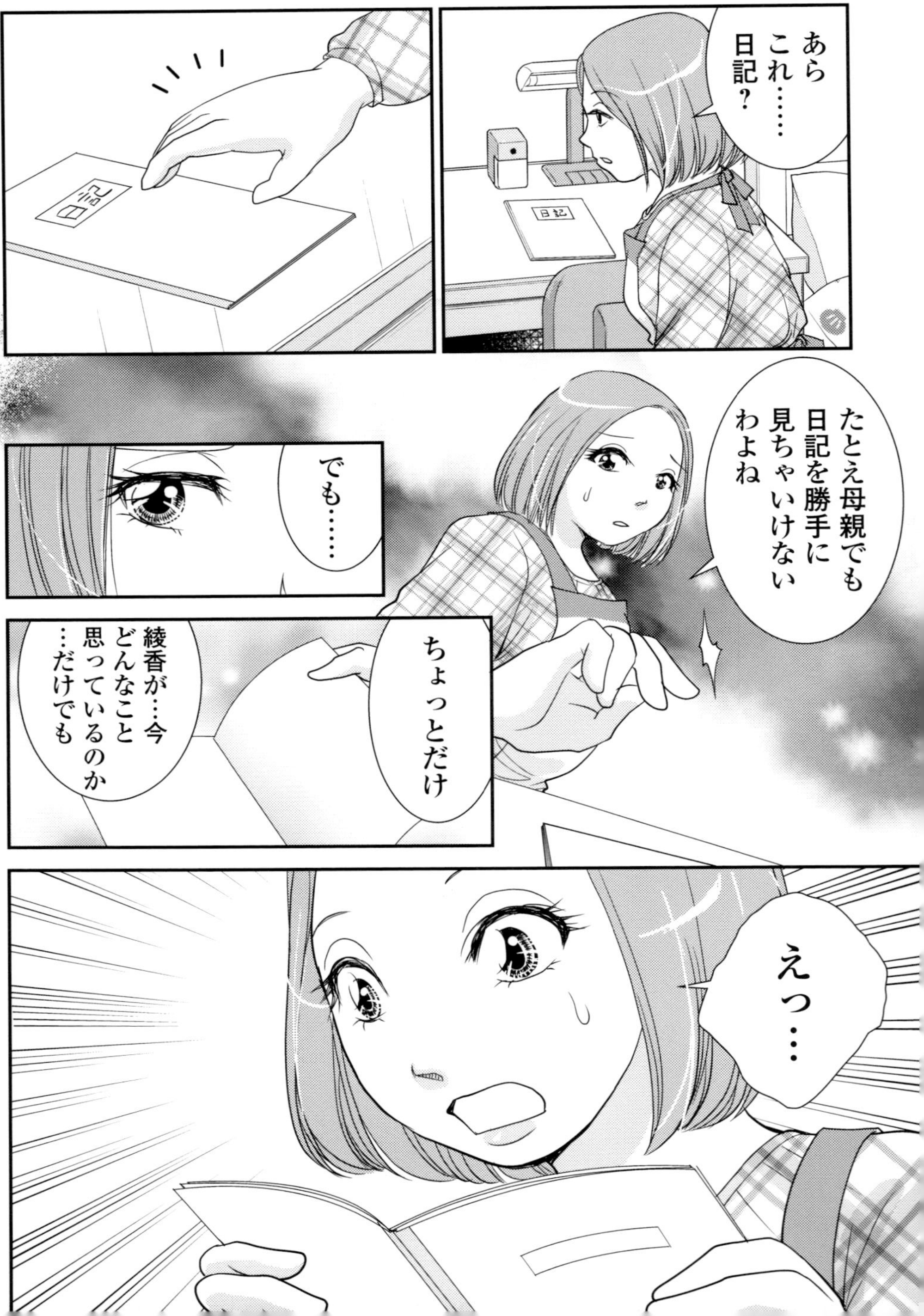
あら これ…… 日記？
日記
たとえ母親でも 日記を勝手に 見ちゃいけない わよね
でも……
ちょっとだけ
綾香が…今 どんなこと 思っているのか …だけでも
えっ…

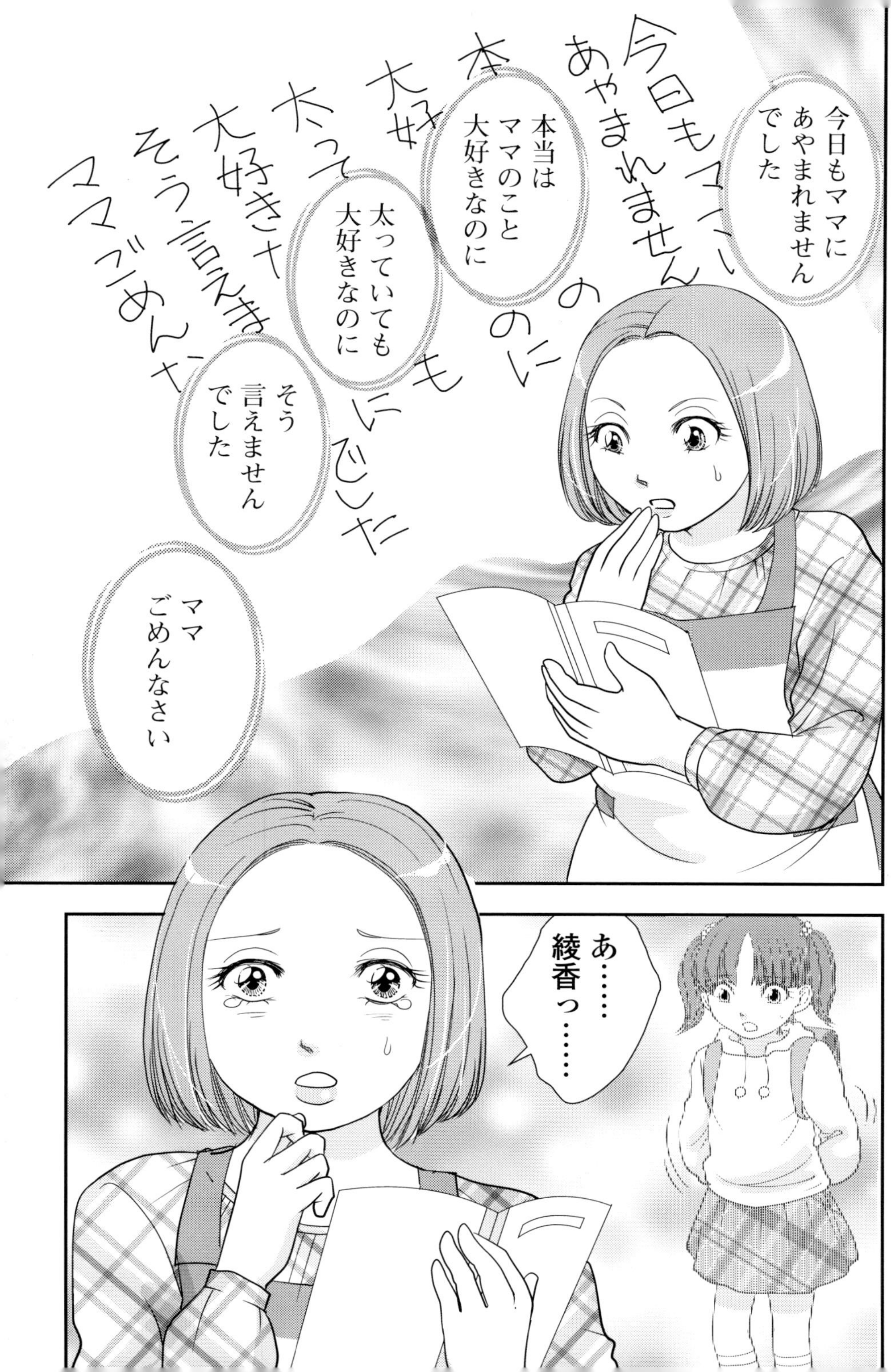

今日もママにあやまれませんでした
本当はママのこと大好きなのに
太っていても大好きなのに
そう言えませんでした
ママごめんなさい
あ……綾香っ……

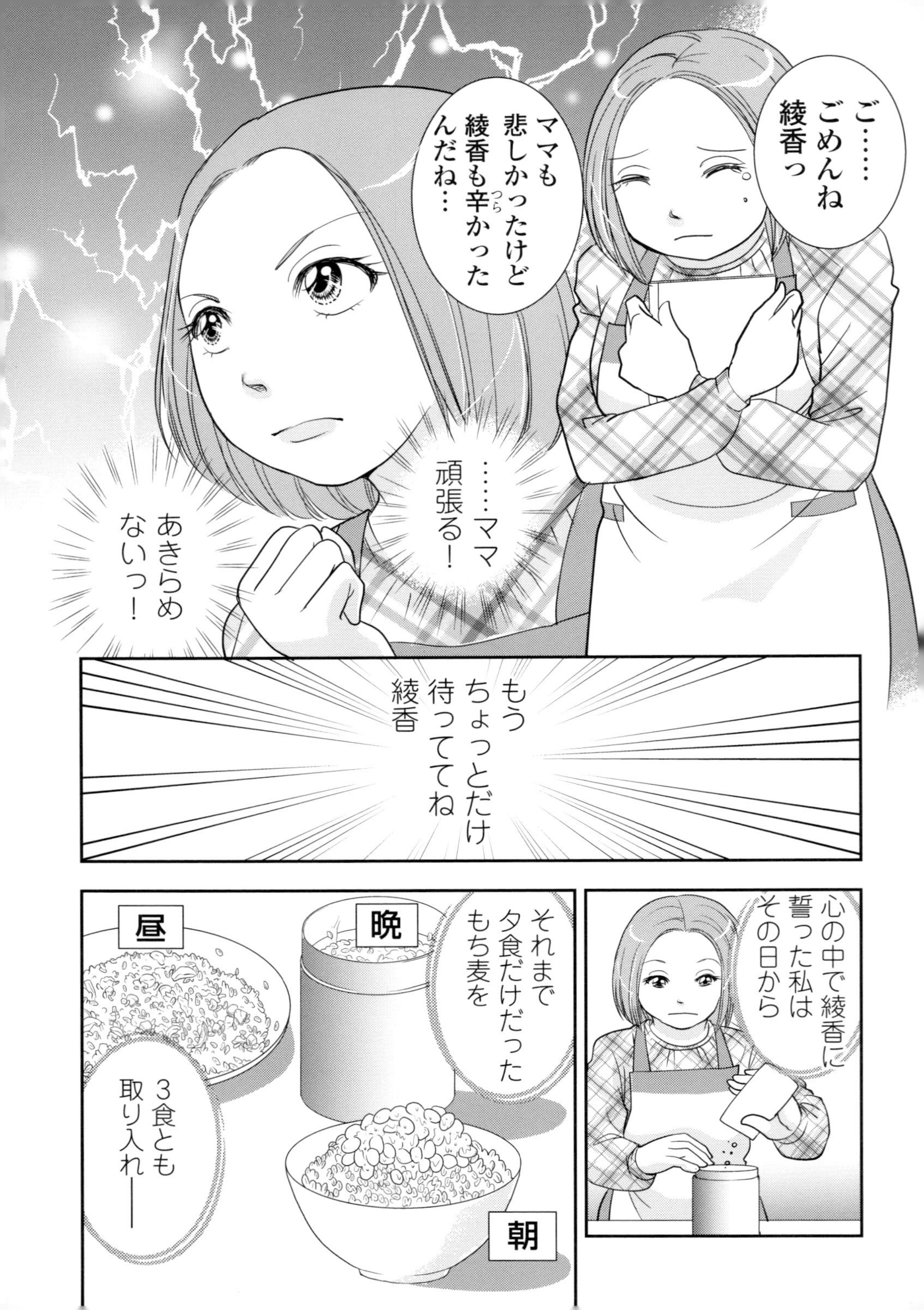
ご……ごめんね綾香っ
ママも悲しかったけど綾香も辛《つら》かったんだね…
……ママ頑張る！
あきらめないっ！
もうちょっとだけ待っててね綾香
心の中で綾香に誓った私はその日から
それまで夕食だけだったもち麦を
晩
昼
3食とも取り入れ——
朝

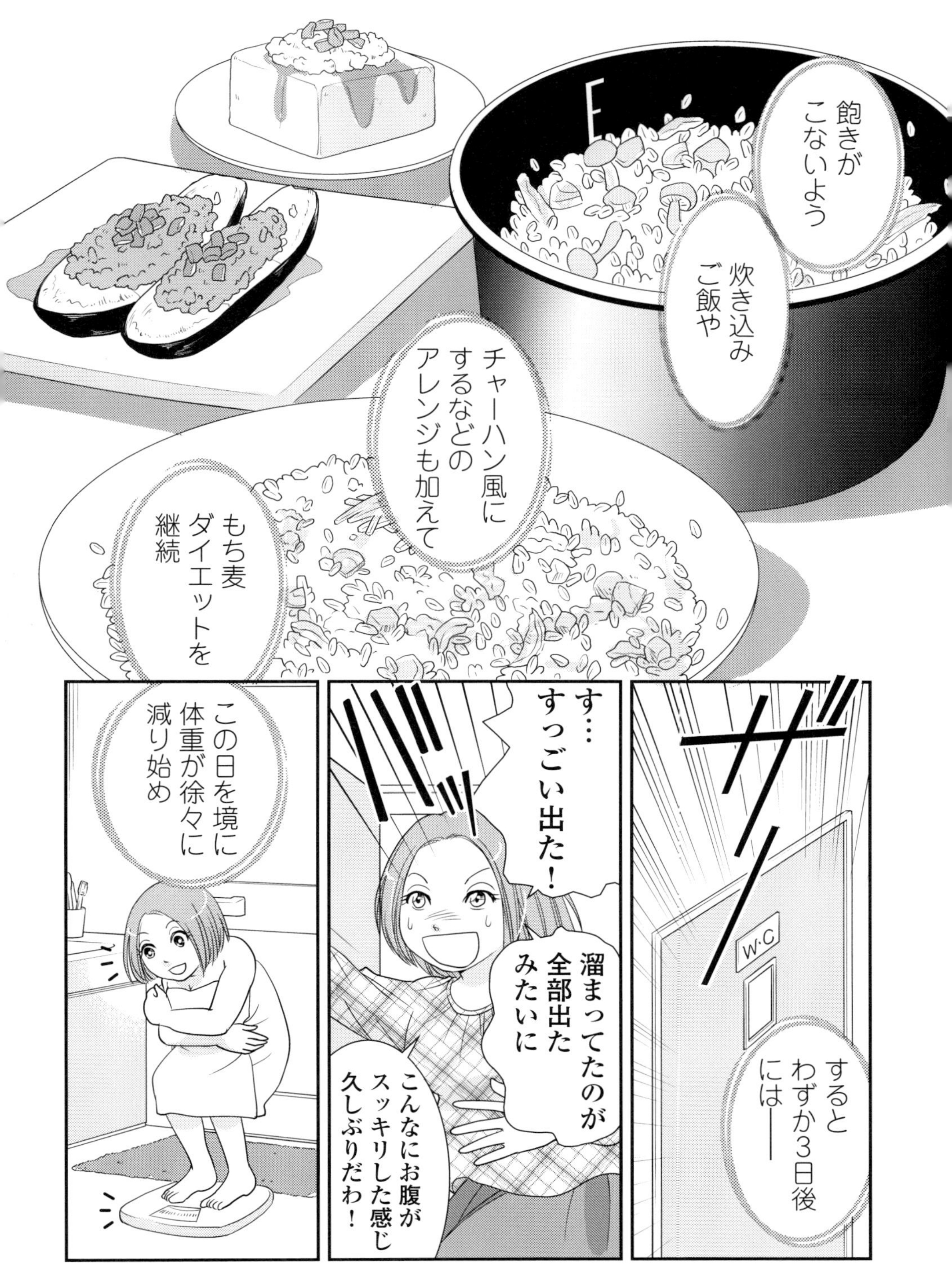
飽きがこないよう
炊き込みご飯や
チャーハン風にするなどのアレンジも加えて
もち麦ダイエットを継続
するとわずか3日後には――
W・C
す…すっごい出た！
溜まってたのが全部出たみたいに
こんなにお腹がスッキリした感じ久しぶりだわ！
この日を境に体重が徐々に減り始め

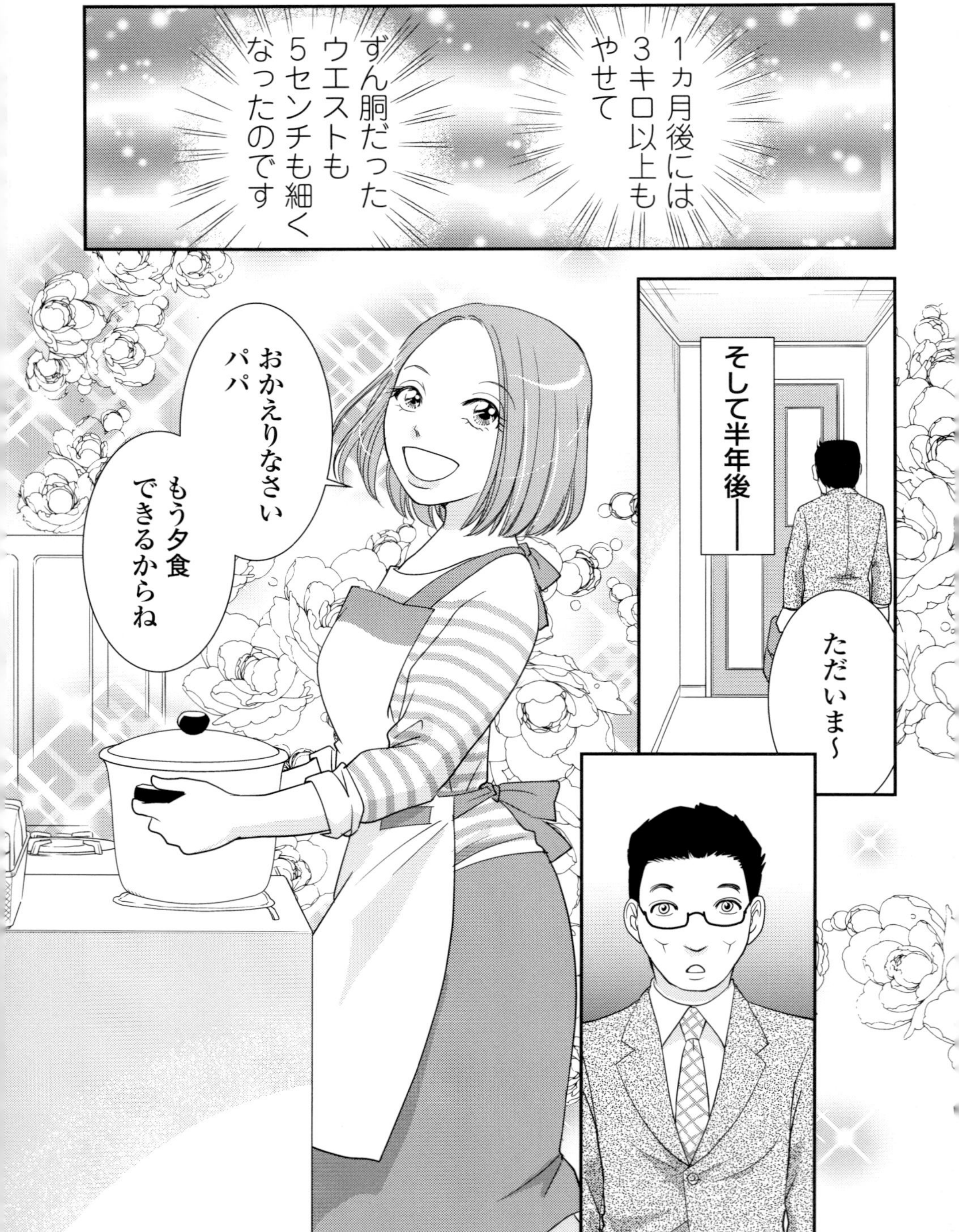
1ヵ月後には3キロ以上もやせて
ずん胴だったウエストも5センチも細くなったのです
そして半年後――
ただいま～
おかえりなさいパパ
もう夕食できるからね

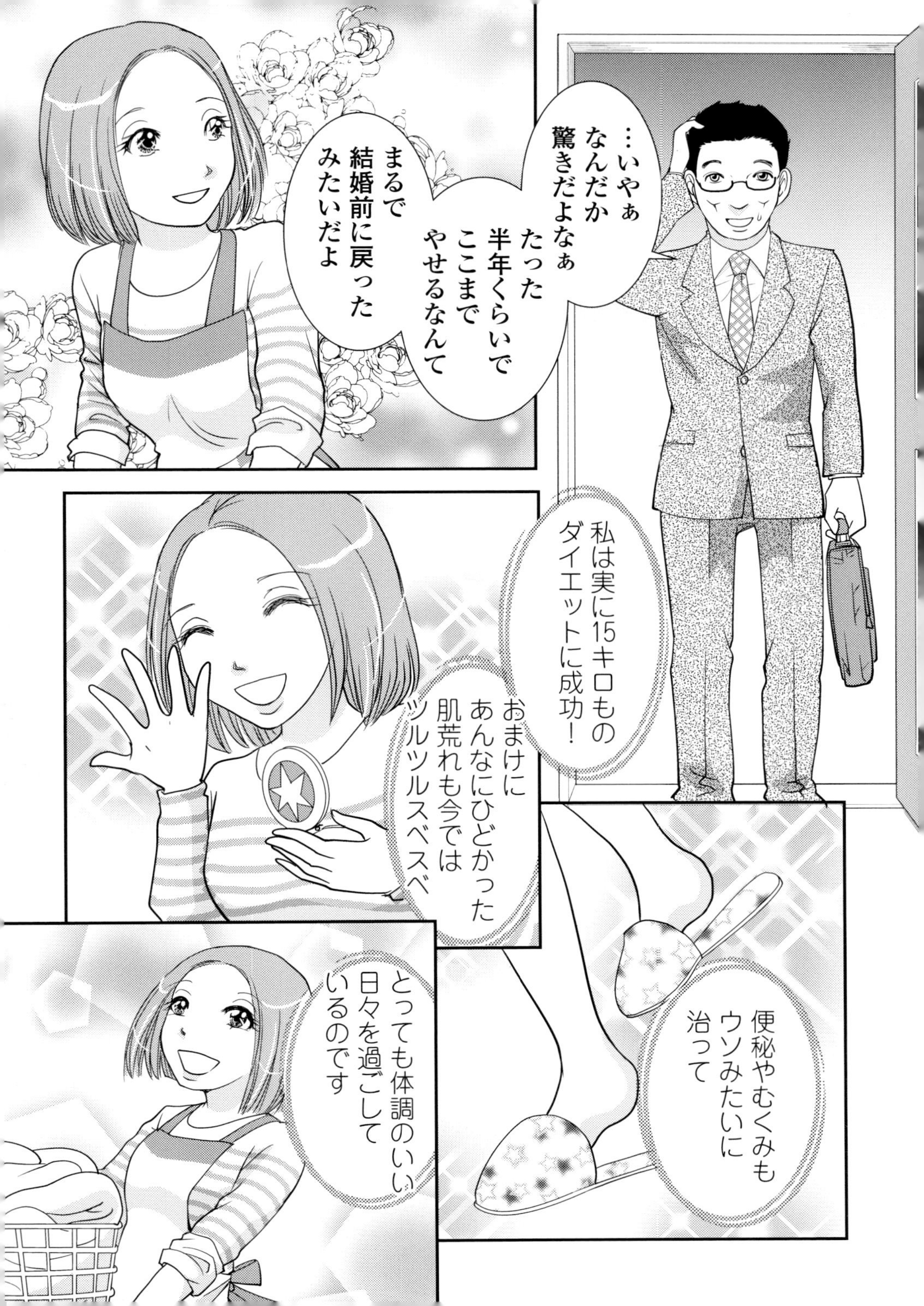
…いやぁ なんだか 驚きだよなぁ
たった半年くらいで ここまで やせるなんて
まるで結婚前に戻った みたいだよ
私は実に15キロもの ダイエットに成功！
おまけに あんなにひどかった 肌荒れも今では ツルツルスベスベ
便秘やむくみも ウソみたいに 治って
とっても体調のいい 日々を過ごして いるのです

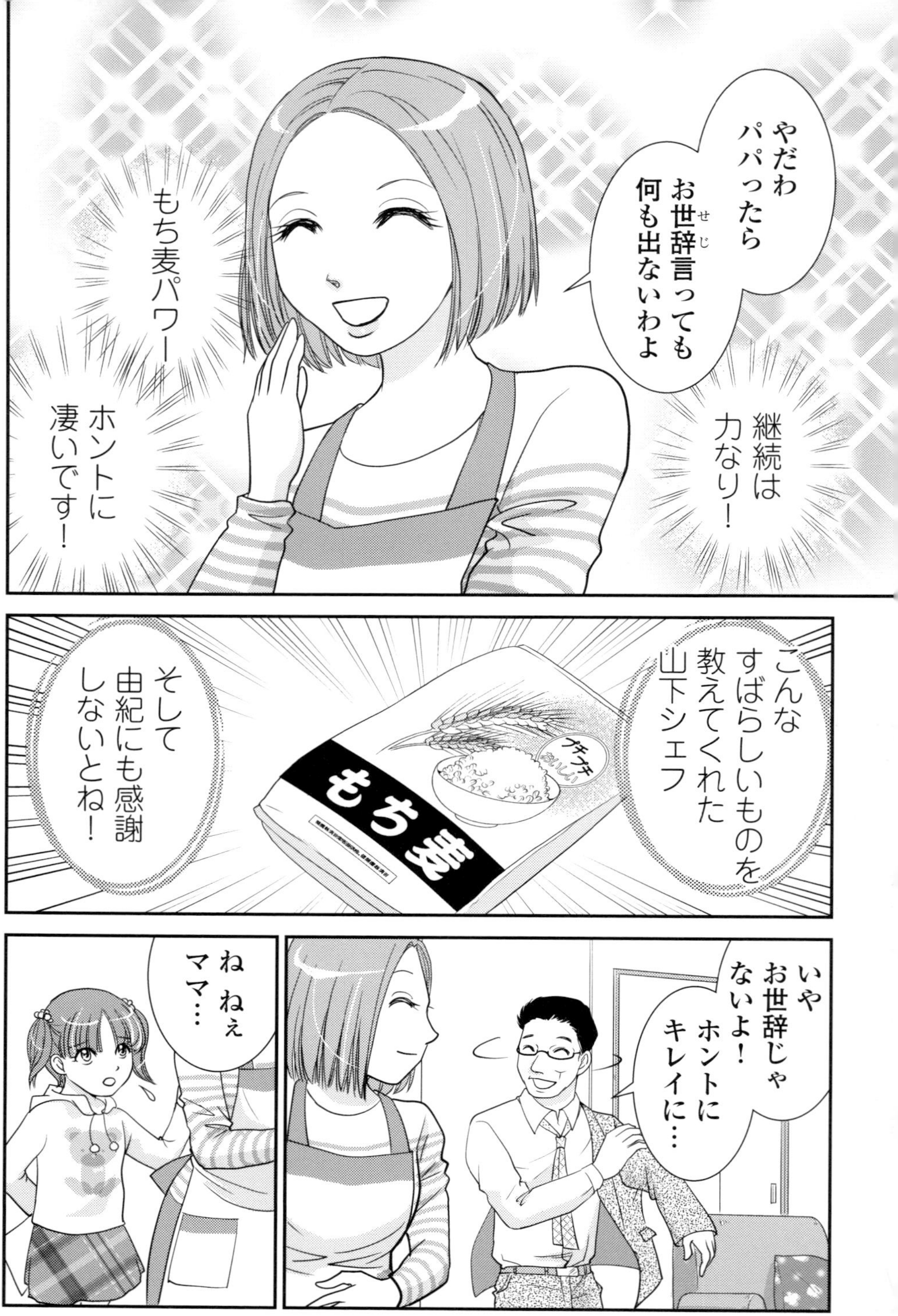
やだわ
パパったら
お世《せ》辞《じ》言っても
何も出ないわよ
継続は
力なり！
もち麦パワー
ホントに
凄いです！
こんな
すばらしいものを
教えてくれた
山下シェフ
プチプチ
おいしい
もち麦
そして
由紀にも感謝
しないとね！
いや
お世辞じゃ
ないよ！
ホントに
キレイに…
ねねぇ
ママ…

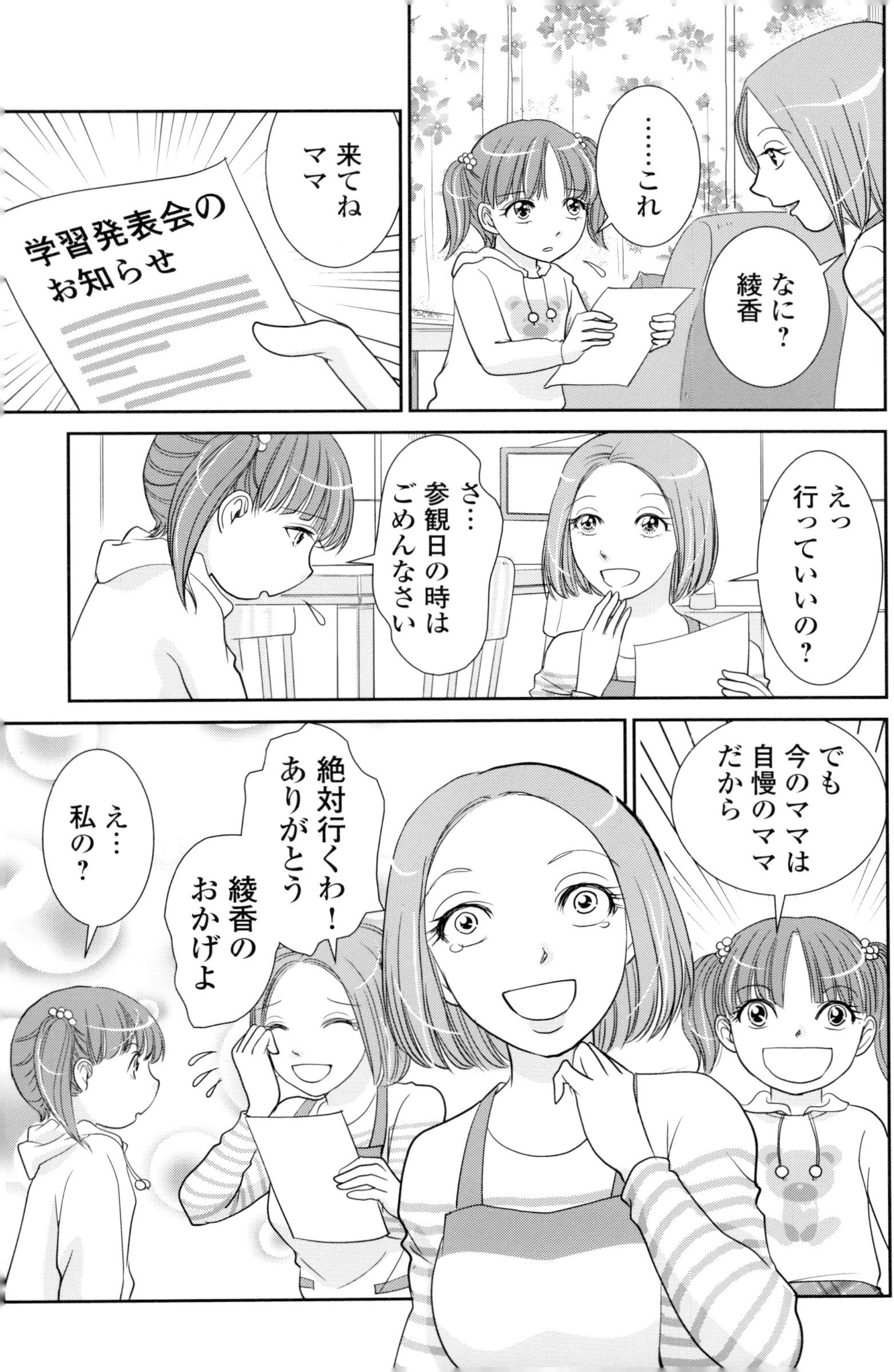
なに？綾香
……これ
来てねママ
学習発表会のお知らせ
えっ行っていいの？
さ…参観日の時はごめんなさい
でも今のママは自慢のママだから
絶対行くわ！ありがとう
綾香のおかげよ
え…私の？

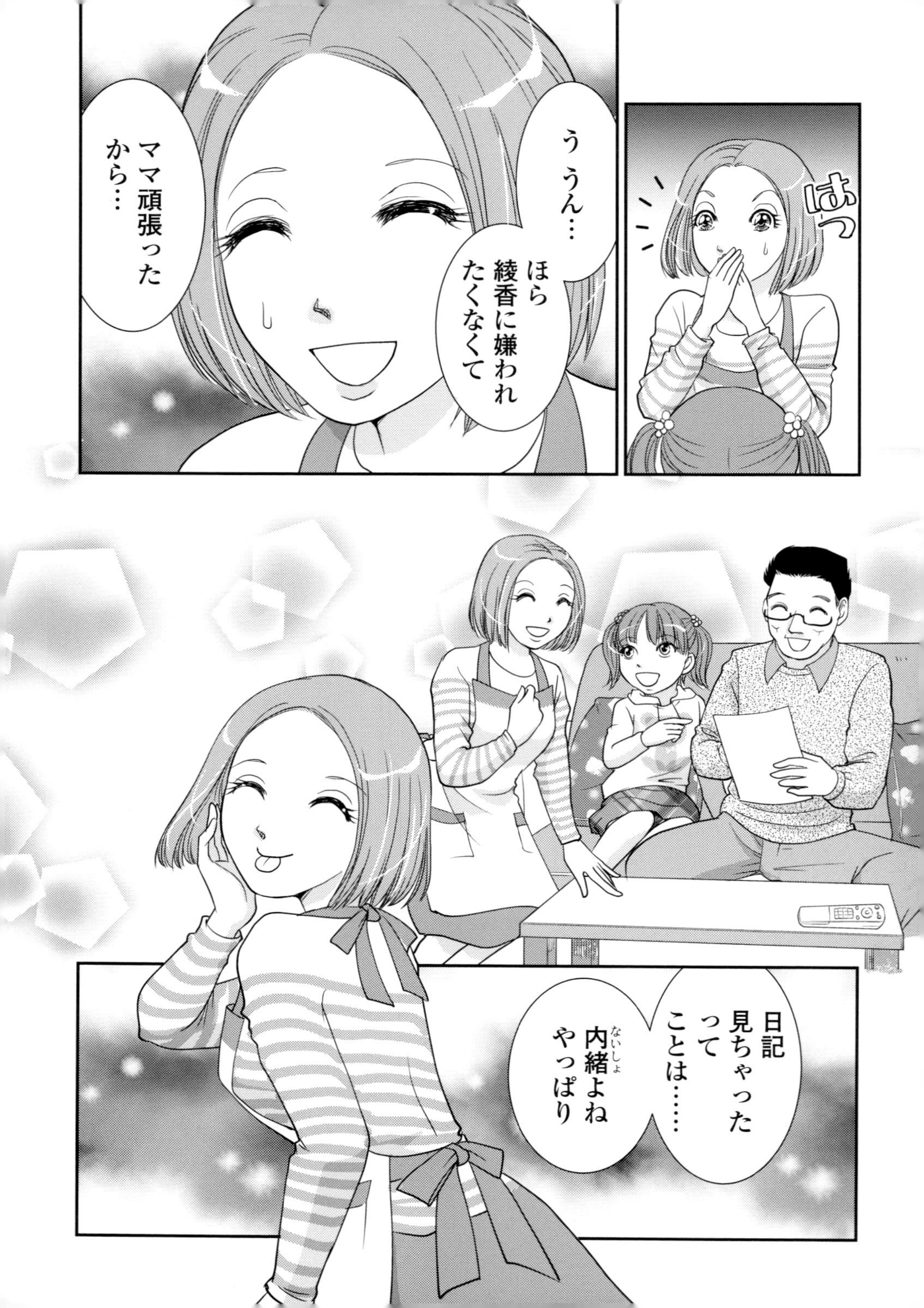
はっ
ううん…
ほら 綾香に嫌われ たくなくて
ママ頑張った から…
日記 見ちゃった って ことは……
内緒《ないしょ》よね やっぱり

<第2章>

アイドル失格!?
リバウンドをくり返す
宮下《みやした》真由《まゆ》さん　18歳
〈仮名〉

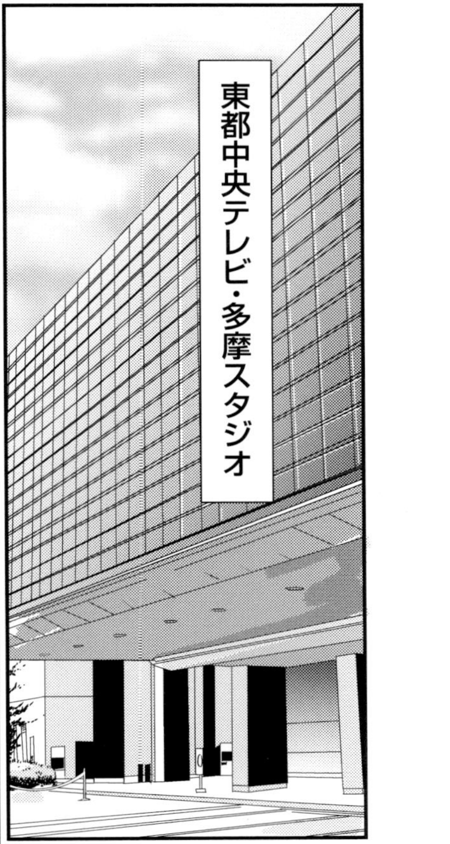
東都中央テレビ・多摩スタジオ

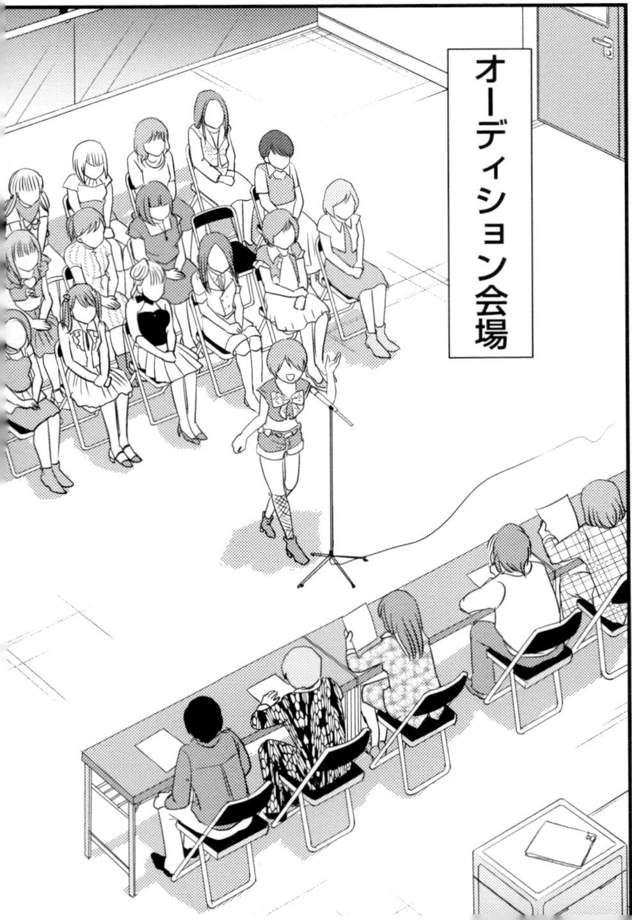
オーディション会場

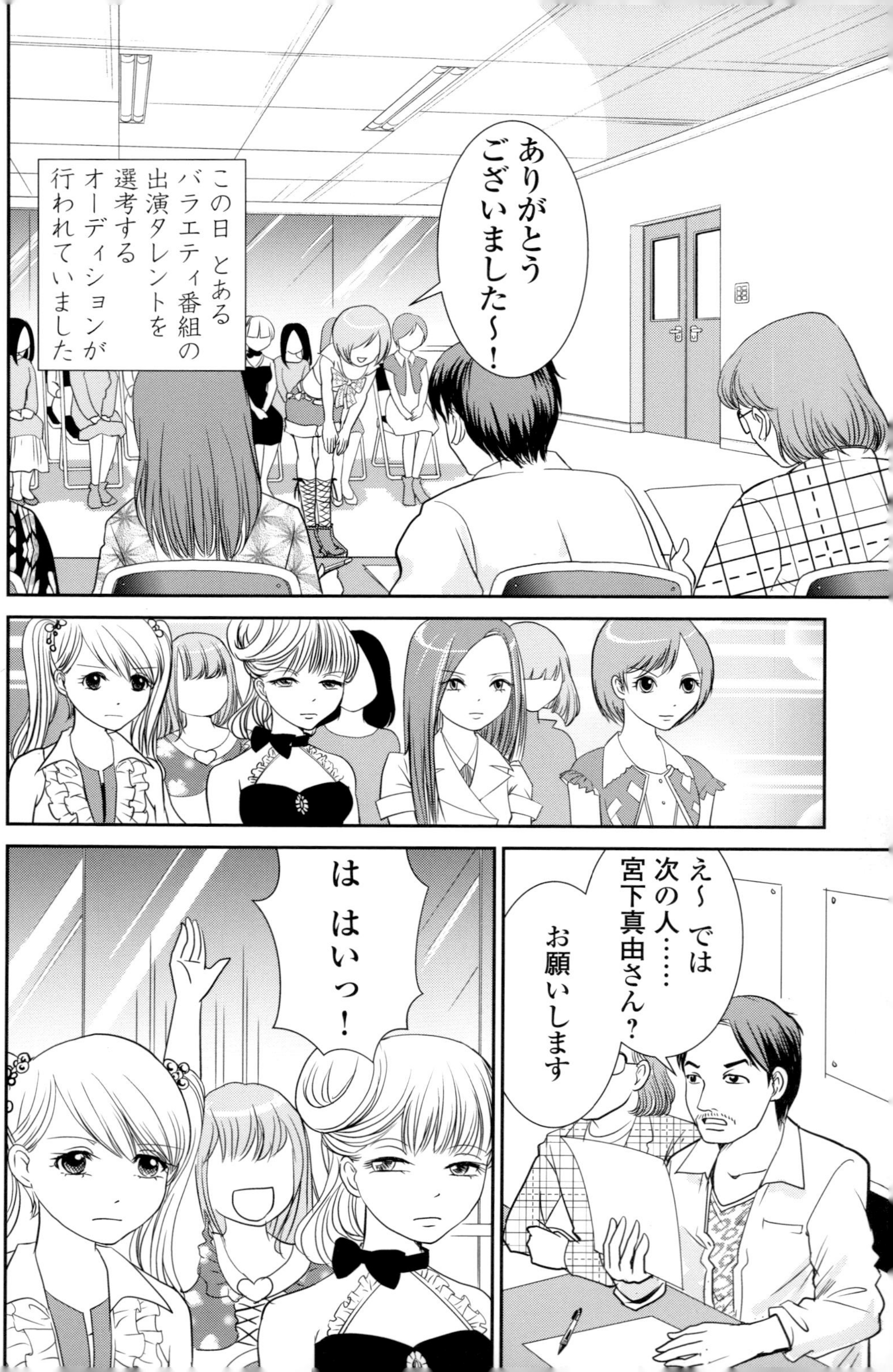
ありがとうございました～！
この日 とあるバラエティ番組の出演タレントを選考するオーディションが行われていました
え～ では次の人……宮下真由さん？
お願いします
は はいっ！

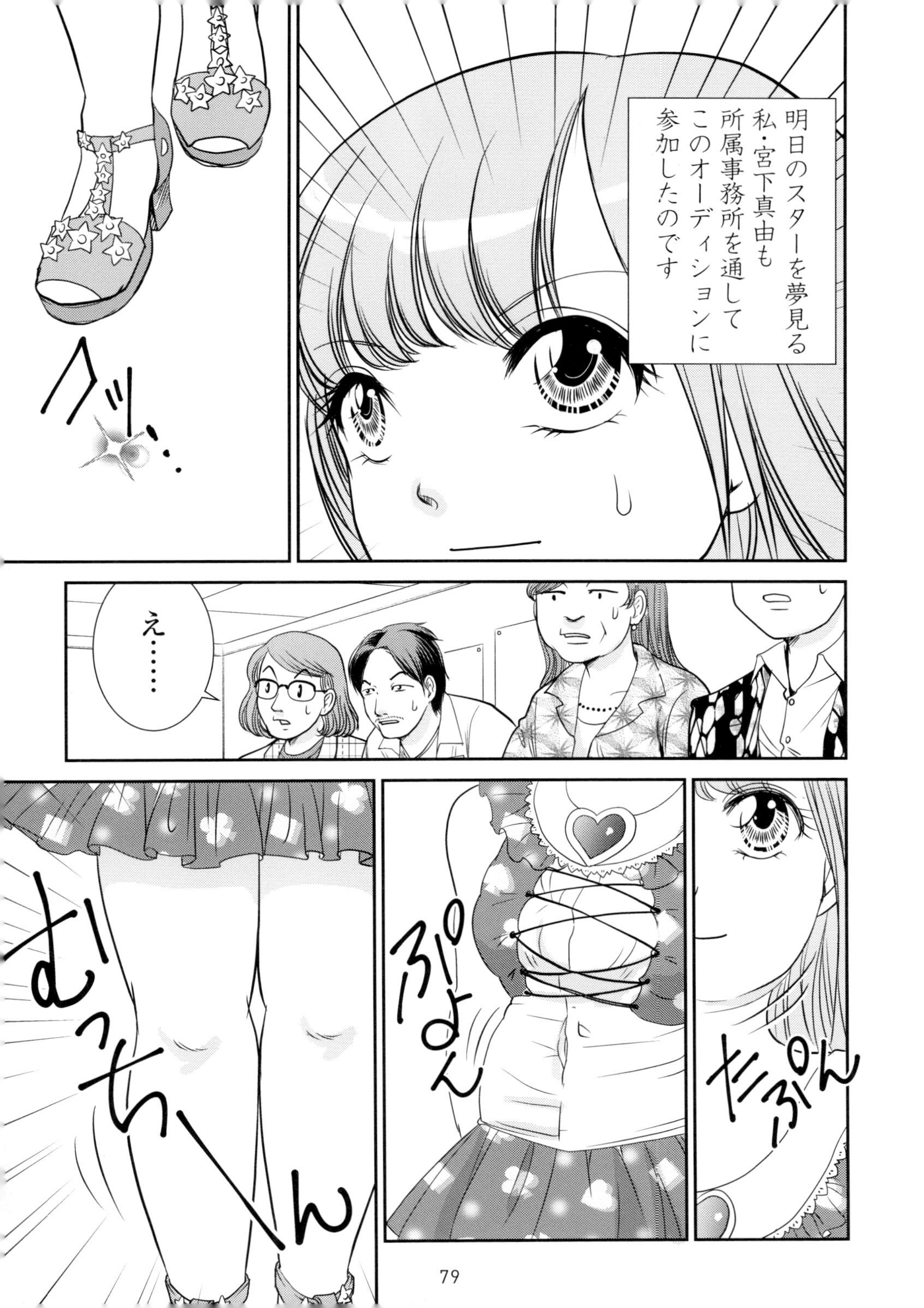
明日のスターを夢見る
私・宮下真由も
所属事務所を通して
このオーディションに
参加したのです
グッ
え……
たぷん
ぷよん
むっちーん

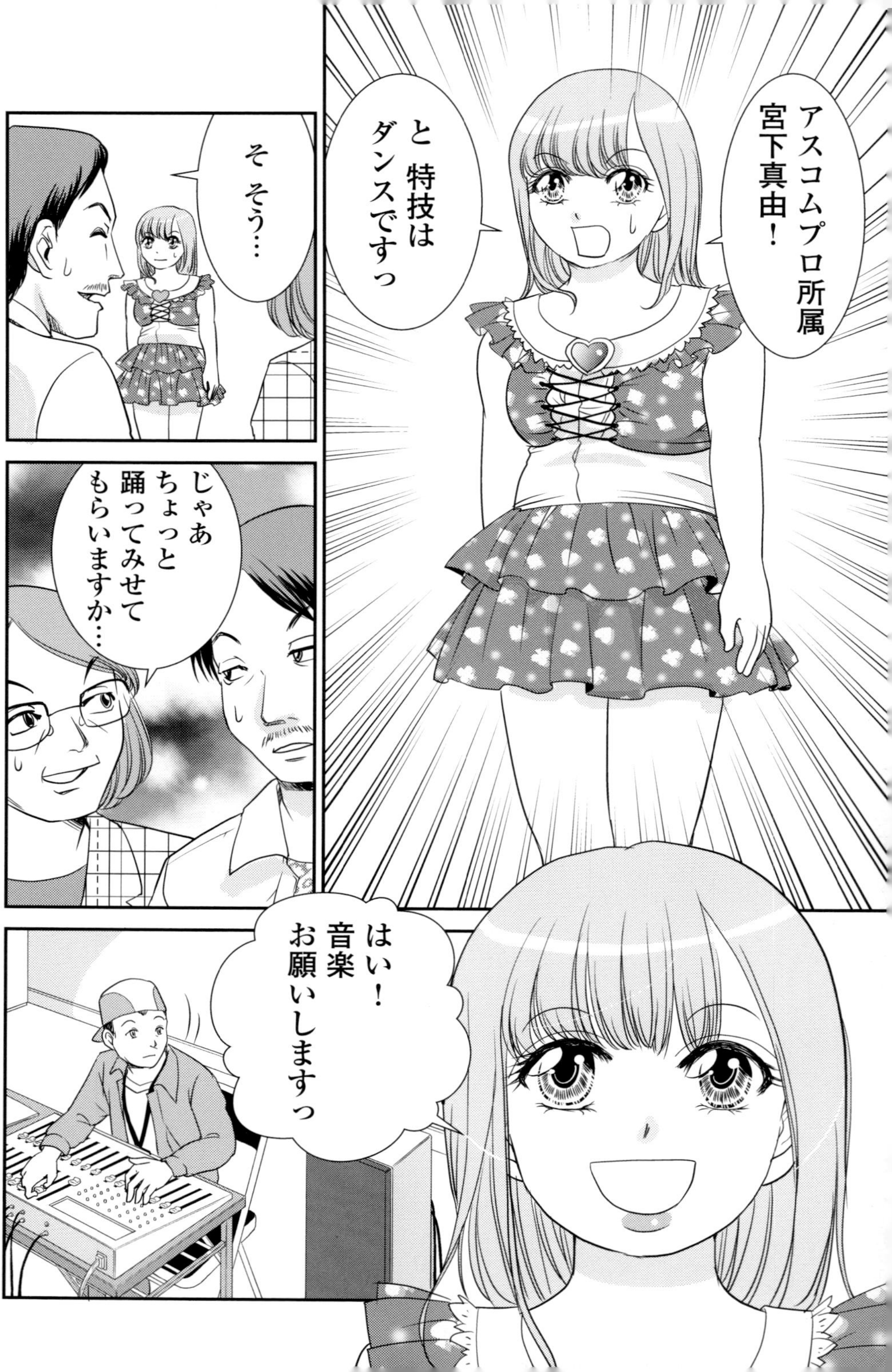
アスコムプロ所属宮下真由！
と 特技はダンスですっ
そ そう…
じゃあちょっと踊ってみせてもらいますか…
はい！音楽お願いしますっ

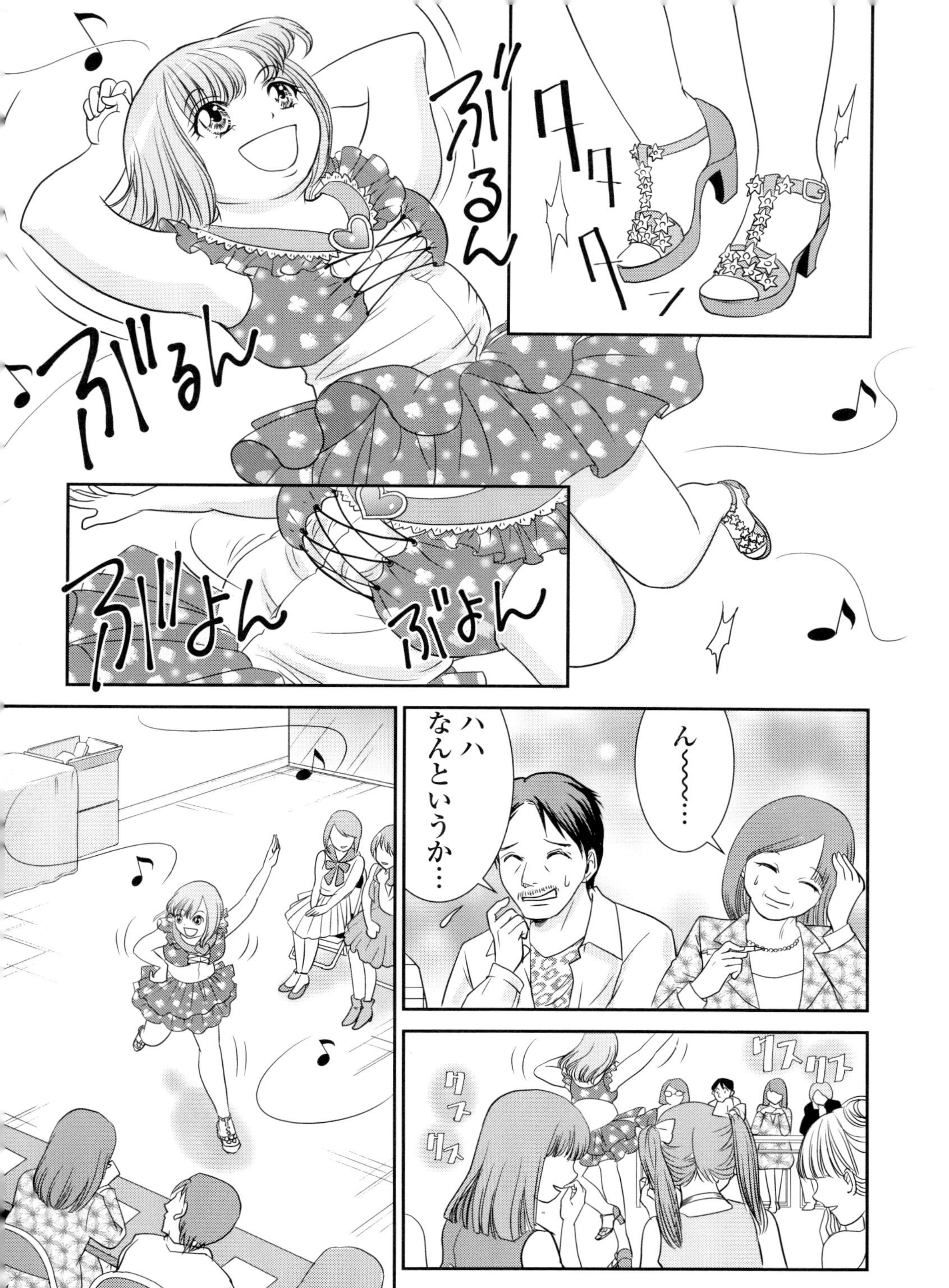
タタタン
ぶるん
♪ぶるん
ぶよん
ぶよん
ん～～～……
ハハ
なんというか…
クスクス
クスクス

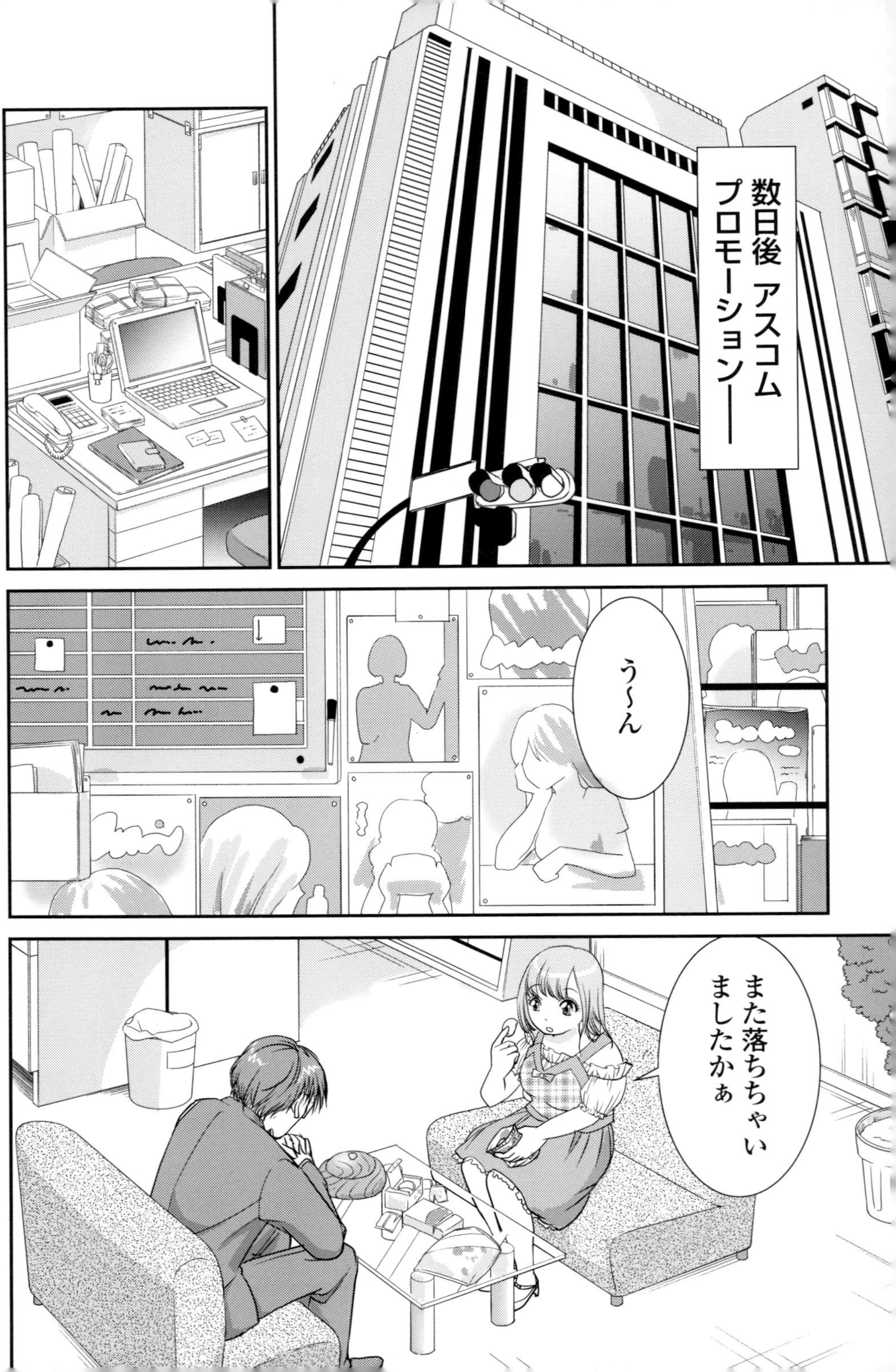
数日後 アスコムプロモーション――
う～ん
また落ちちゃいましたかぁ

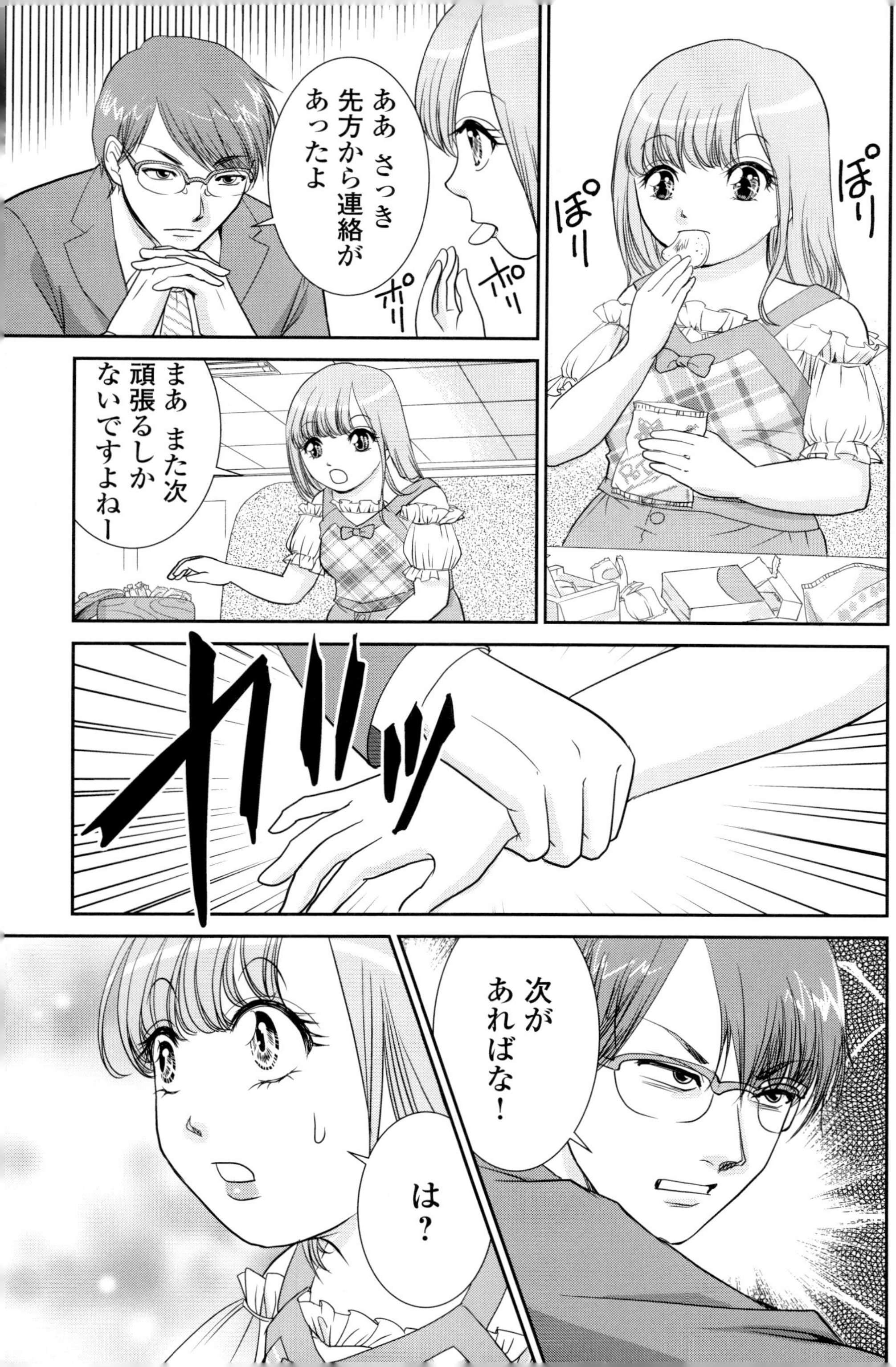
ぽり
ぽり
ああ さっき
先方から連絡が
あったよ
ポリ
ポリ
まあ また次
頑張るしか
ないですよねー
ガッ
次が
あればな！
は？

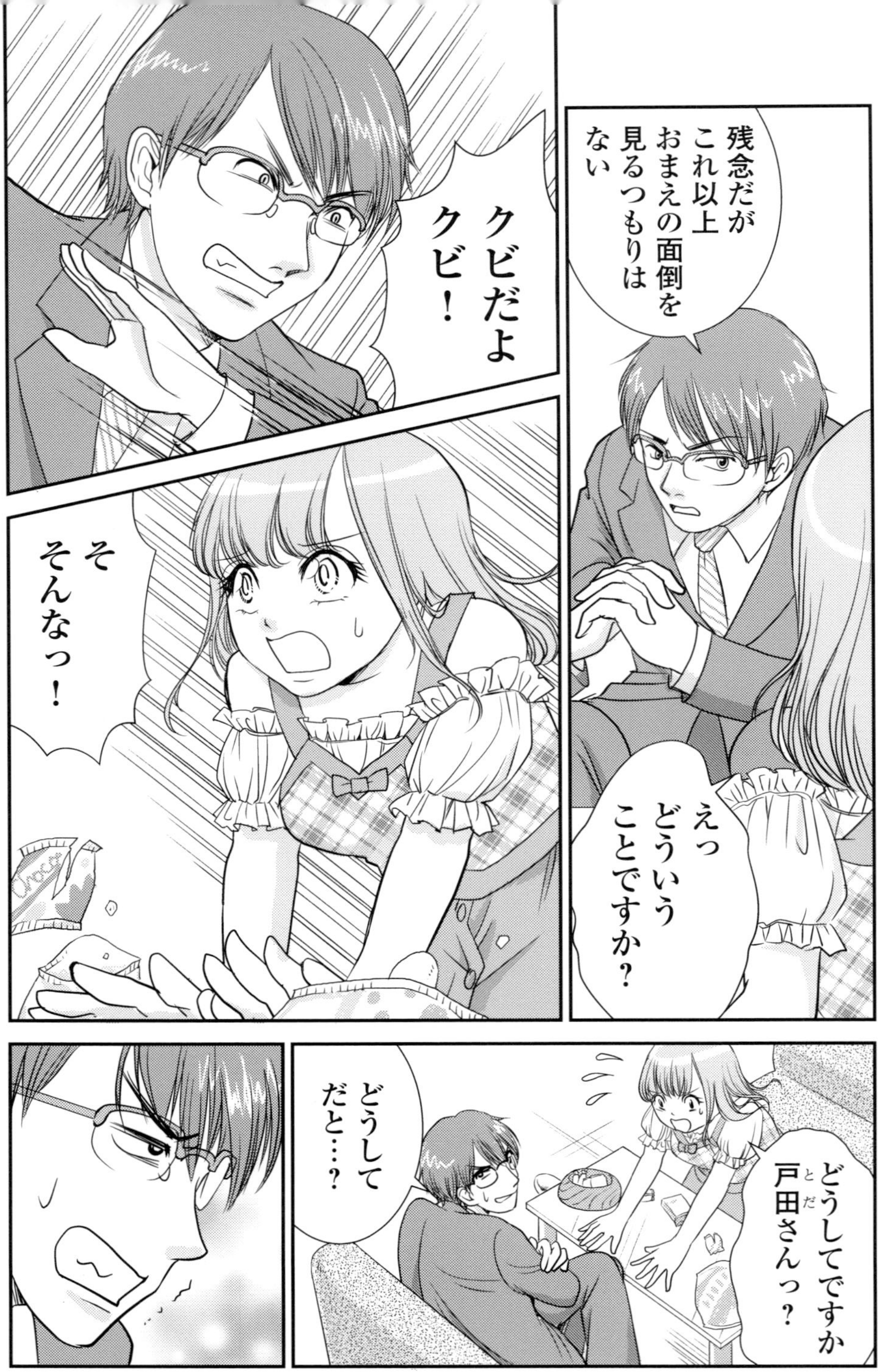
残念だがこれ以上おまえの面倒を見るつもりはない
えっ どういうことですか？
クビだよ クビ！
そ そんなっ！
どうしてですか戸田《とだ》さんっ？
どうしてだと…？

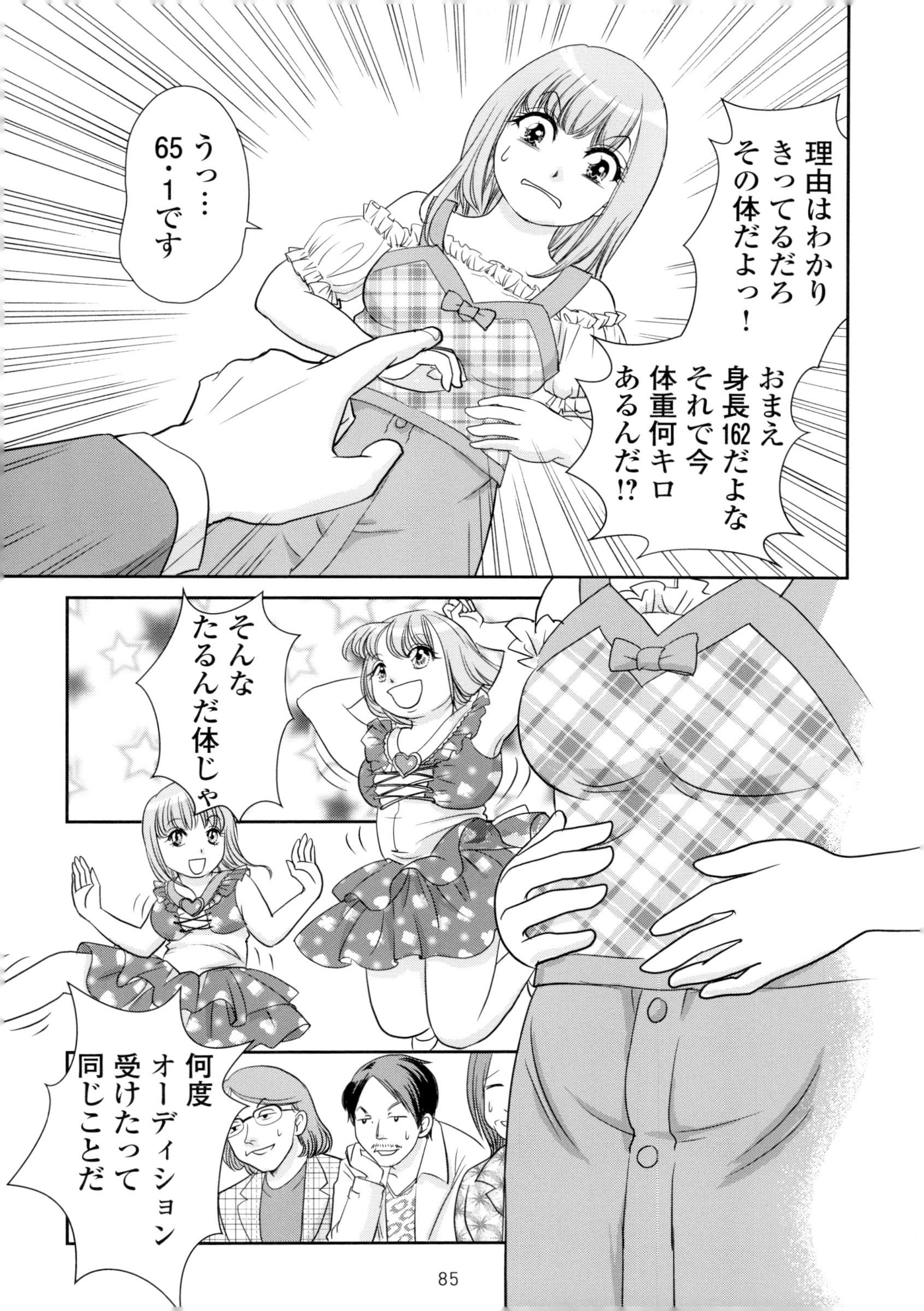
理由はわかりきってるだろその体だよっ！
おまえ身長162だよなそれで今体重何キロあるんだ!?
うっ…65・1です
そんなたるんだ体じゃ
何度オーディション受けたって同じことだ

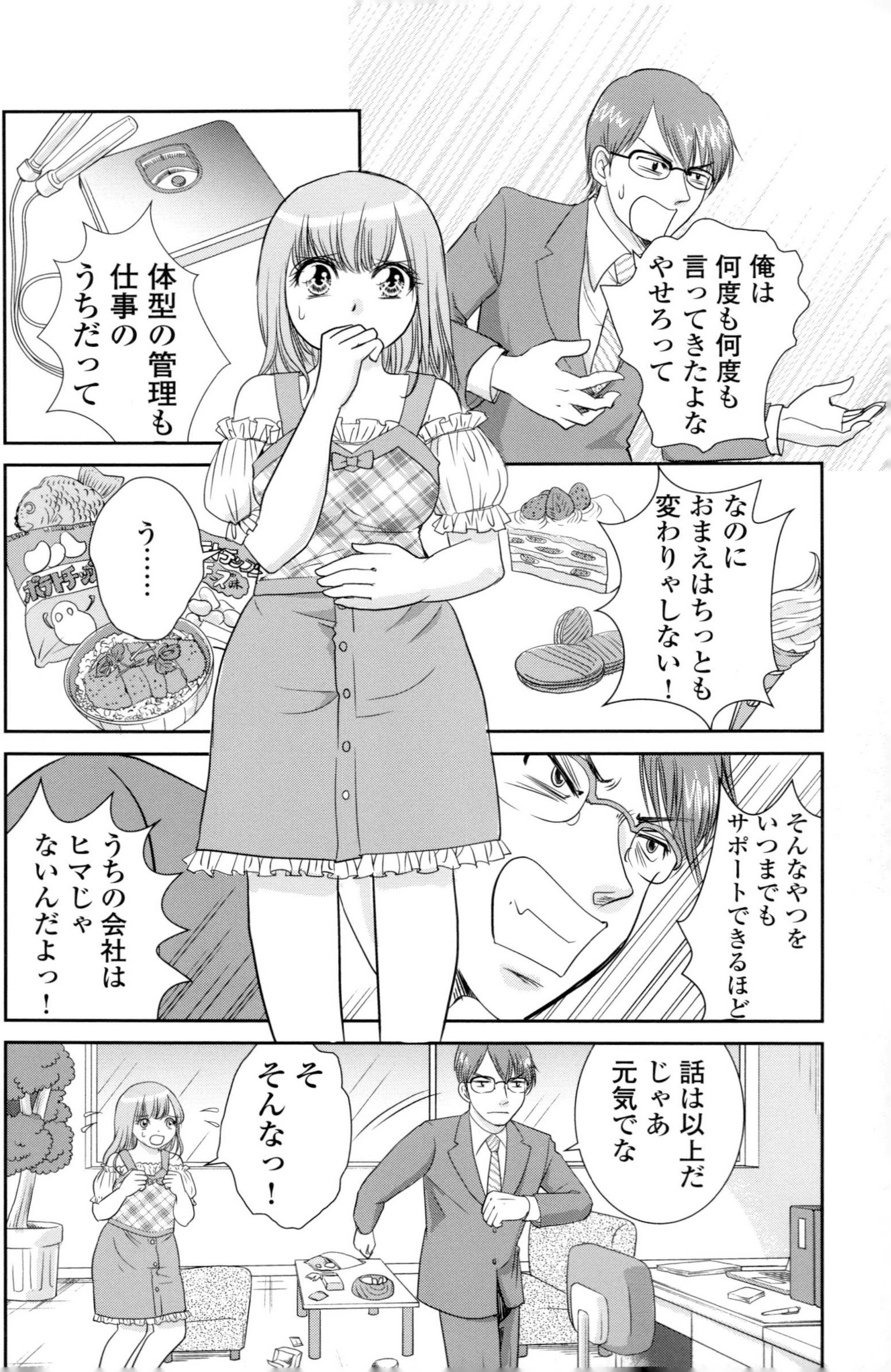
俺は何度も何度も言ってきたよなやせろって
体型の管理も仕事のうちだって
なのにおまえはちっとも変わりゃしない！
う……
そんなやつをいつまでもサポートできるほど
うちの会社はヒマじゃないんだよっ！
話は以上だじゃあ元気でな
そ　そんなっ！

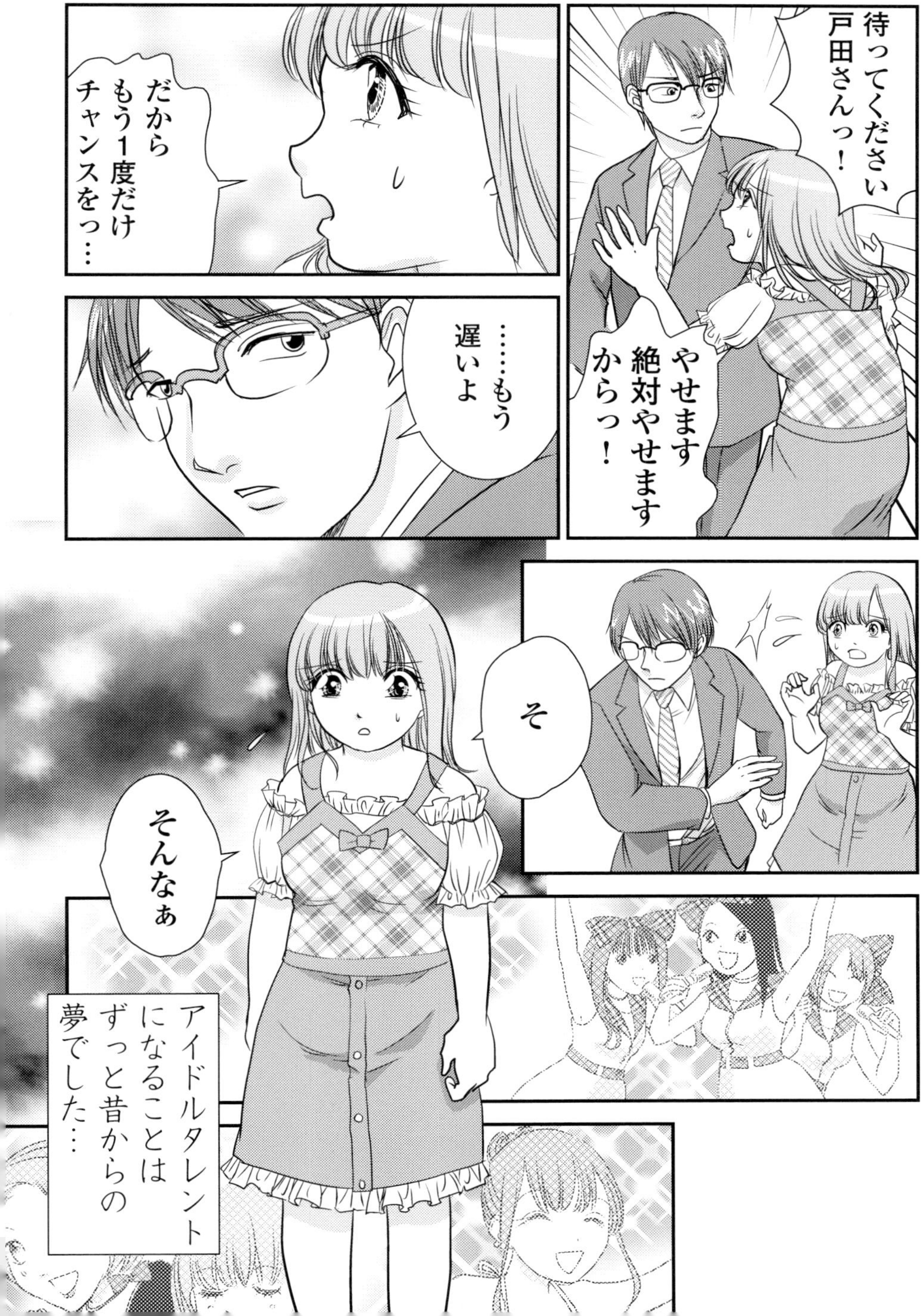
待ってください
戸田さんっ！
やせます
絶対やせます
からっ！
だから
もう1度だけ
チャンスをっ…
……もう
遅いよ
そ
そんなぁ
アイドルタレント
になることは
ずっと昔からの
夢でした…

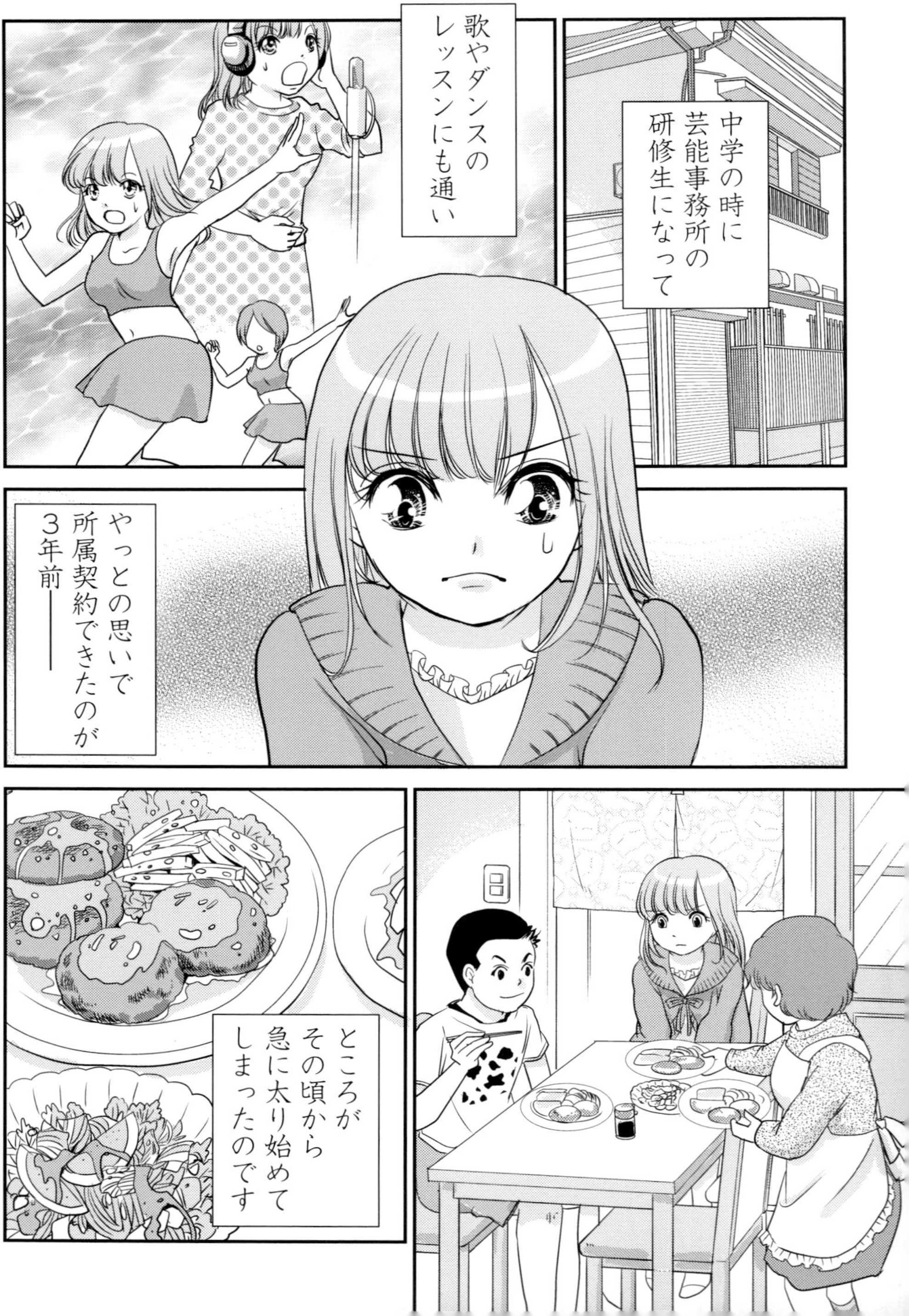
中学の時に芸能事務所の研修生になって
歌やダンスのレッスンにも通い
やっとの思いで所属契約できたのが3年前——
ところがその頃から急に太り始めてしまったのです

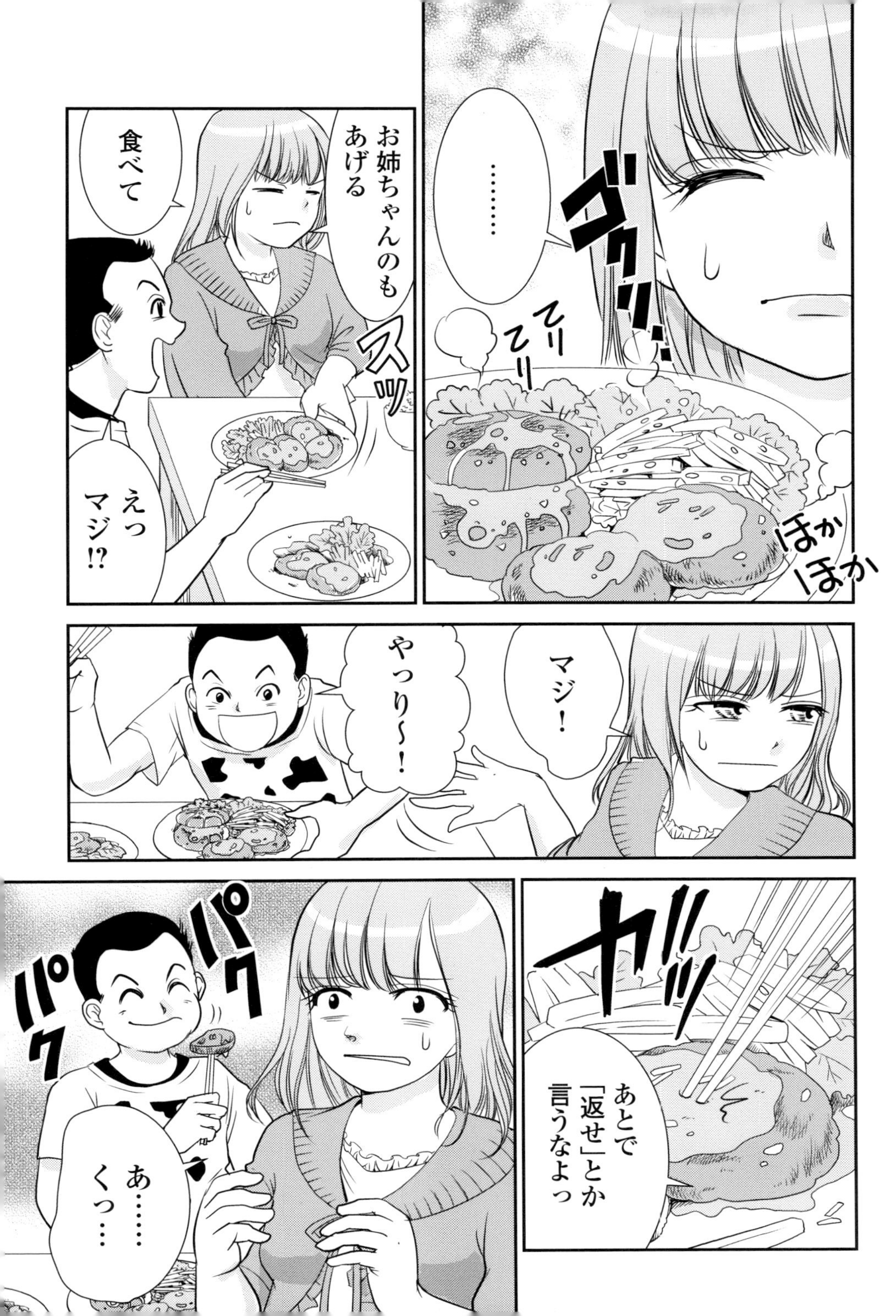
……
てりてり
ほかほか
お姉ちゃんのもあげる
スッ
食べて
えっマジ!?
マジ!
やっり〜!
あとで「返せ」とか言うなよっ
パクパク
あ……くっ……

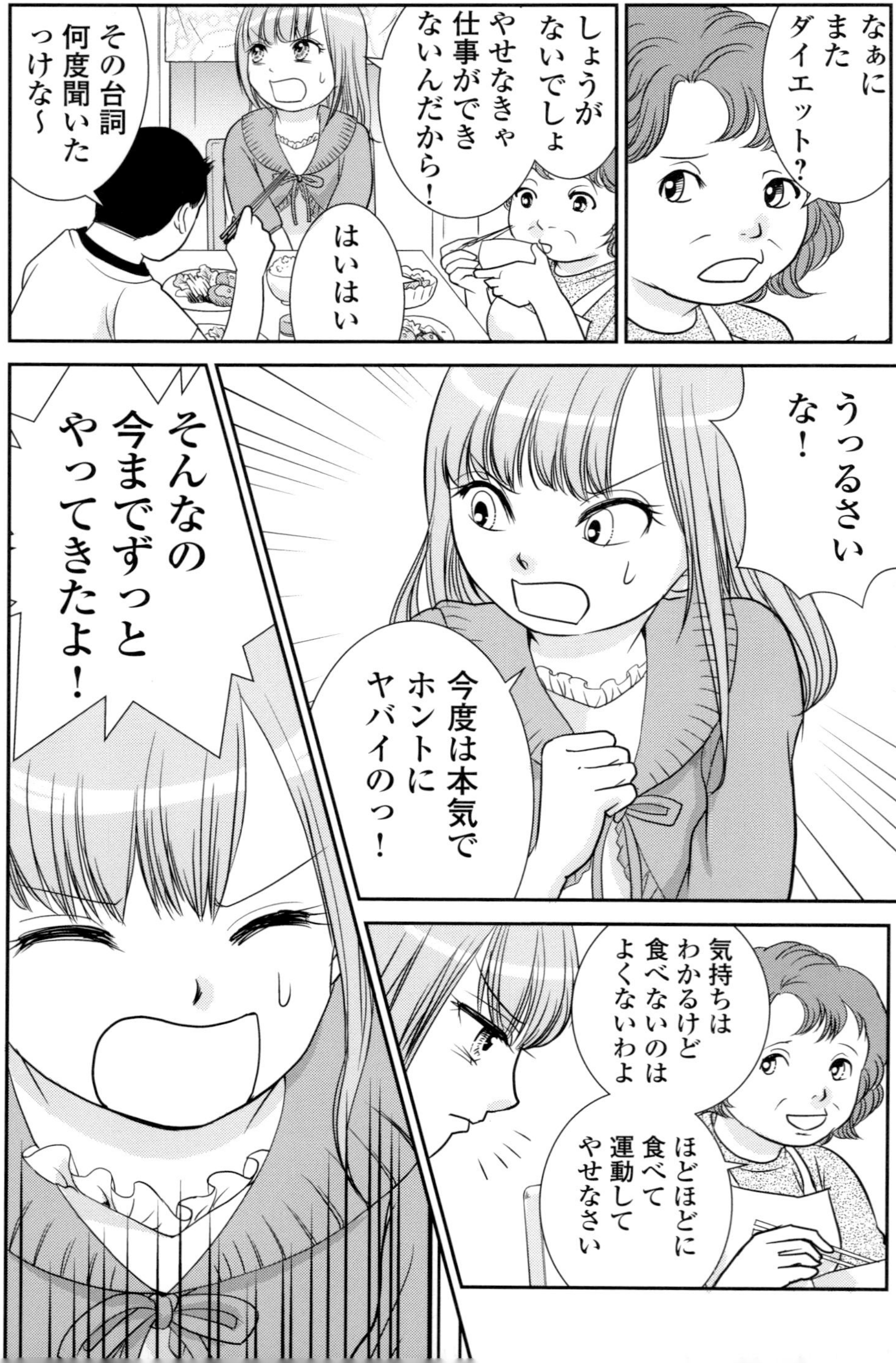
なぁに
またダイエット？
しょうがないでしょ
やせなきゃ仕事ができないんだから！
その台詞何度聞いたっけな〜
はいはい
うっるさいな！
今度は本気でホントにヤバイのっ！
気持ちはわかるけど食べないのはよくないわよ
ほどほどに食べて運動してやせなさい
そんなの今までずっとやってきたよ！

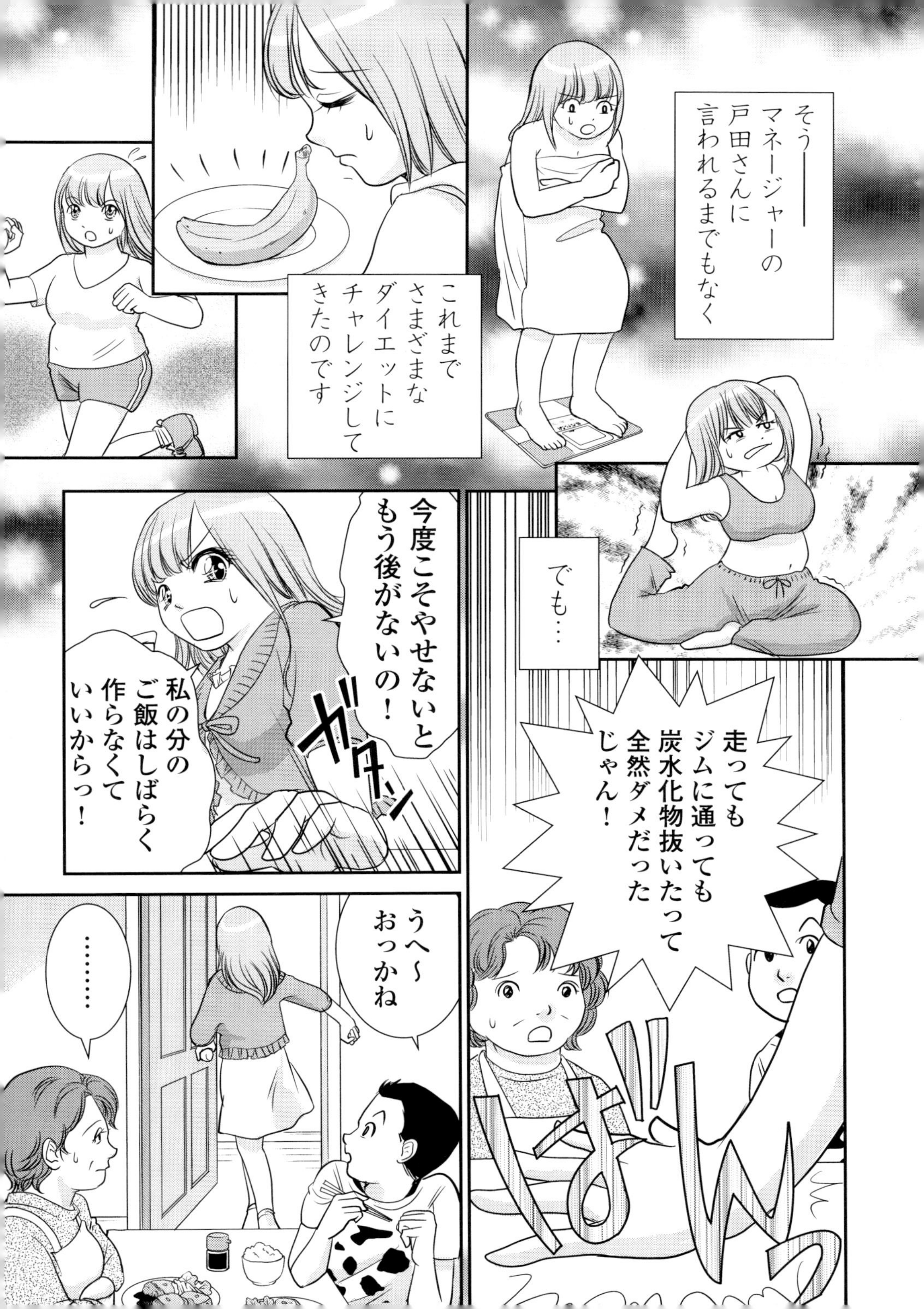
そう――マネージャーの戸田さんに言われるまでもなく
これまでさまざまなダイエットにチャレンジしてきたのです
でも…
走ってもジムに通っても炭水化物抜いたって全然ダメだったじゃん！
今度こそやせないともう後がないの！
ガタン
私の分のご飯はしばらく作らなくていいからっ！
うへ～おっかね
………

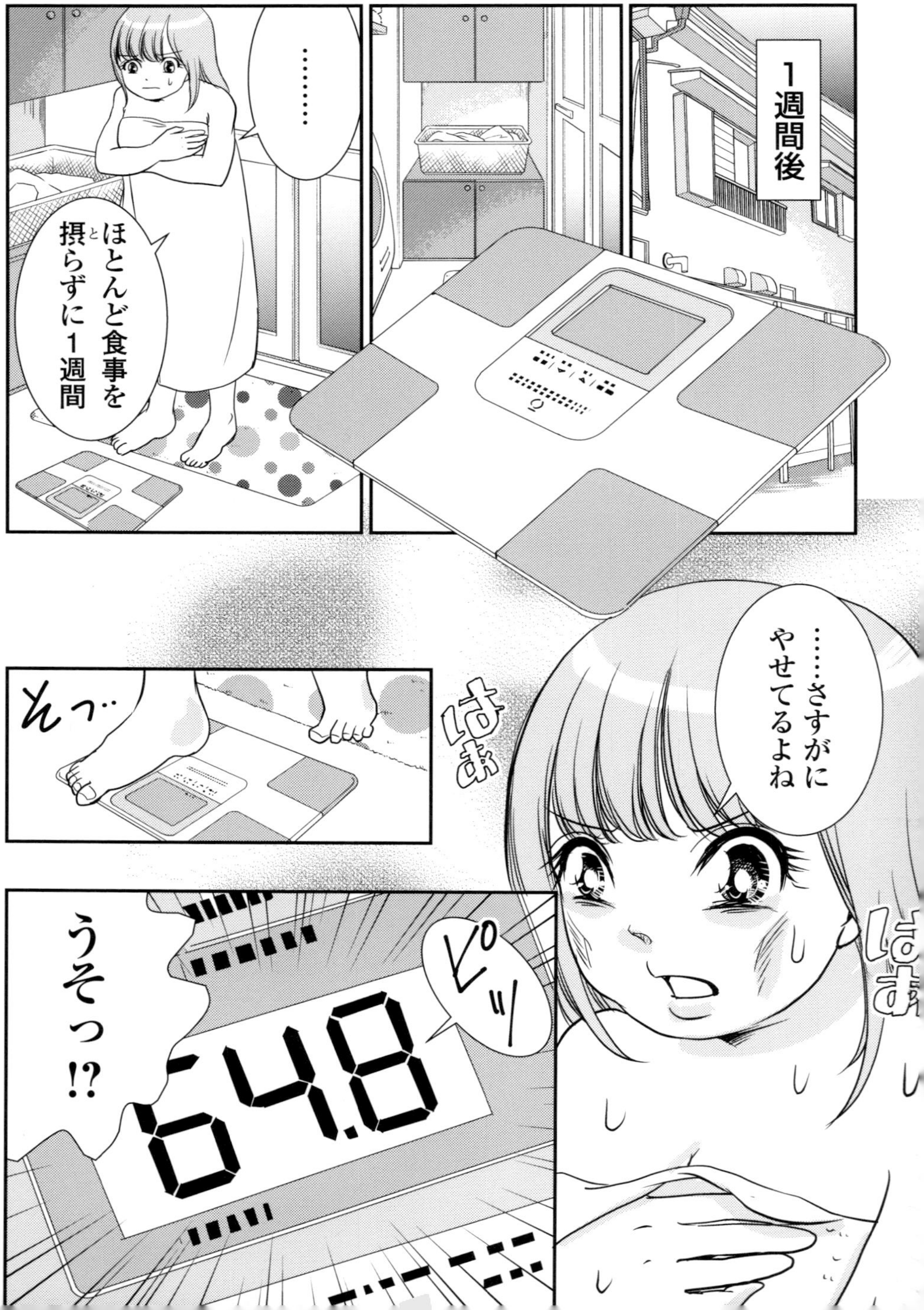
1週間後
……
ほとんど食事を摂《と》らずに1週間
……さすがにやせてるよね
はぁ
はぁ
そっ…
ピッ
64.8
うそっ!?

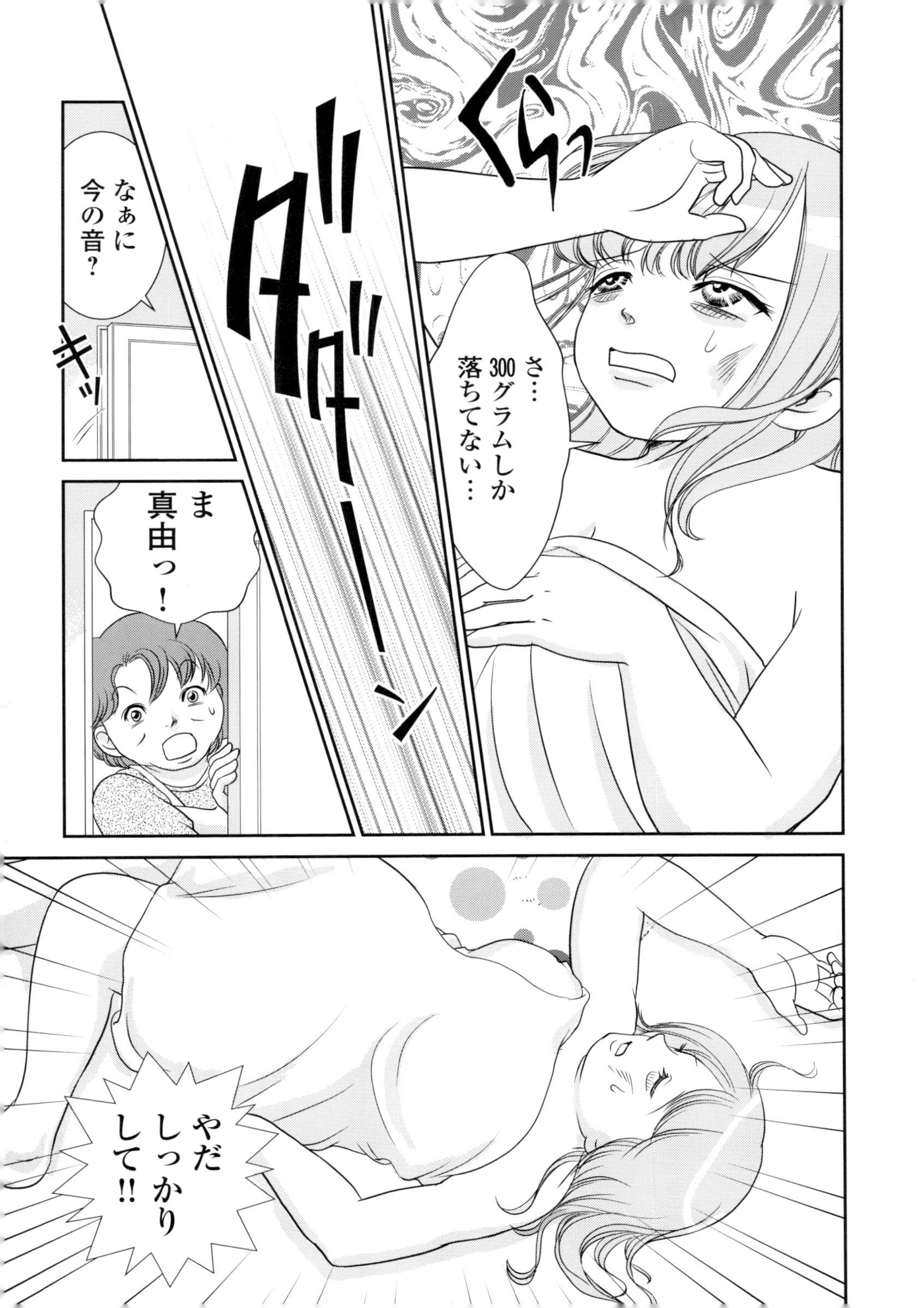

くらっ
さ…300グラムしか落ちてない…
なぁに今の音?
キッ
ま真由っ!
やだしっかりして!!

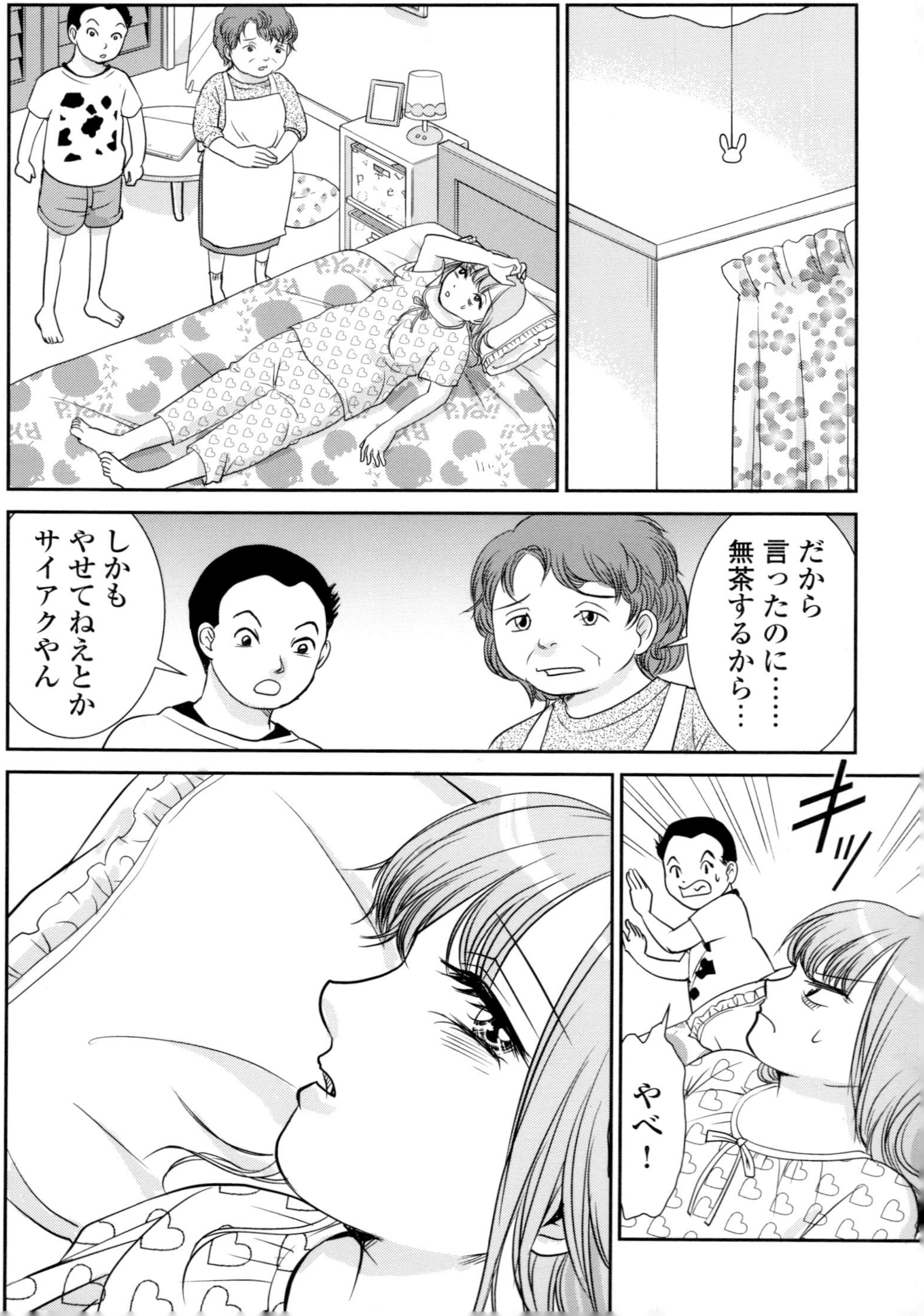
だから言ったのに……無茶するから…
しかもやせてねえとかサイアクやん
キッ
やべ！

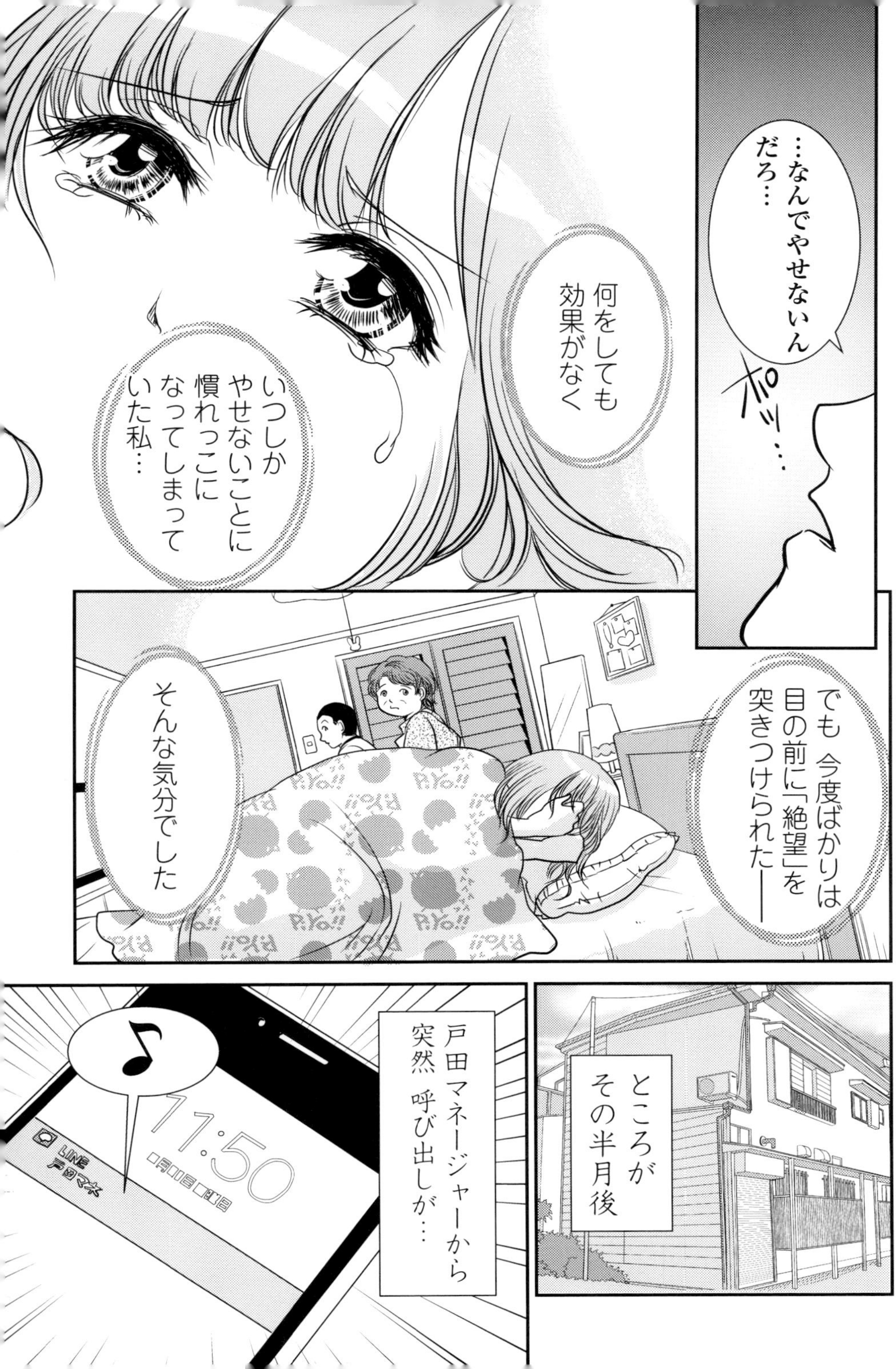
…なんでやせないんだろ…
ポツ…
何をしても効果がなく
いつしかやせないことに慣れっこになってしまっていた私…
でも 今度ばかりは目の前に「絶望」を突きつけられた――
そんな気分でした
ところがその半月後
戸田マネージャーから突然 呼び出しが…
♪
11:50
□月□日□曜日
LINE
戸田マネ

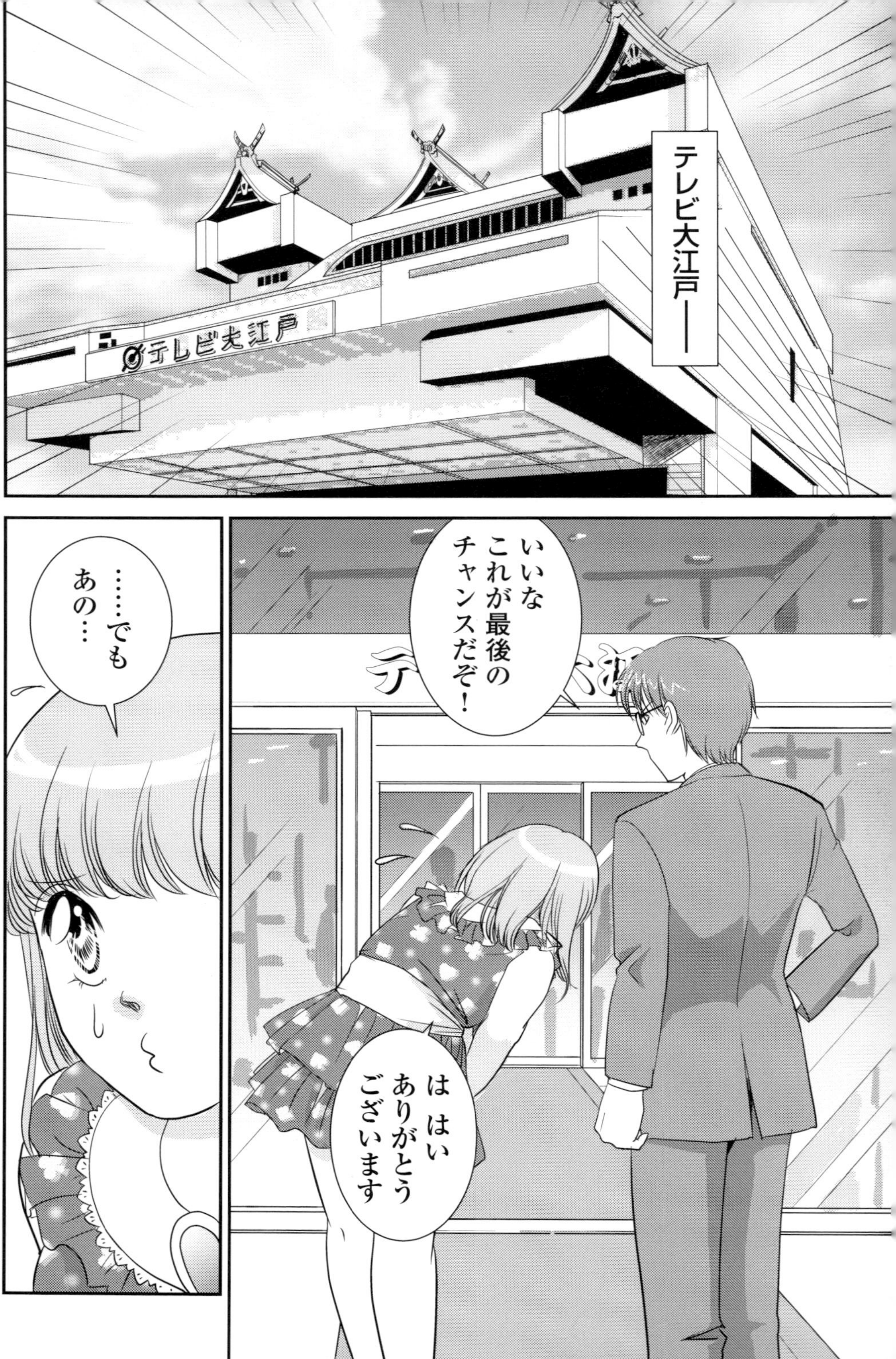
テレビ大江戸——
テレビ大江戸
いいな これが最後のチャンスだぞ!
はは はい ありがとう ございます
……でも あの…

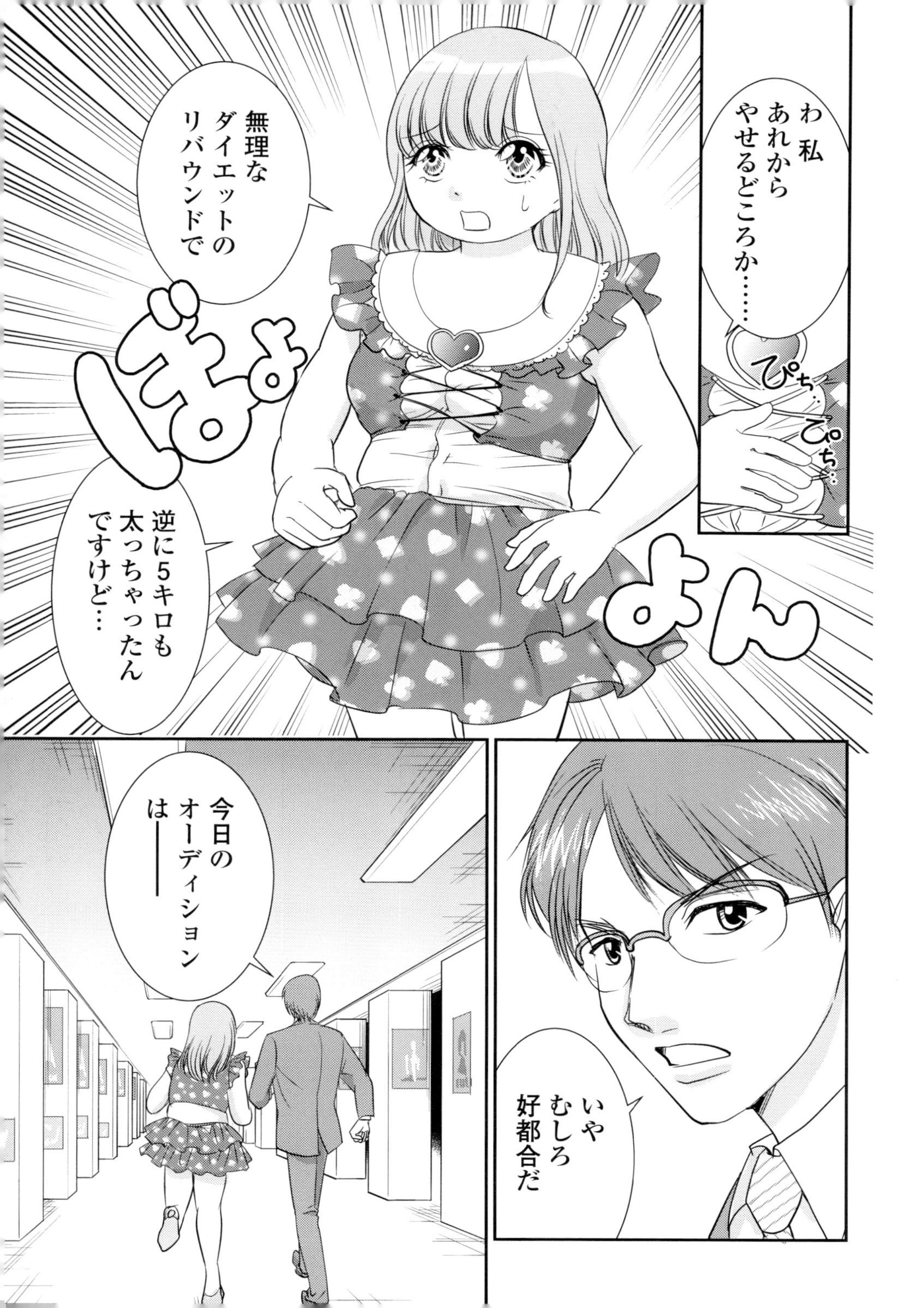

わ 私
あれから
やせるどころか……
ぴち…ぴち…
無理な
ダイエットの
リバウンドで
ぼよ
よん
逆に5キロも
太っちゃったん
ですけど…
いや
むしろ
好都合だ
今日の
オーディション
は——

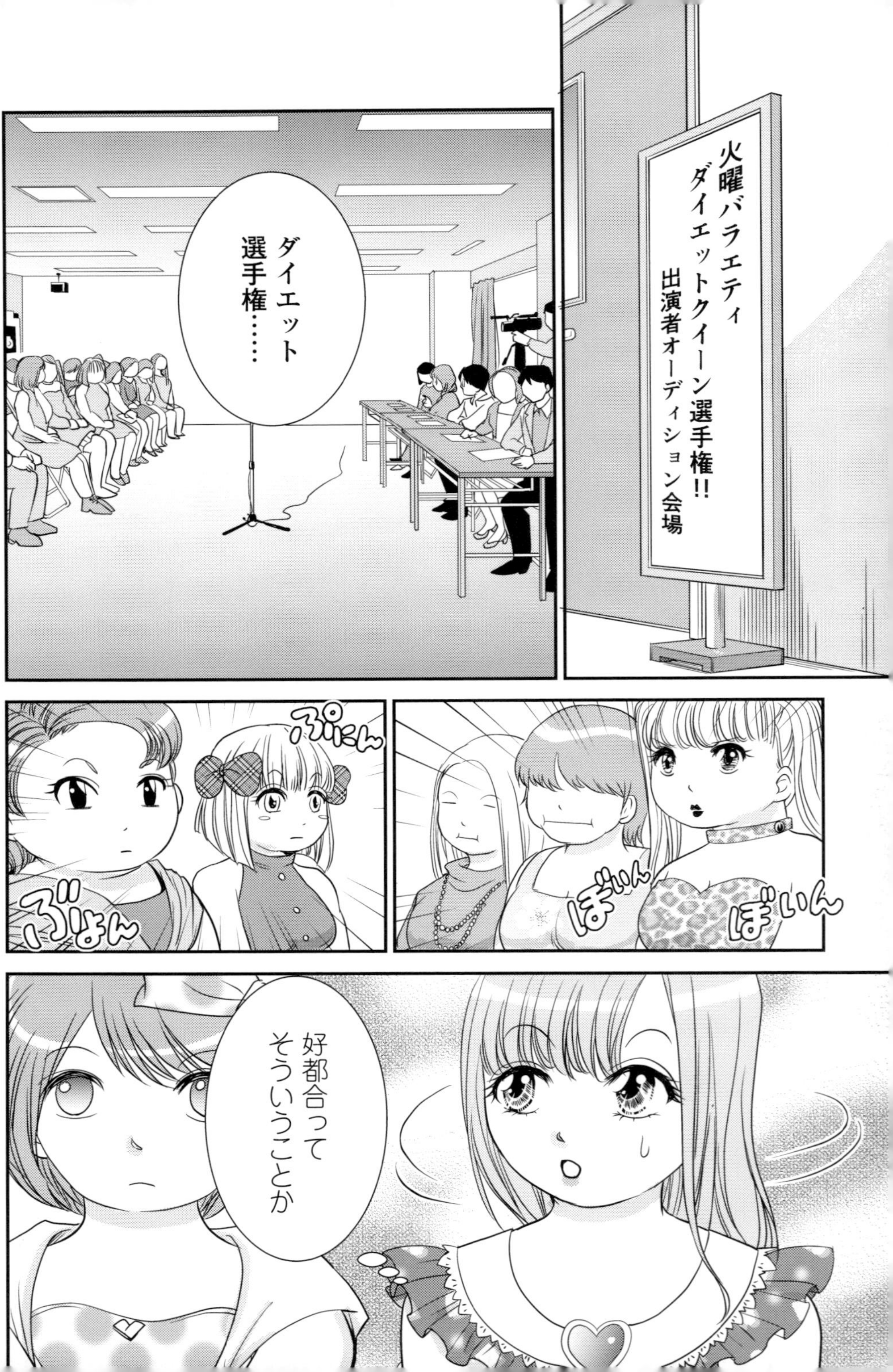
火曜バラエティ
ダイエットクイーン選手権!!
出演者オーディション会場
ダイエット選手権……
ぼいん
ぼいん
ぷにん
ぶよん
好都合ってそういうことか

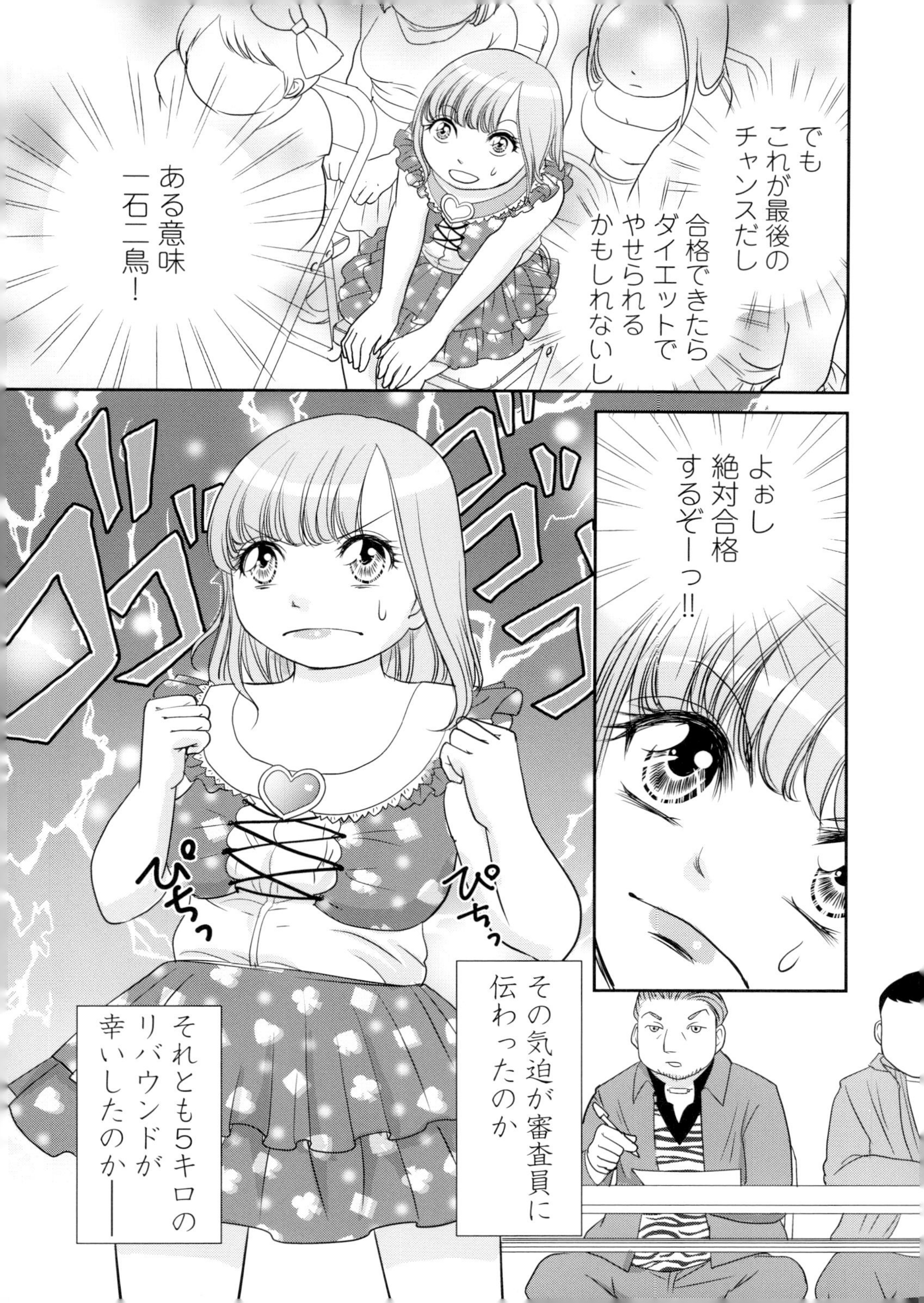
でも
これが最後の
チャンスだし
合格できたら
ダイエットで
やせられる
かもしれないし
ある意味
一石二鳥！
よぉし
絶対合格
するぞーっ!!
ゴゴゴ
ゴゴ
ぴちっ
ぴちっ
その気迫が審査員に
伝わったのか
それとも5キロの
リバウンドが
幸いしたのか——

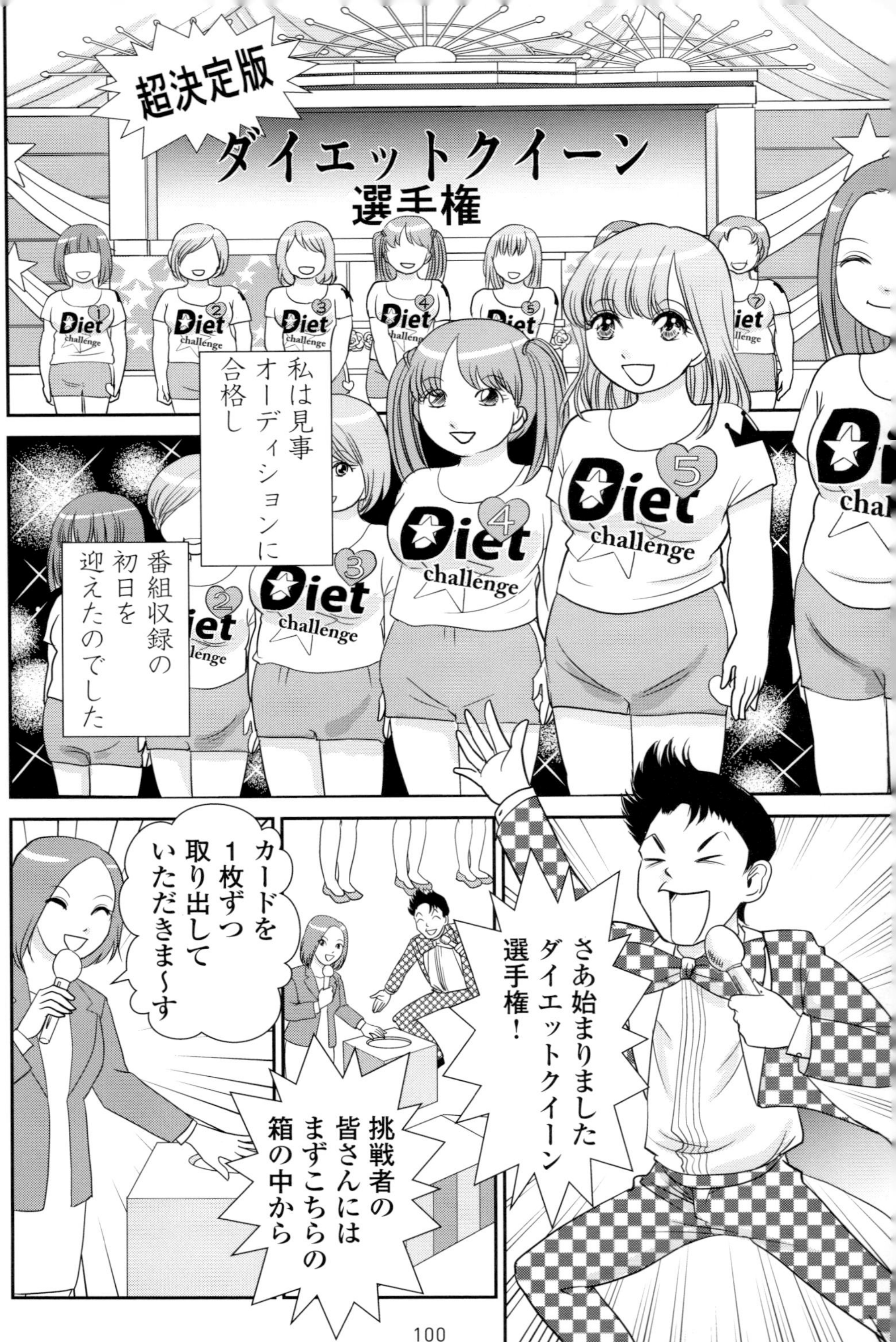
超決定版
ダイエットクイーン
選手権
Diet challenge
私は見事 オーディションに 合格し
番組収録の 初日を 迎えたのでした
さあ始まりました ダイエットクイーン 選手権！
挑戦者の 皆さんには まずこちらの 箱の中から
カードを 1枚ずつ 取り出して いただきま～す

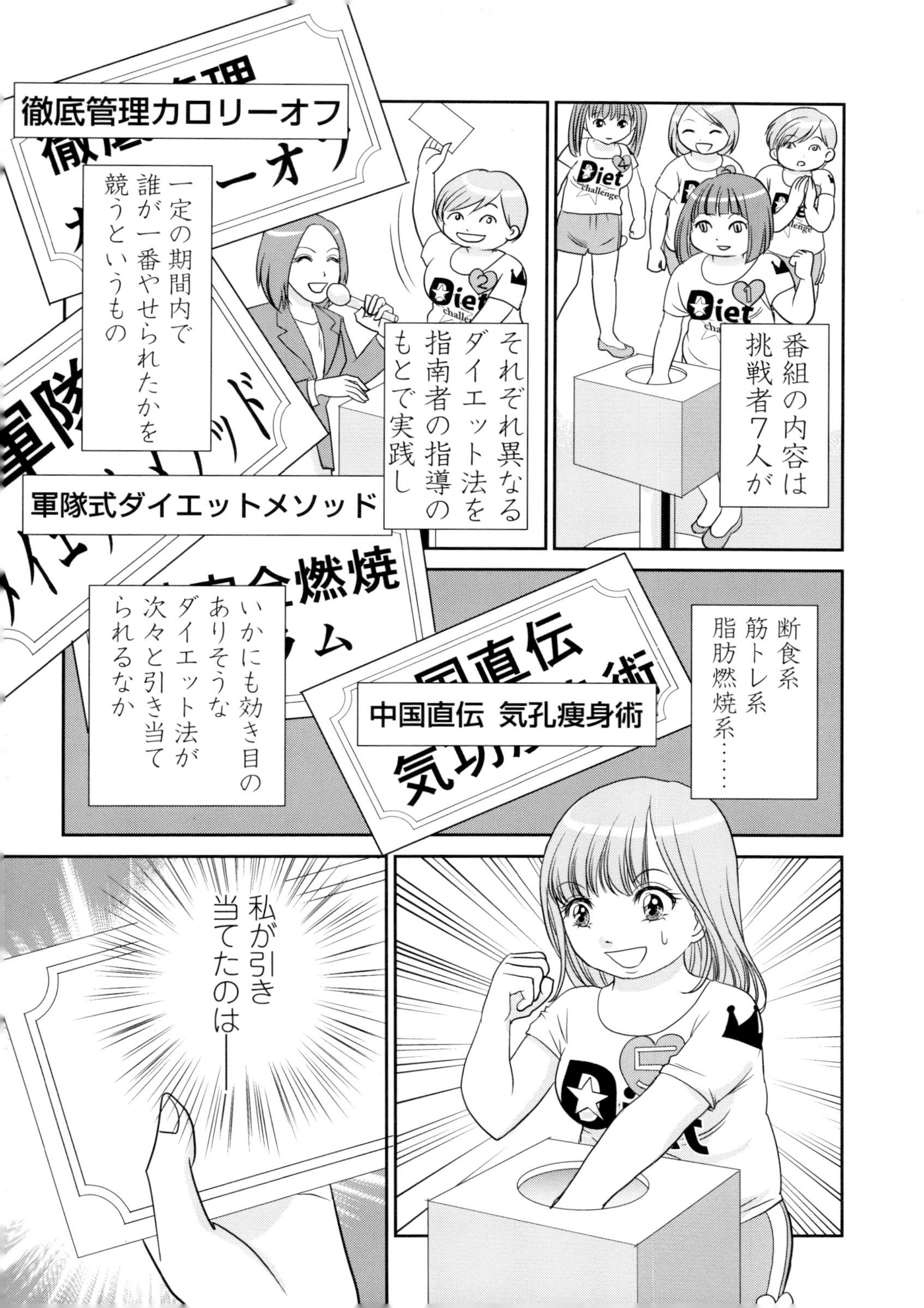
番組の内容は挑戦者7人が
それぞれ異なるダイエット法を指南者の指導のもとで実践し
一定の期間内で誰が一番やせられたかを競うというもの
徹底管理カロリーオフ
軍隊式ダイエットメソッド
断食系 筋トレ系 脂肪燃焼系……
中国直伝 気孔痩身術
いかにも効き目のありそうなダイエット法が次々と引き当てられるなか
私が引き当てたのは――

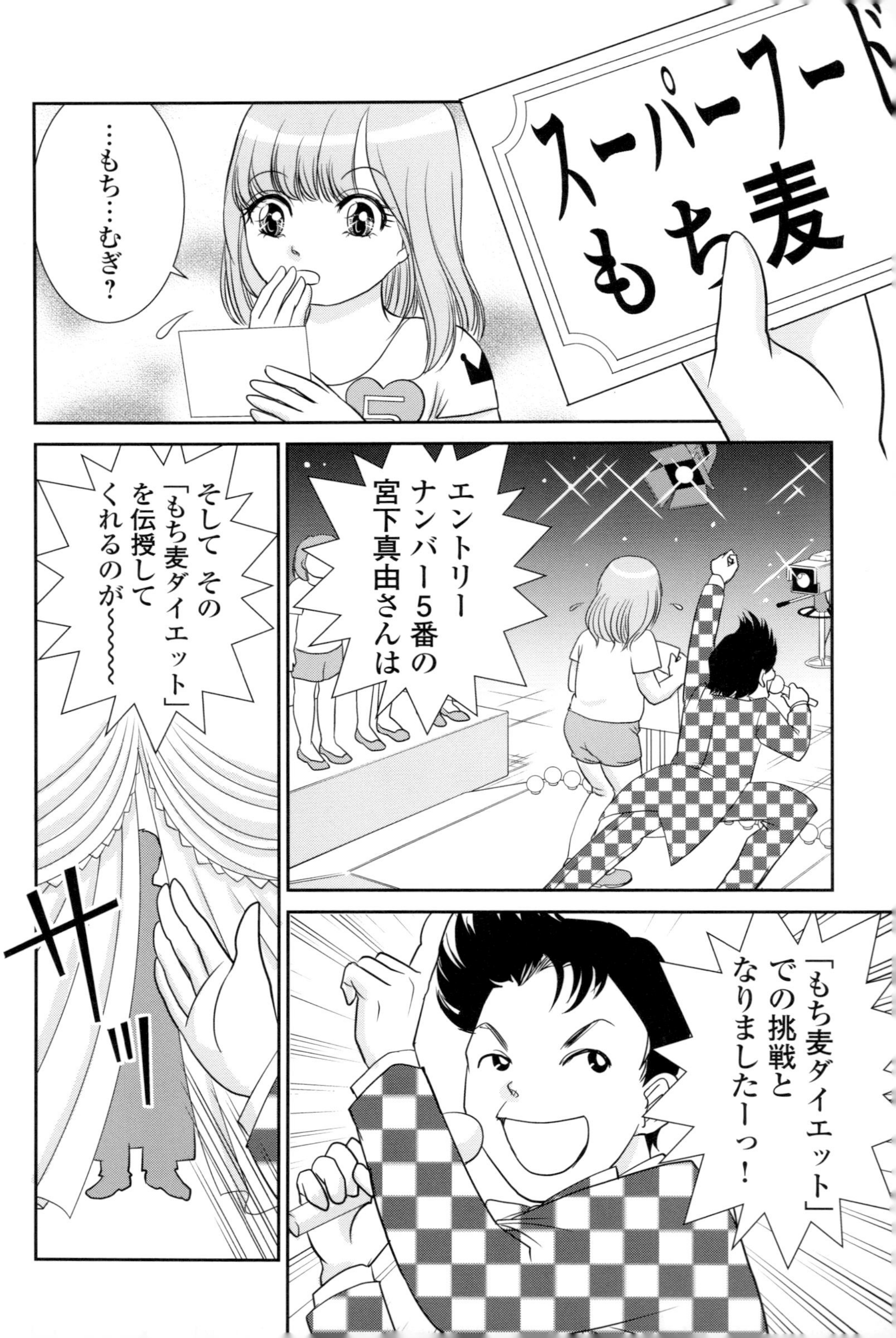
スーパーフード
もち麦
…もち…むぎ？
エントリーナンバー5番の宮下真由さんは
「もち麦ダイエット」での挑戦となりましたーっ！
そして その「もち麦ダイエット」を伝授してくれるのが〜〜〜〜
ザッ

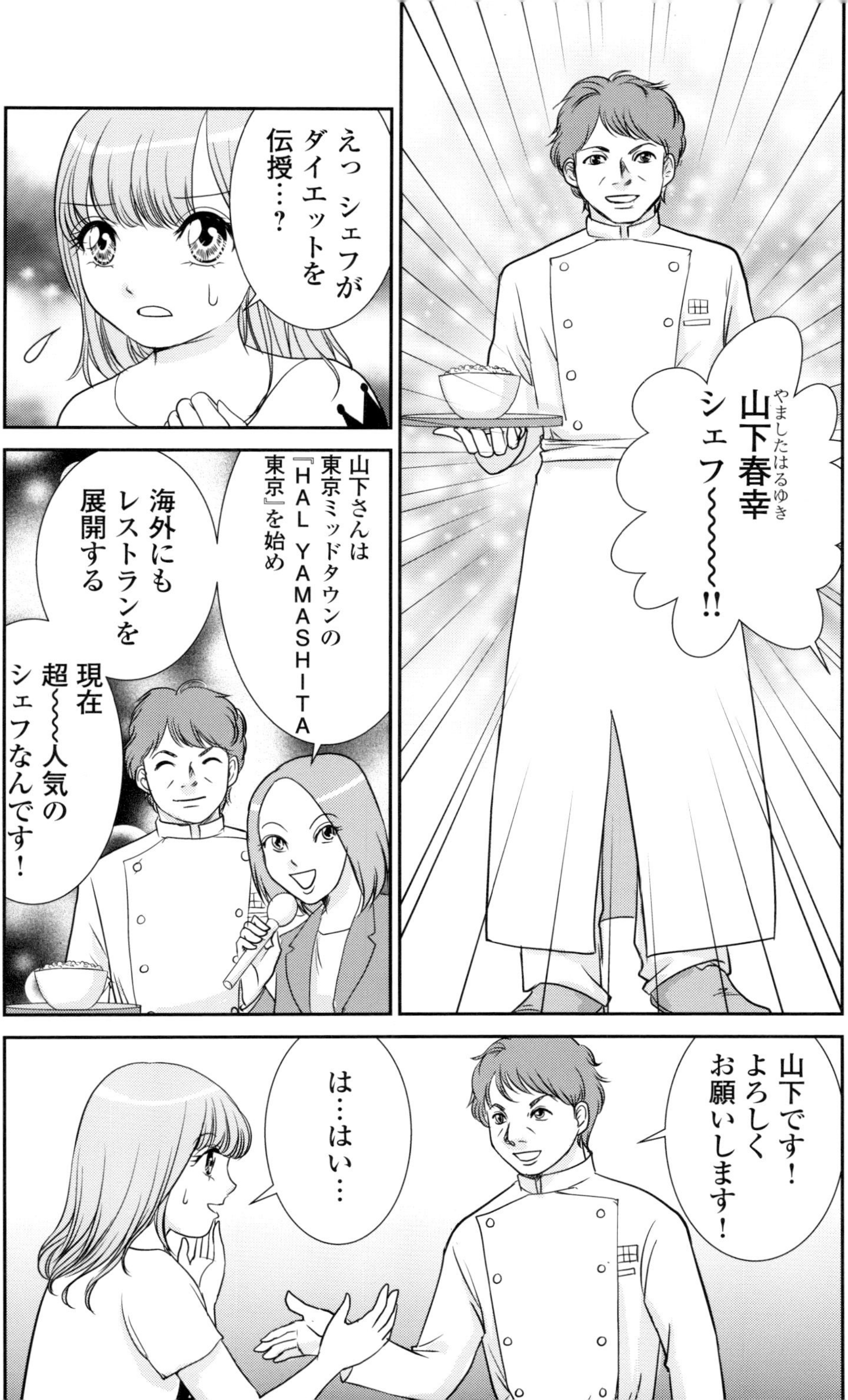
山下春幸《やましたはるゆき》シェフ～～～～!!
えっ シェフがダイエットを伝授…？
山下さんは東京ミッドタウンの『HAL YAMASHITA 東京』を始め
海外にもレストランを展開する
現在 超～～～人気のシェフなんです！
山下です！ よろしくお願いします！
は…はい…

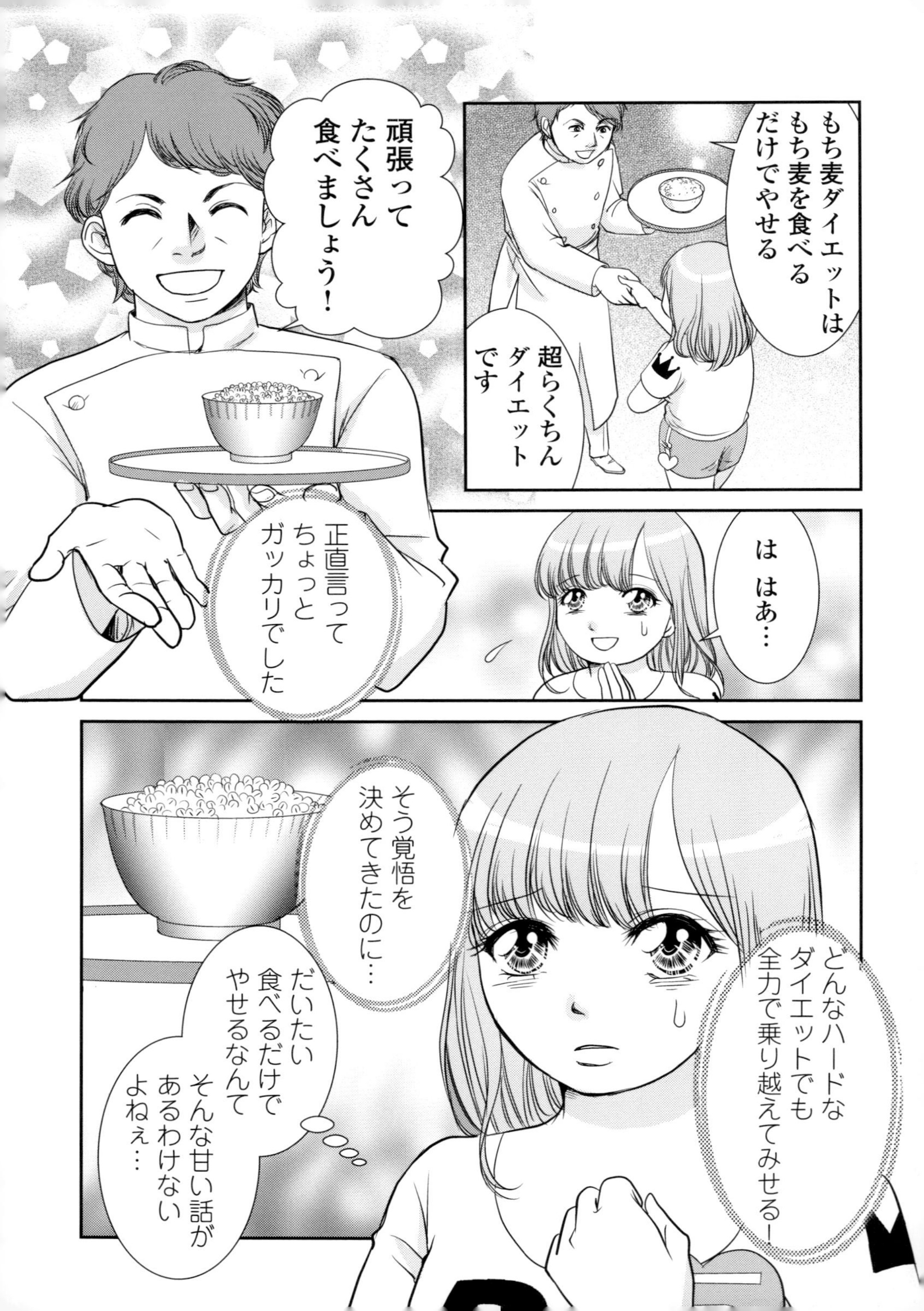

もち麦ダイエットはもち麦を食べるだけでやせる
超らくちんダイエットです
頑張ってたくさん食べましょう！
は はあ…
正直言ってちょっとガッカリでした
どんなハードなダイエットでも全力で乗り越えてみせる！
そう覚悟を決めてきたのに…
だいたい食べるだけでやせるなんて
そんな甘い話があるわけないよねぇ…

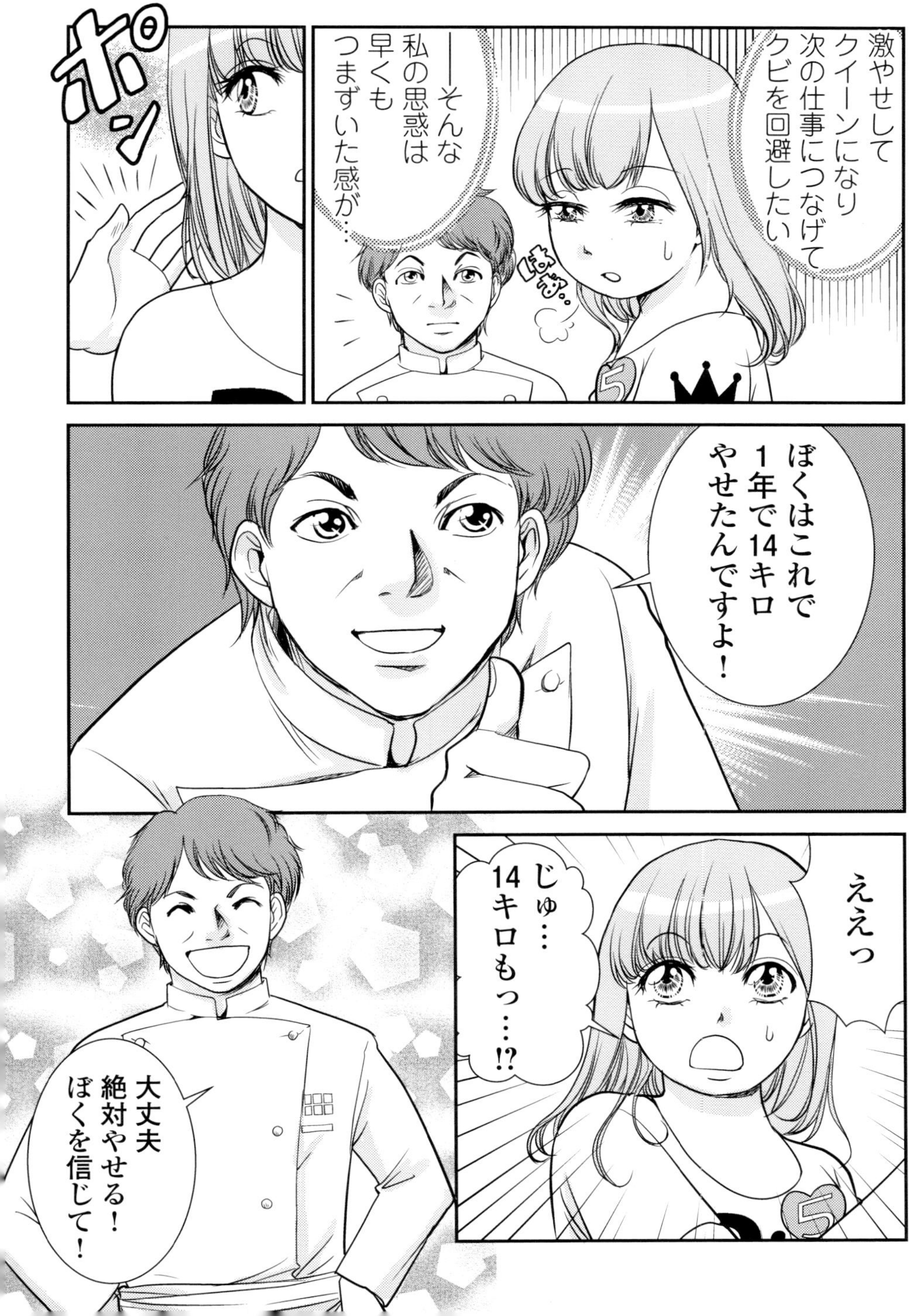
激やせして
クイーンになり
次の仕事につなげて
クビを回避したい
――そんな
私の思惑は
早くも
つまずいた感が…
はぁ…
ポン
ぼくはこれで
1年で14キロ
やせたんですよ！
ええっ
じゅ…
14キロもっ…!?
大丈夫
絶対やせる！
ぼくを信じて！

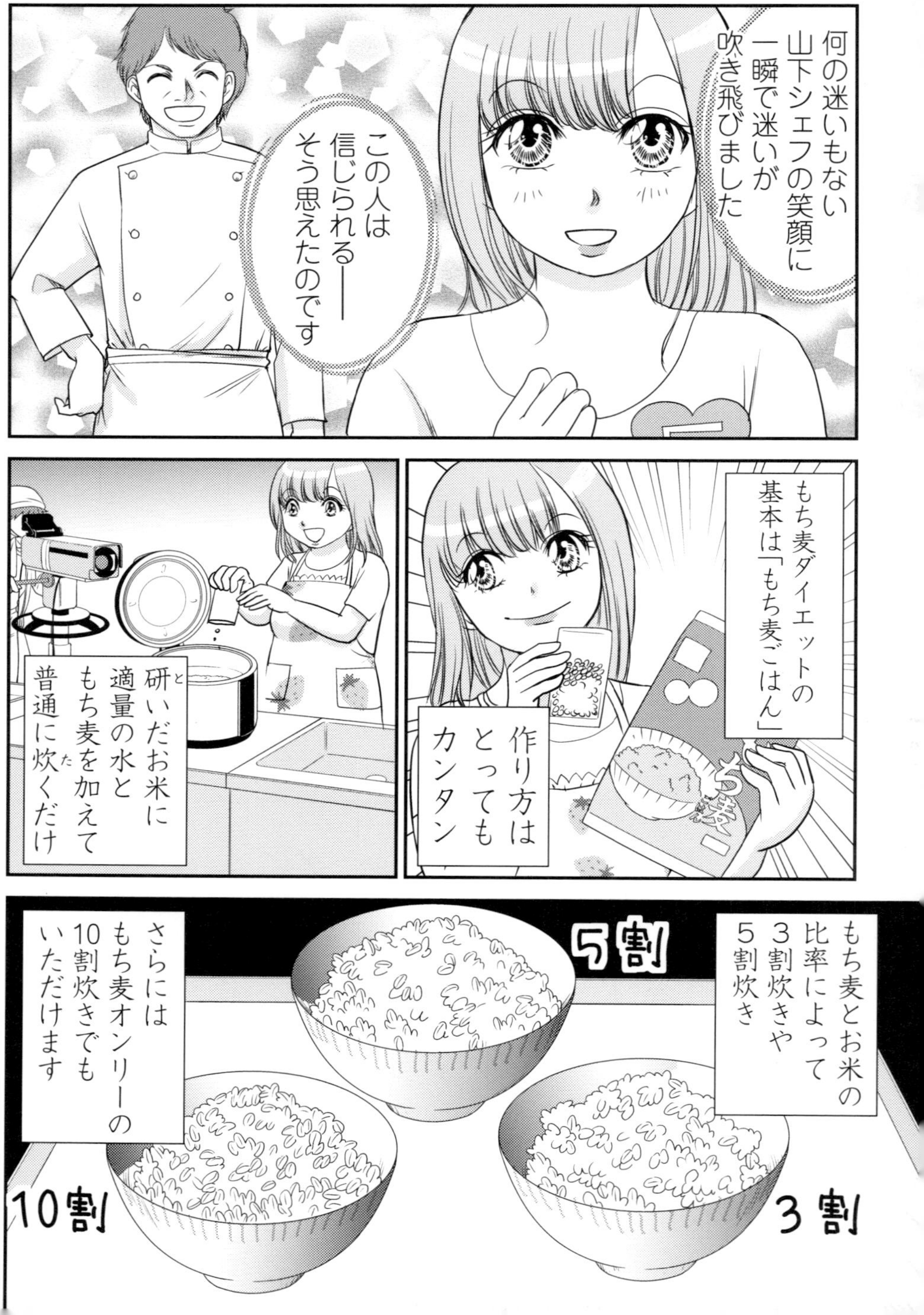
何の迷いもない
山下シェフの笑顔に
一瞬で迷いが
吹き飛びました
この人は
信じられる――
そう思えたのです
もち麦ダイエットの
基本は「もち麦ごはん」
作り方は
とっても
カンタン
研《と》いだお米に
適量の水と
もち麦を加えて
普通に炊《た》くだけ
もち麦とお米の
比率によって
3割炊きや
5割炊き
5割
さらには
もち麦オンリーの
10割炊きでも
いただけます
3割
10割

郵便はがき

切手を
お貼りください

105-0003

（受取人）
東京都港区西新橋2-23-1
３東洋海事ビル
(株)アスコム

実用コミック
何をやってもやせない私が
もち麦でみるみる10kgやせました
読者　係

本書をお買いあげ頂き、誠にありがとうございました。お手数ですが、今後の出版の参考のため各項目にご記入のうえ、弊社までご返送ください。

お名前	男・女	才
ご住所　〒		
Tel	E-mail	
この本の満足度は何％ですか？		％
今後、著者や新刊に関する情報、新企画へのアンケート、セミナーのご案内などを郵送またはｅメールにて送付させていただいてもよろしいでしょうか？ □はい　□いいえ		

返送いただいた方の中から**抽選で５名**の方に
図書カード5000円分をプレゼントさせていただきます。

当選の発表はプレゼント商品の発送をもって代えさせていただきます。
※ご記入いただいた個人情報はプレゼントの発送以外に利用することはありません。
※本書へのご意見・ご感想に関しては、本書の広告などに文面を掲載させていただく場合がございます。

●本書へのご意見・ご感想をお聞かせください。

ご 協 力 あ り が と う ご ざ い ま し た 。

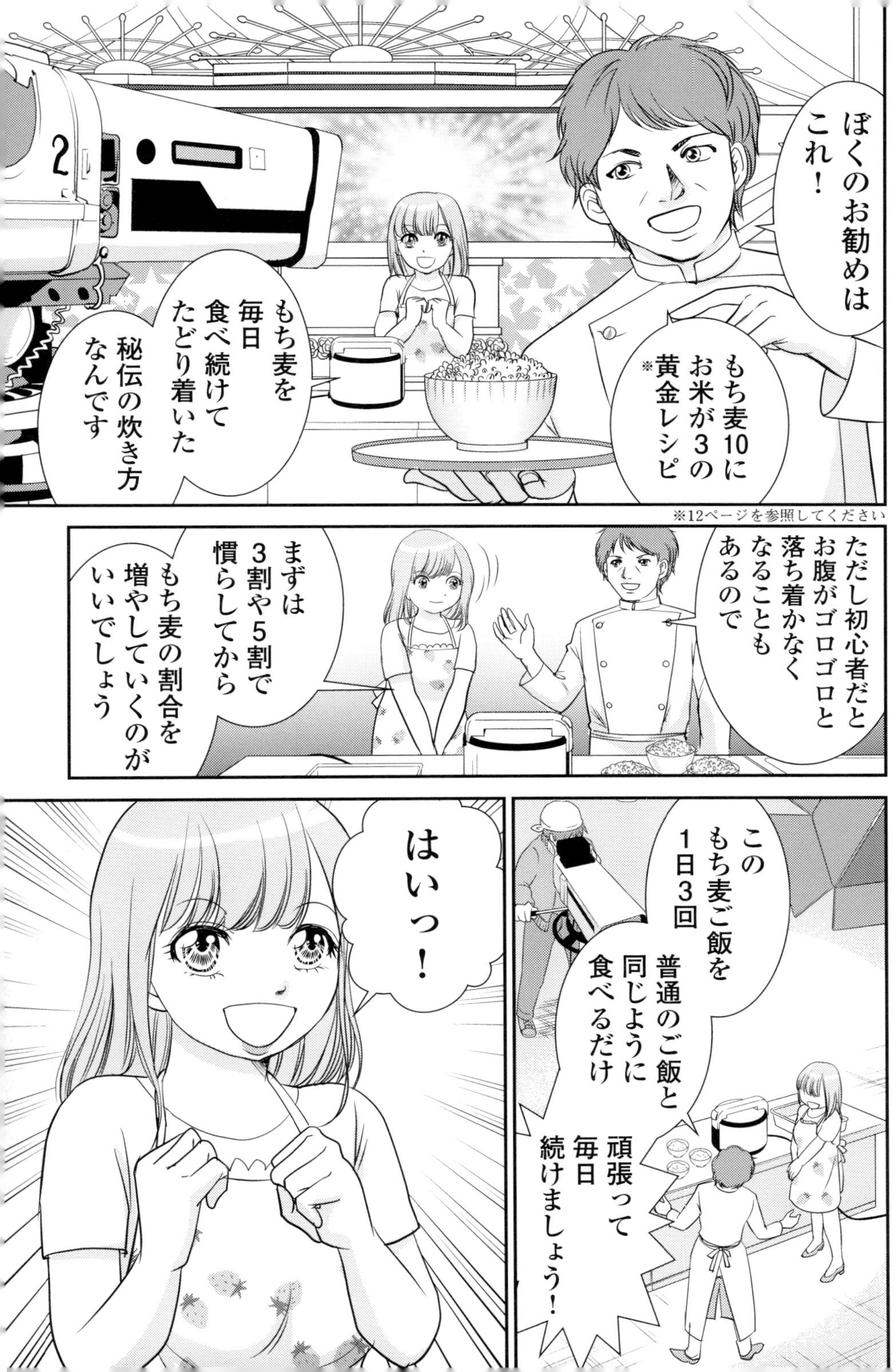
ぼくのお勧めはこれ！
もち麦10にお米が3の※黄金レシピ
もち麦を毎日食べ続けてたどり着いた秘伝の炊き方なんです
※12ページを参照してください
ただし初心者だとお腹がゴロゴロと落ち着かなくなることもあるので
まずは3割や5割で慣らしてから
もち麦の割合を増やしていくのがいいでしょう
このもち麦ご飯を1日3回普通のご飯と同じように食べるだけ
頑張って毎日続けましょう！
はいっ！

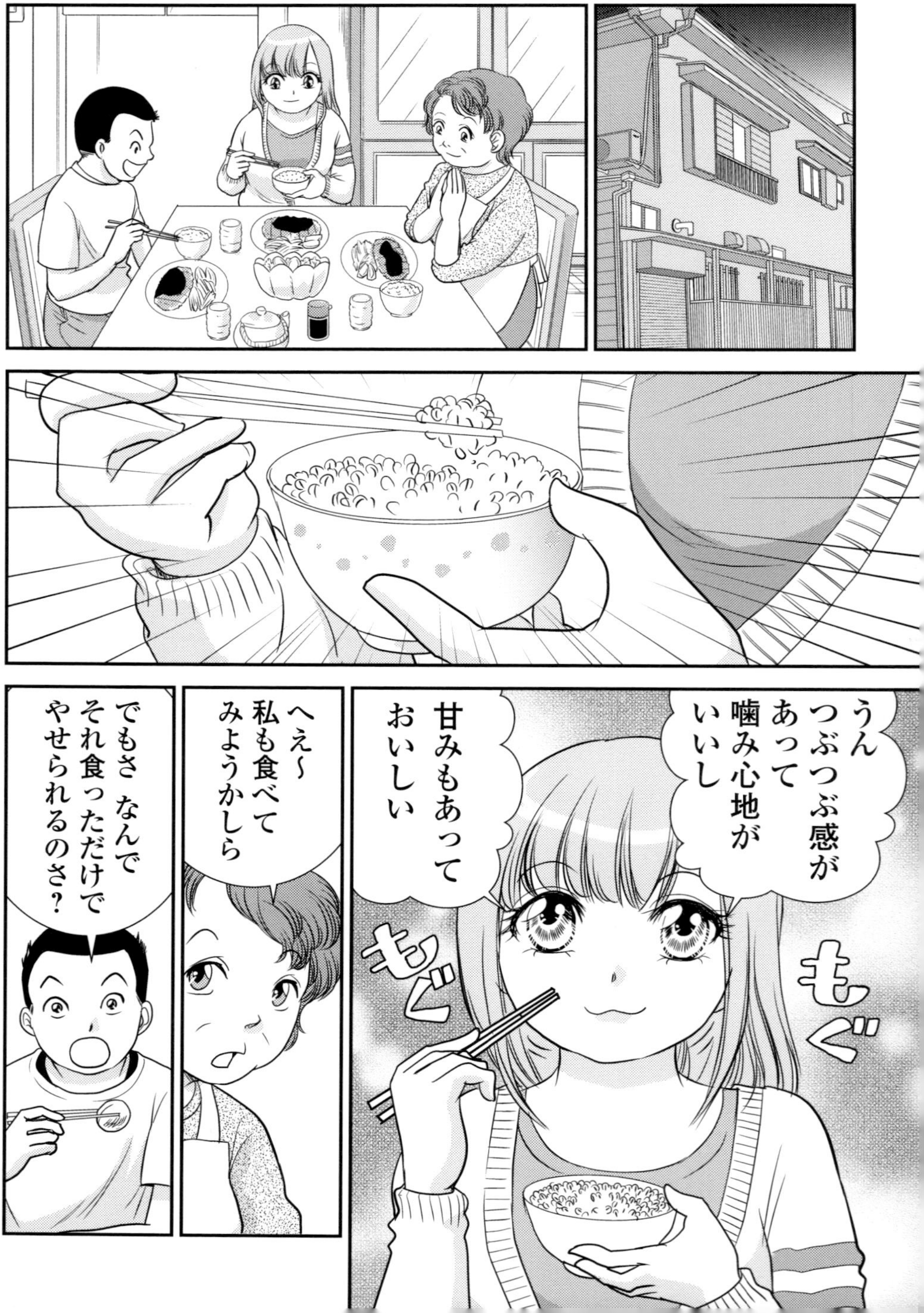
うん つぶつぶ感があって 噛み心地がいいし
甘みもあって おいしい
もぐ
もぐ
へぇ～ 私も食べてみようかしら
でもさ なんで それ食っただけで やせられるのさ？

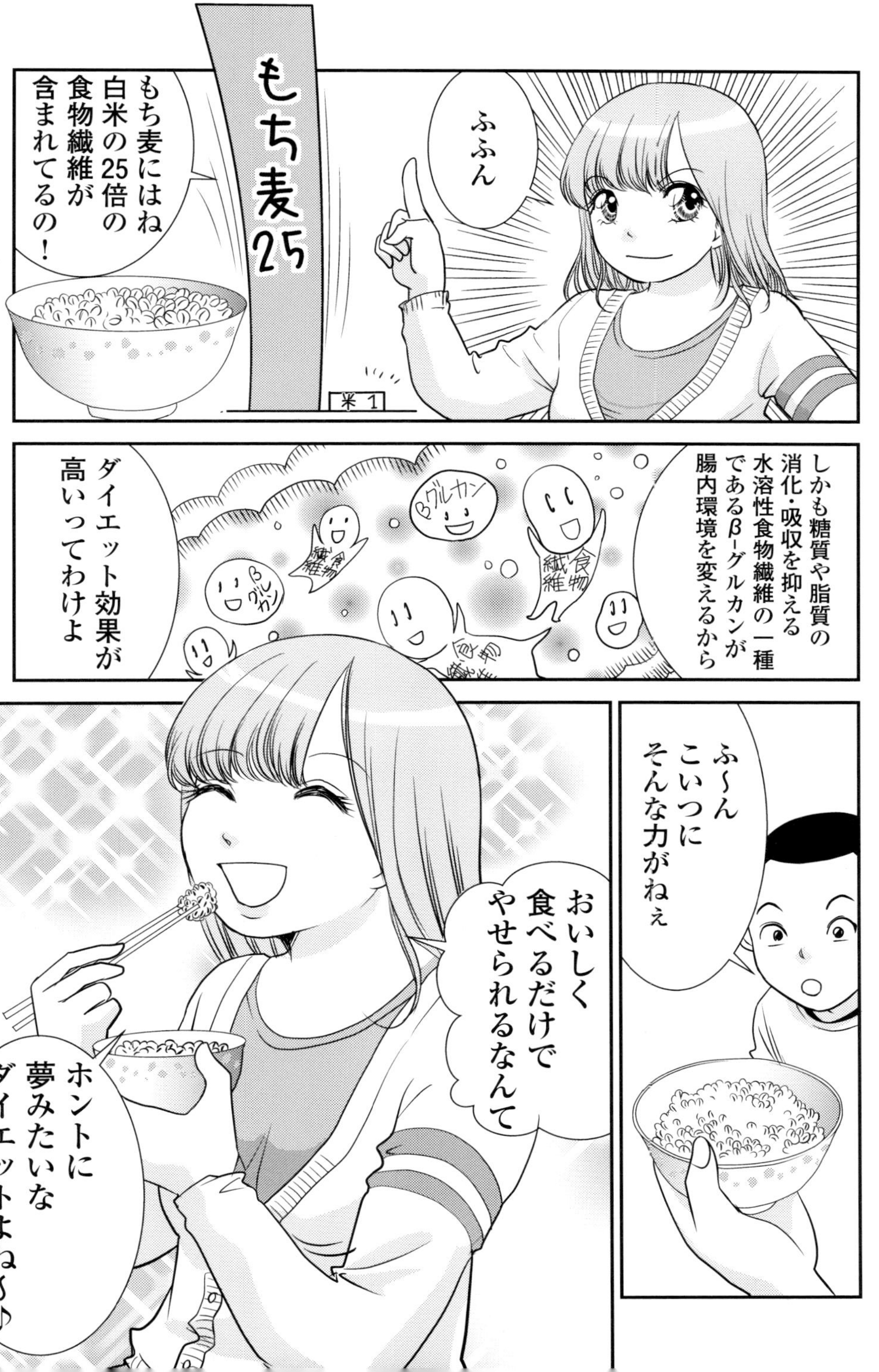
ふふん
もち麦25
※1
もち麦にはね白米の25倍の食物繊維が含まれてるの！
しかも糖質や脂質の消化・吸収を抑える水溶性食物繊維の一種であるβ-グルカンが腸内環境を変えるから
βグルカン
食物繊維
ダイエット効果が高いってわけよ
ふ〜ん こいつに そんな力がねぇ
おいしく食べるだけでやせられるなんて
ホントに夢みたいなダイエットよね〜♪

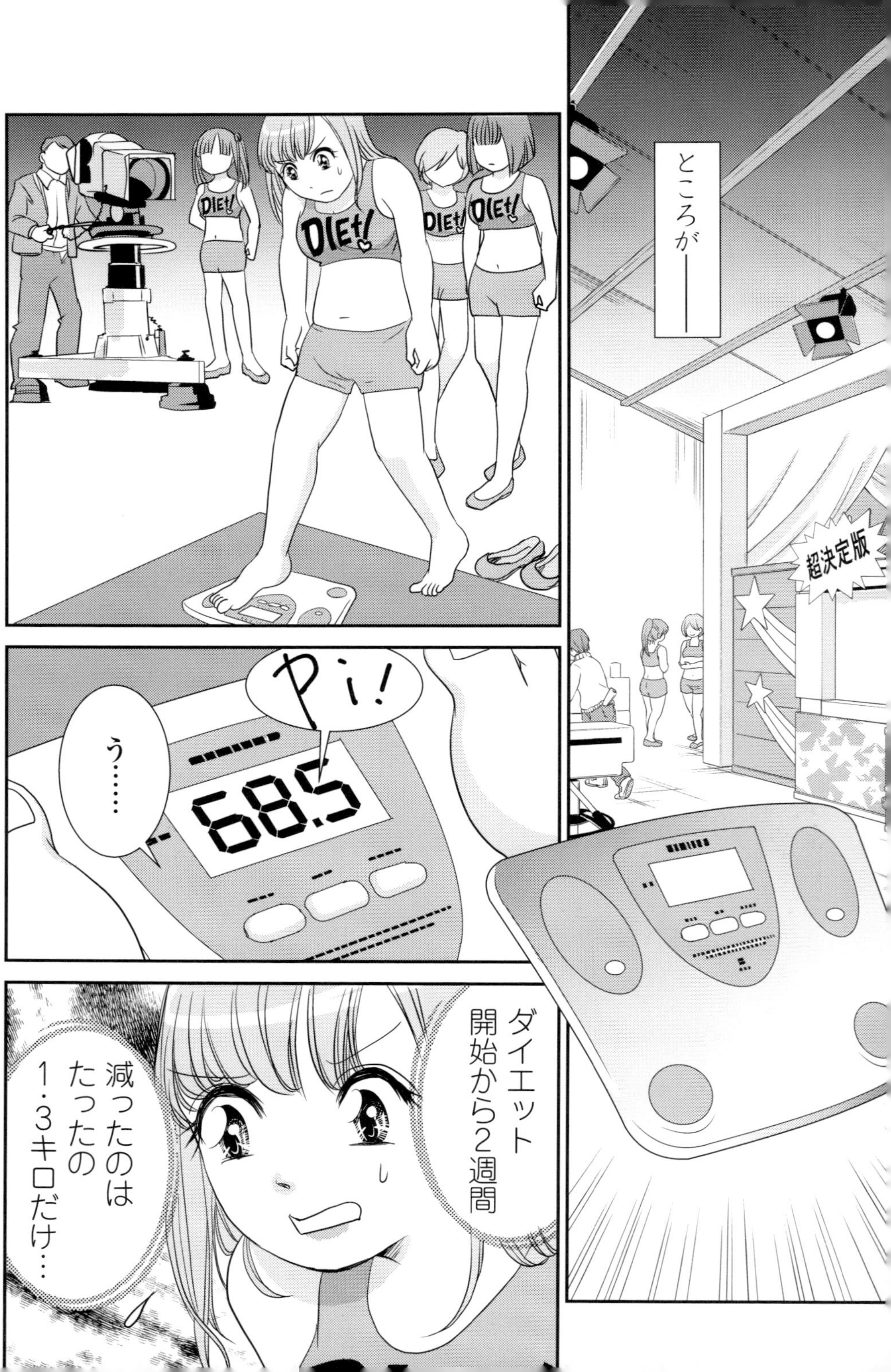
ところが――
超決定版
Pi!
う……
ダイエット
開始から2週間
減ったのは
たったの
1・3キロだけ…

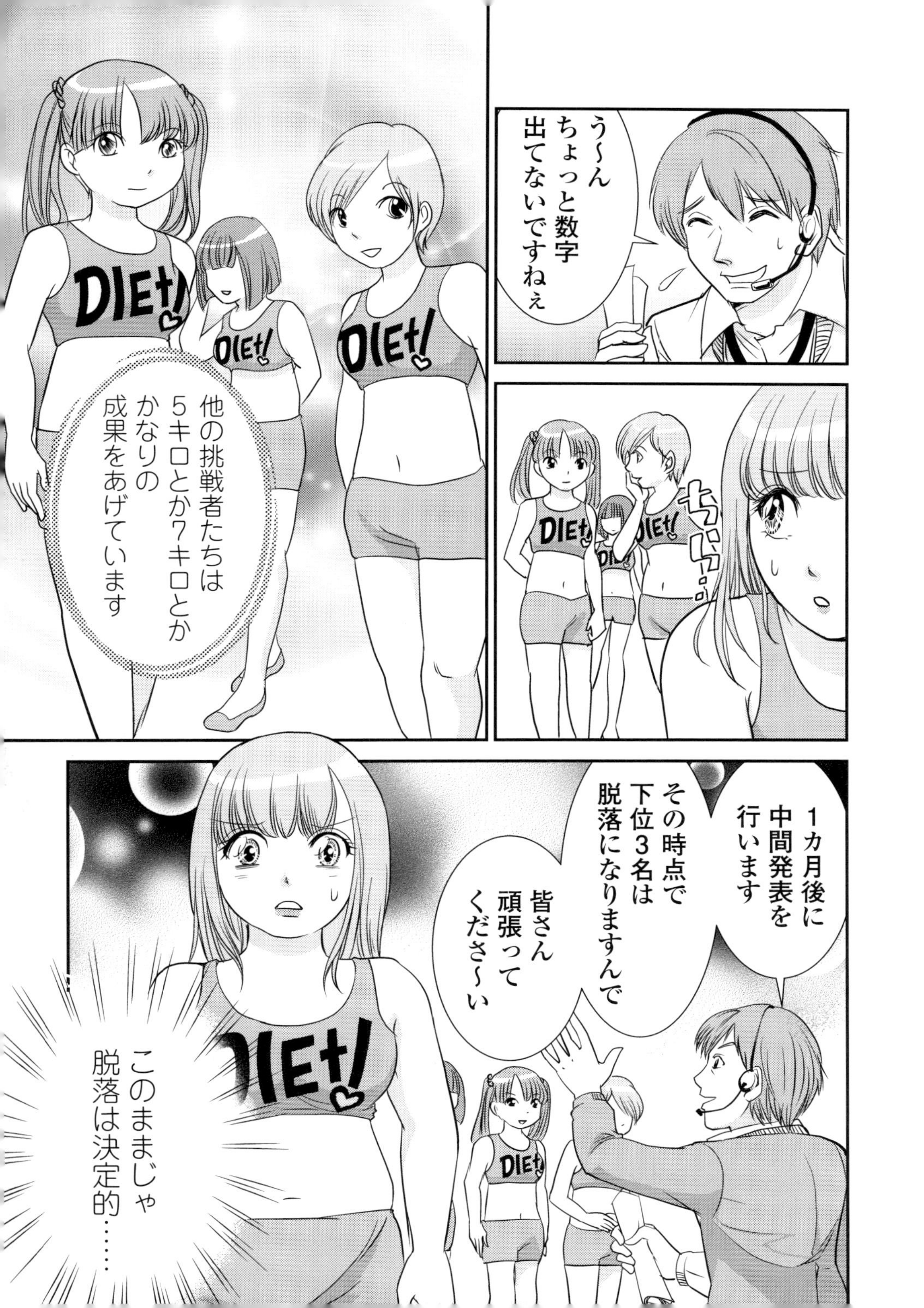

う〜ん ちょっと数字 出てないですねぇ
他の挑戦者たちは 5キロとか7キロとか かなりの 成果をあげています
ちらっ…
1カ月後に 中間発表を 行います
その時点で 下位3名は 脱落になりますんで
皆さん 頑張って くださ〜い
このままじゃ 脱落は決定的……

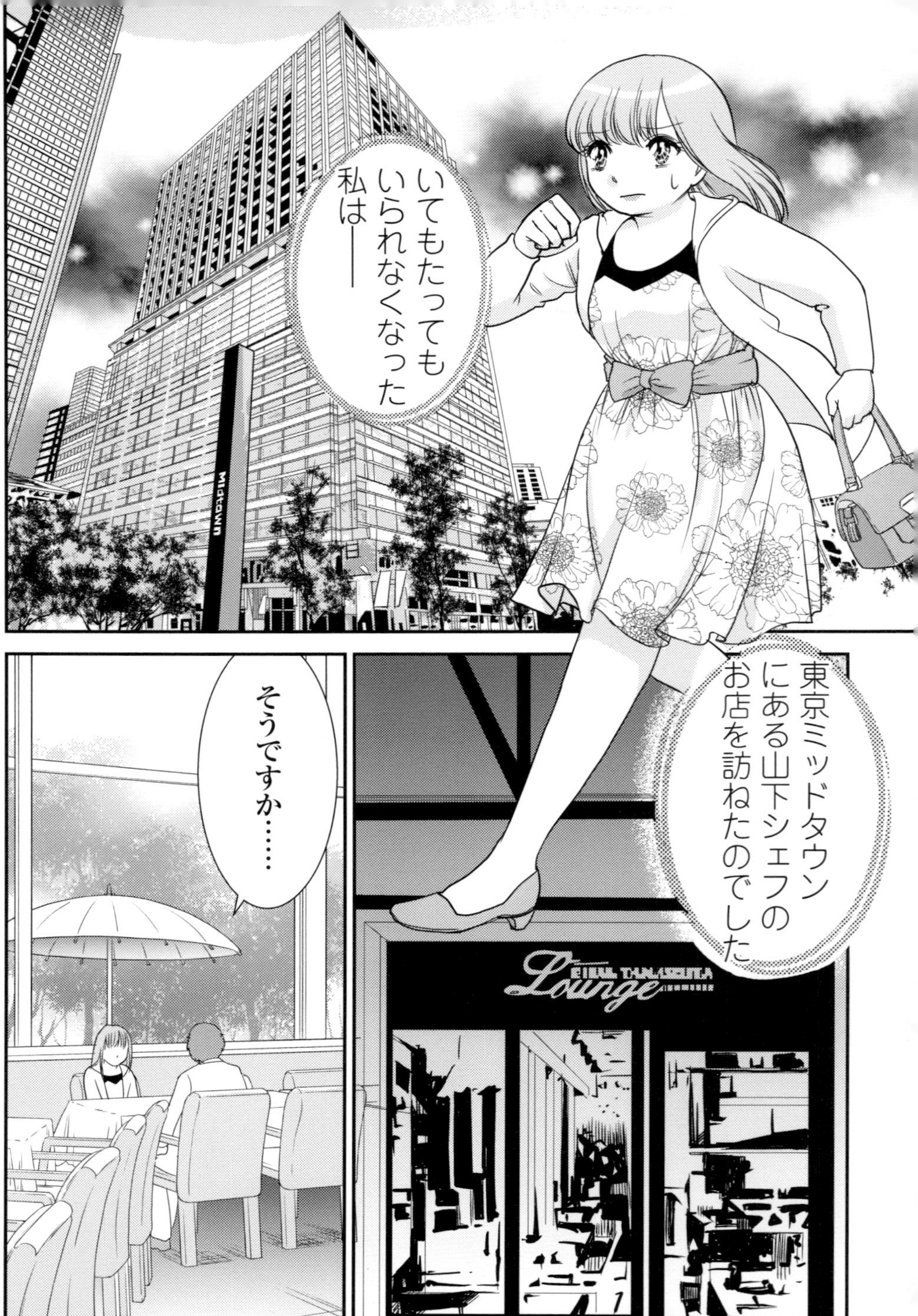
いてもたってもいられなくなった私は――
東京ミッドタウンにある山下シェフのお店を訪ねたのでした
Lounge
そうですか……

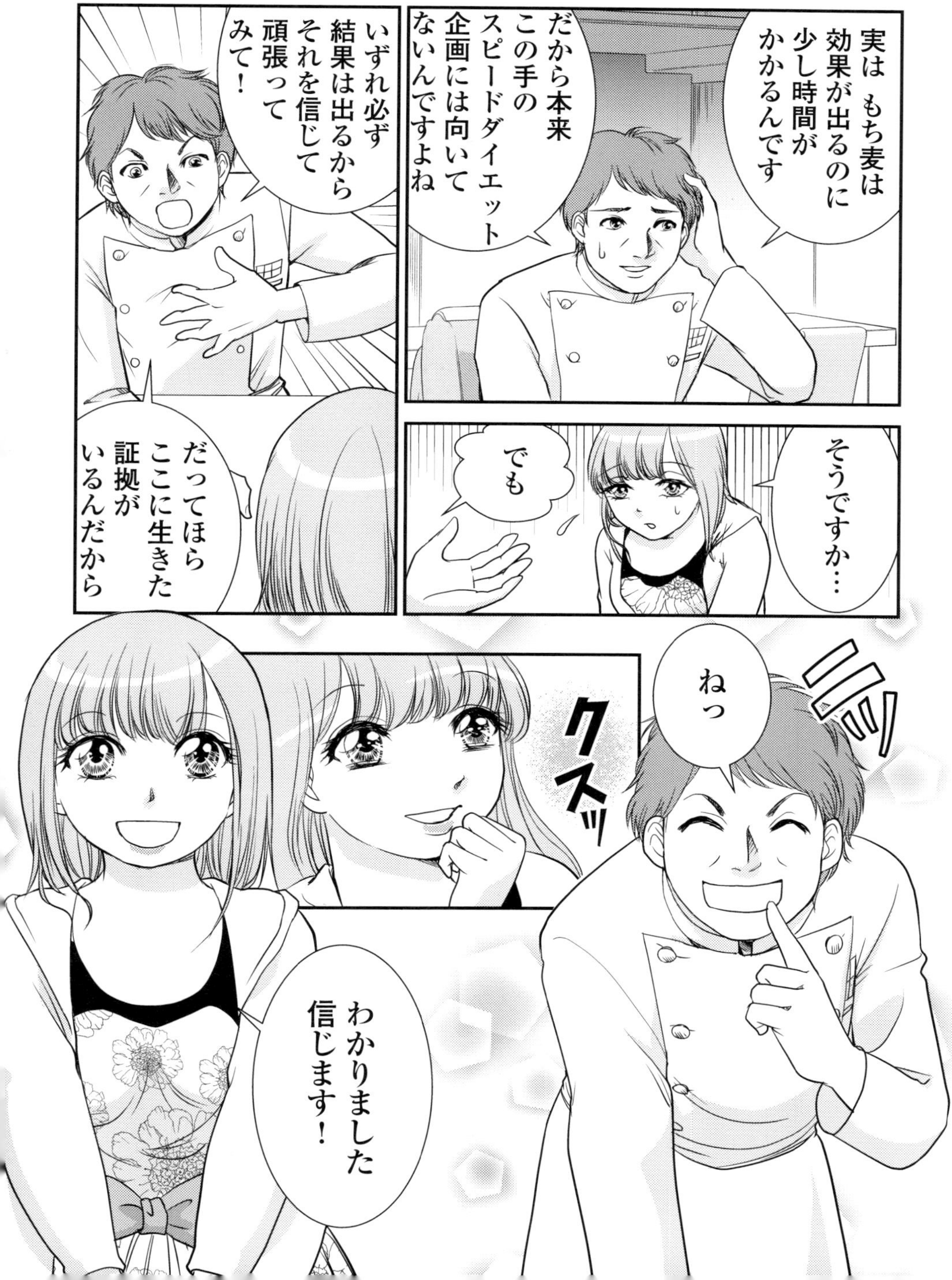
実は もち麦は効果が出るのに少し時間がかかるんです
だから本来この手のスピードダイエット企画には向いてないんですよね
いずれ必ず結果は出るからそれを信じて頑張ってみて！
そうですか…
でも
だってほら ここに生きた証拠がいるんだから
ニッ
ねっ
クスッ
わかりました信じます！

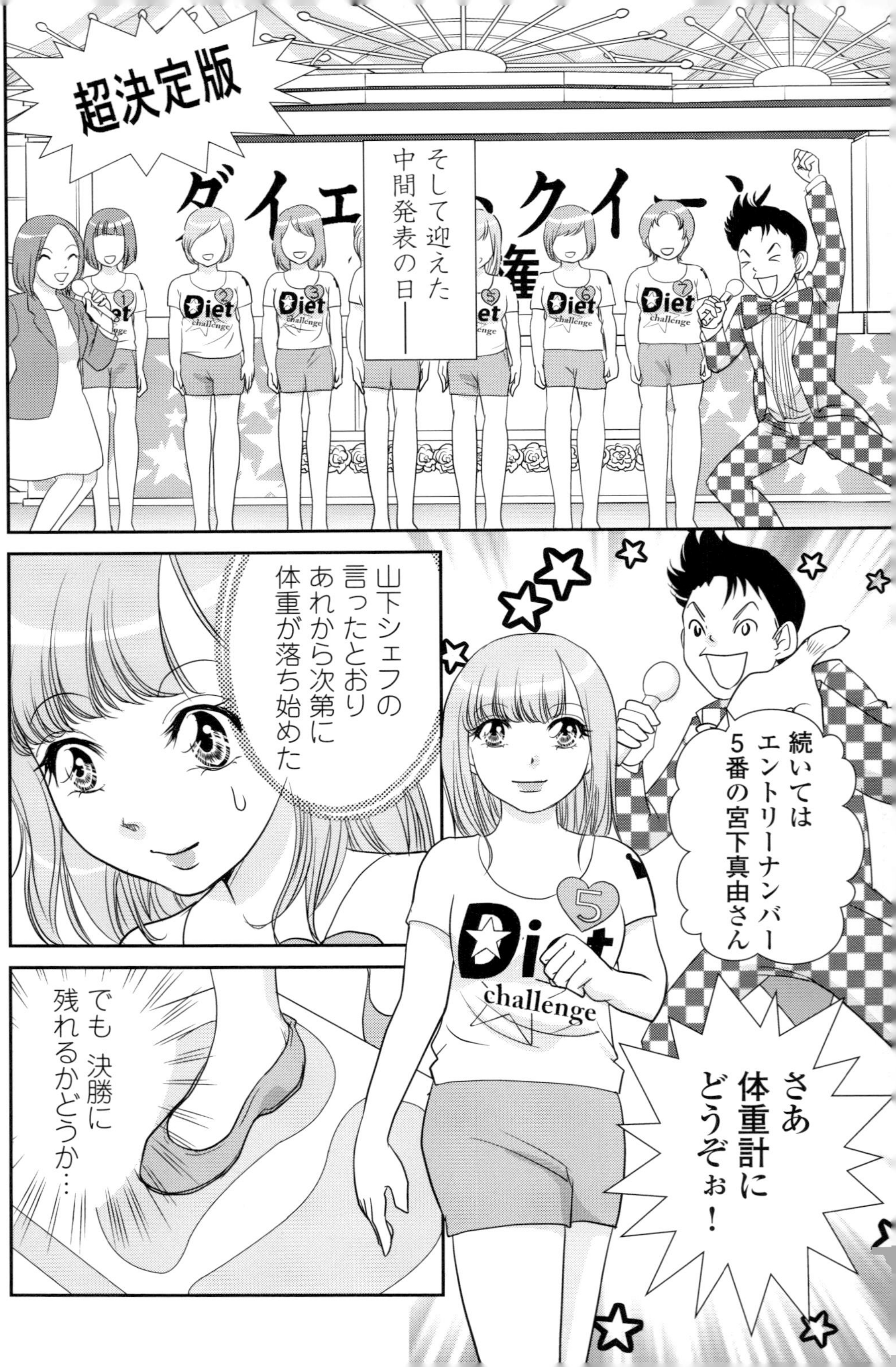

超決定版
そして迎えた中間発表の日――
続いては エントリーナンバー 5番の宮下真由さん
山下シェフの 言ったとおり あれから次第に 体重が落ち始めた
Diet challenge
さあ 体重計に どうぞぉ！
でも 決勝に 残れるかどうか…

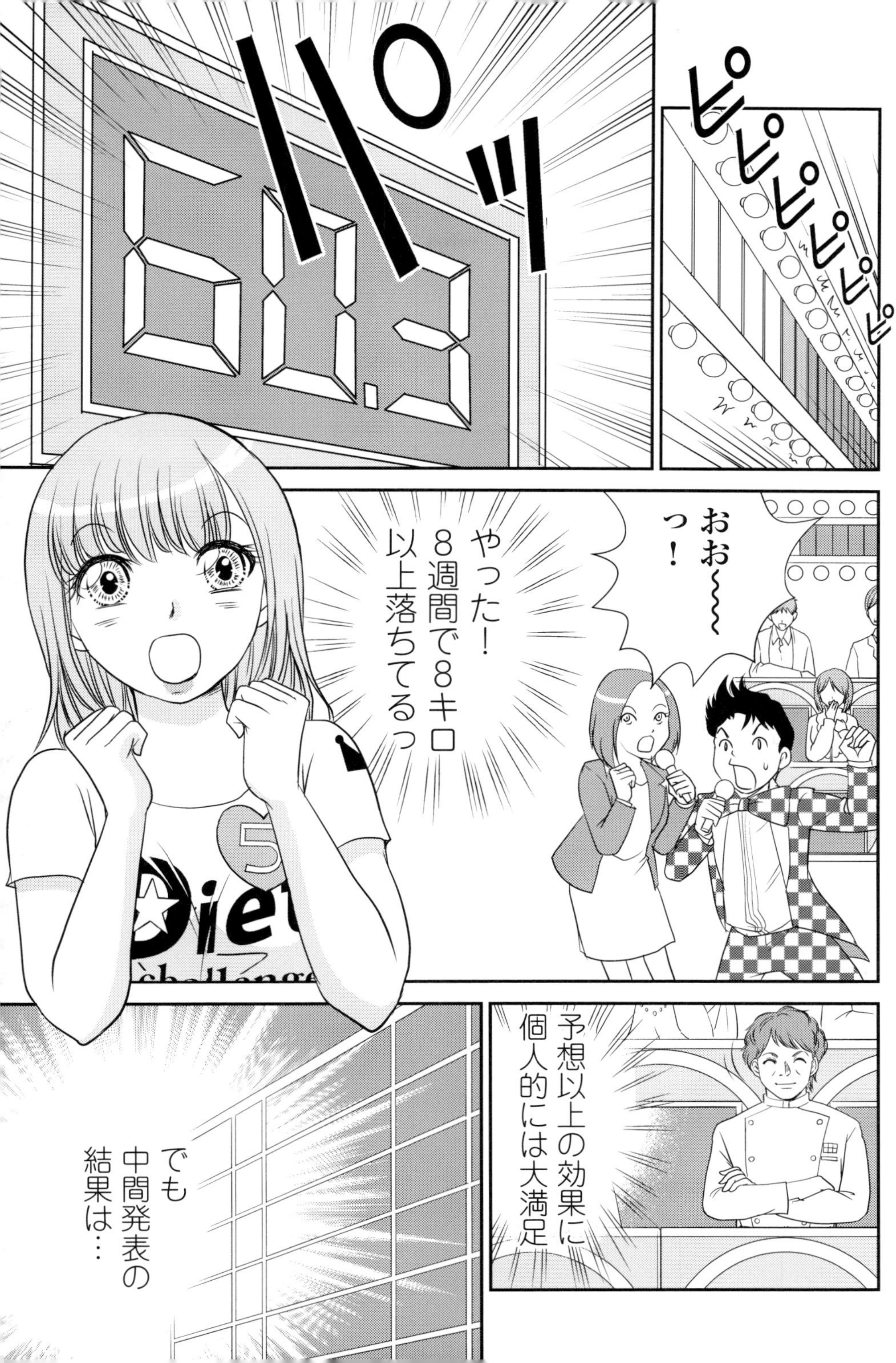
ピピピピピピ
パッ
おお〜〜〜っ！
やった！8週間で8キロ以上落ちてるっ
予想以上の効果に個人的には大満足
でも中間発表の結果は…

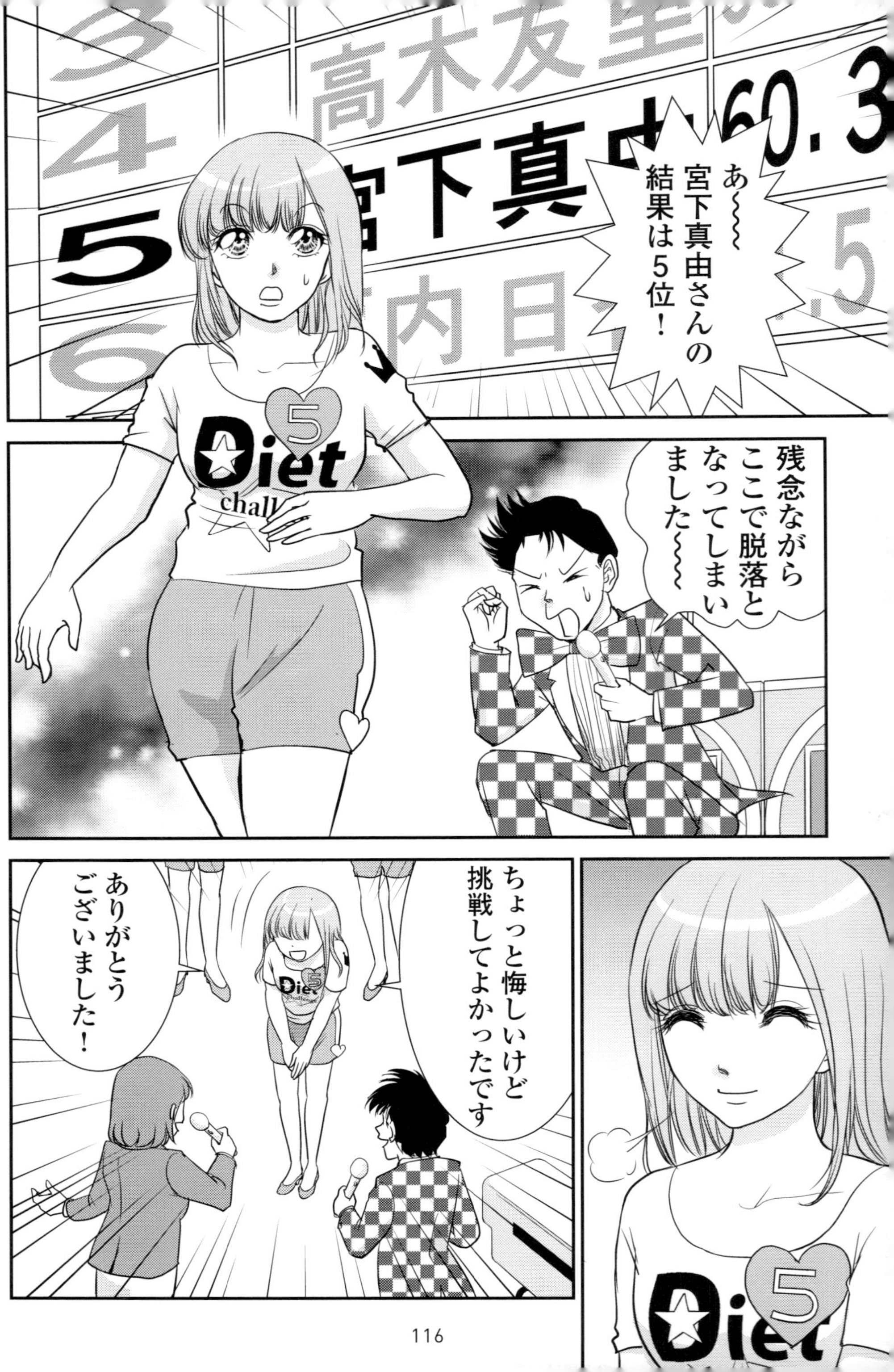
あ〜〜〜宮下真由さんの結果は5位！
Diet
残念ながらここで脱落となってしまいました〜〜〜
ちょっと悔しいけど挑戦してよかったです
ありがとうございました！

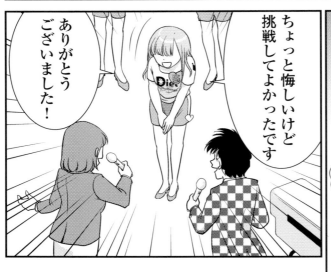

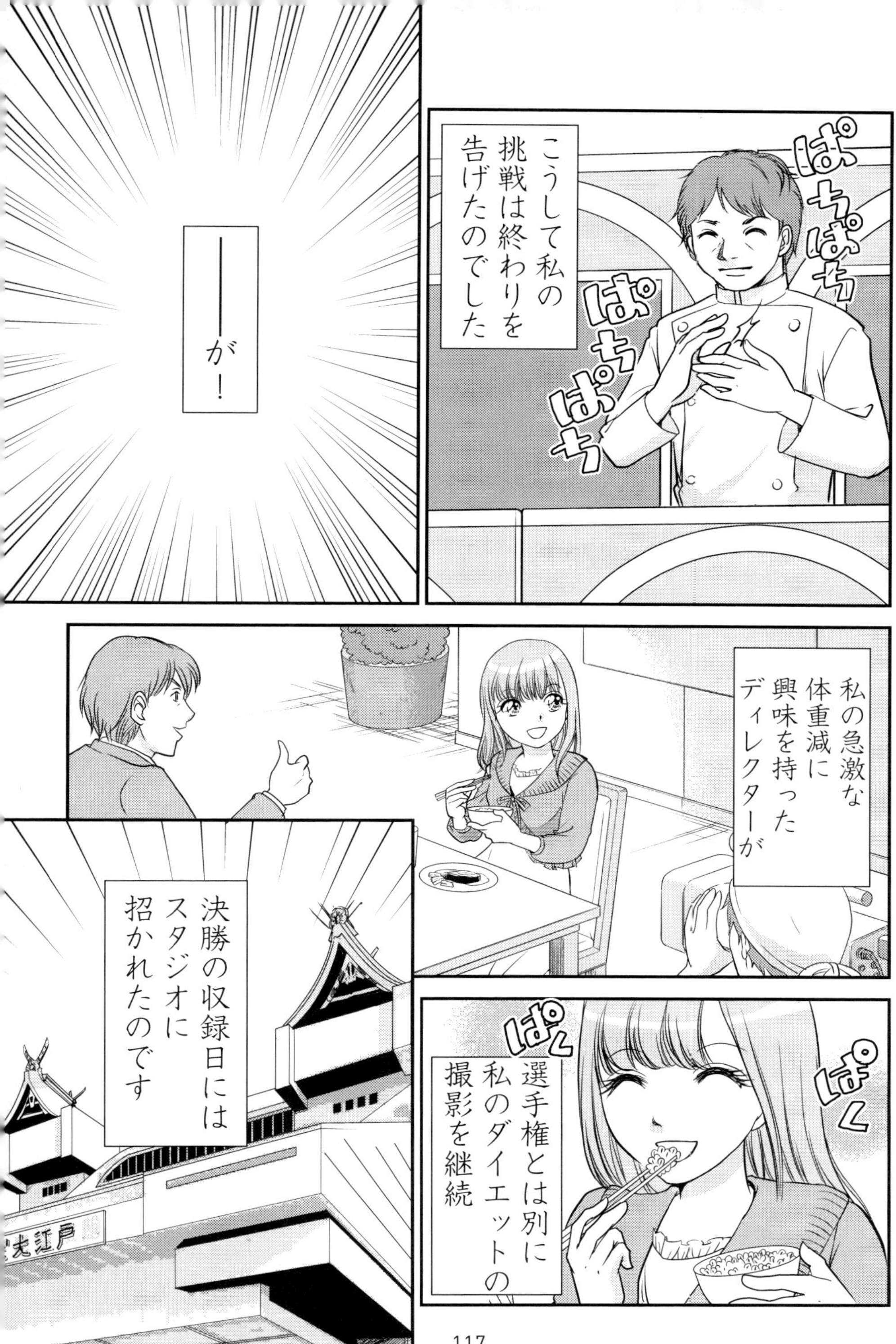
ぱちぱち
ぱちぱち
こうして私の挑戦は終わりを告げたのでした
——が！
私の急激な体重減に興味を持ったディレクターが
ぱく
ぱく
選手権とは別に私のダイエットの撮影を継続
決勝の収録日にはスタジオに招かれたのです

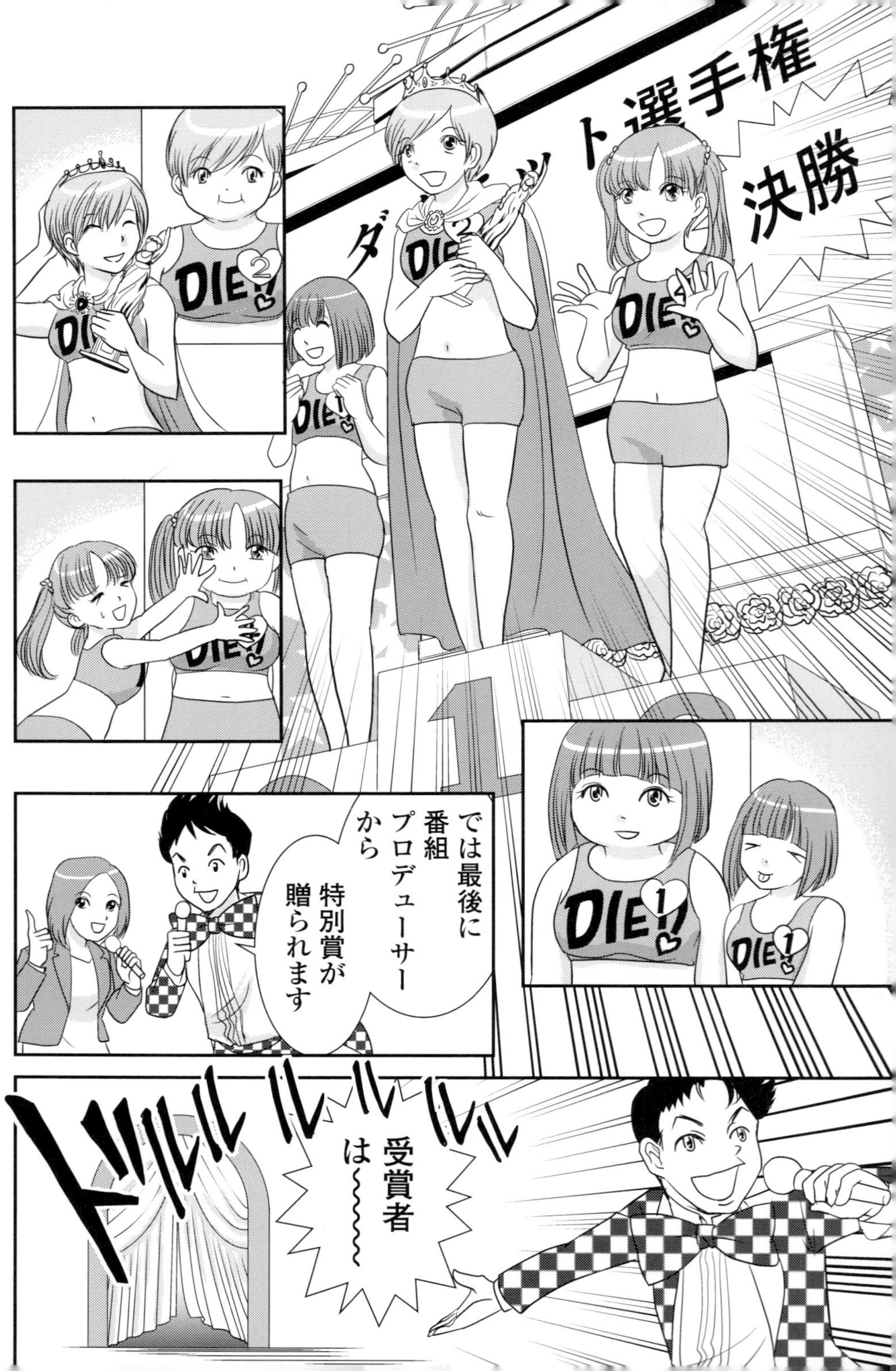
ダ
ト選手権
決勝
では最後に
番組
プロデューサー
から
特別賞が
贈られます
ドルルルルルル
受賞者
は〜〜〜〜

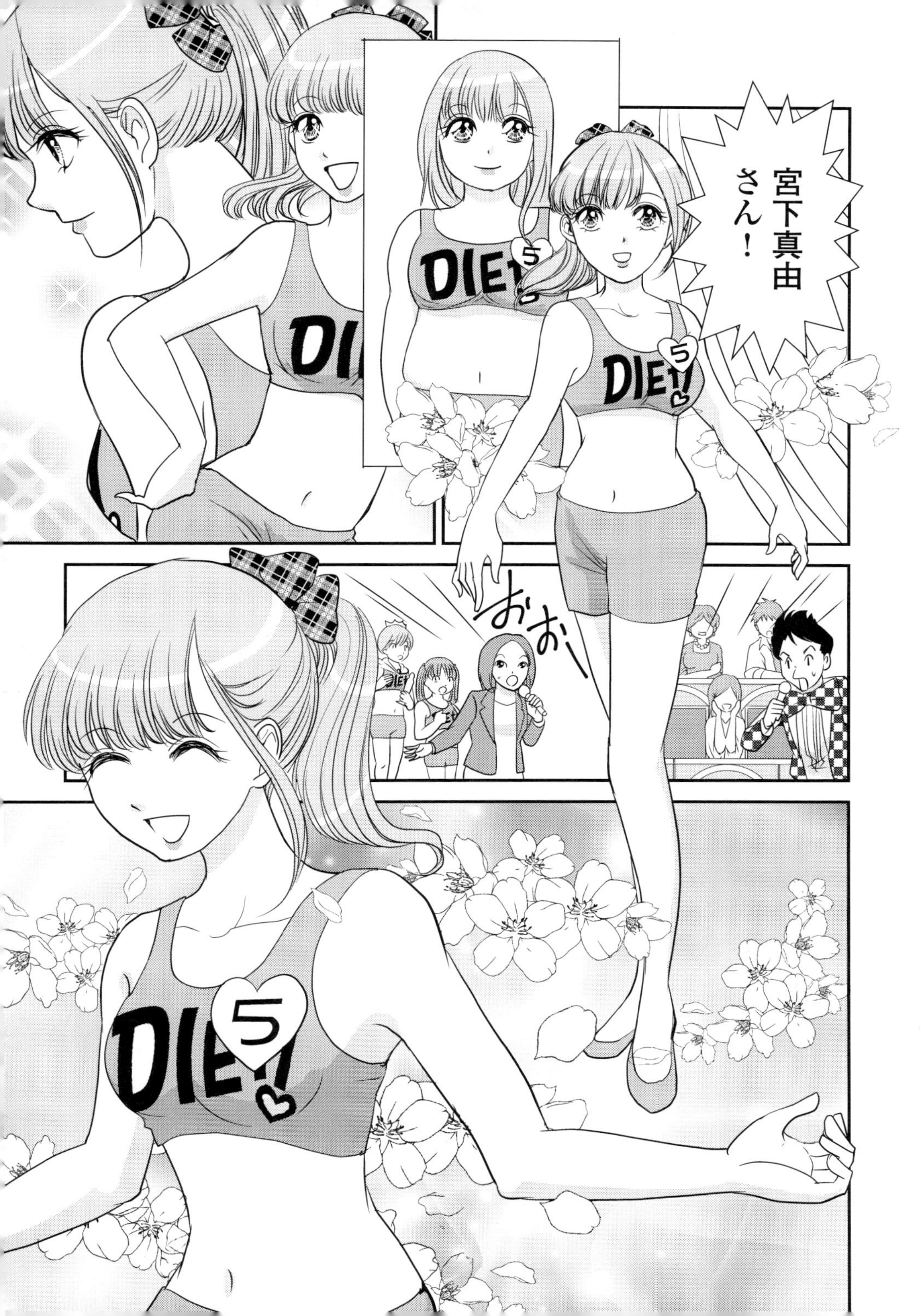
宮下真由さん！
おお！

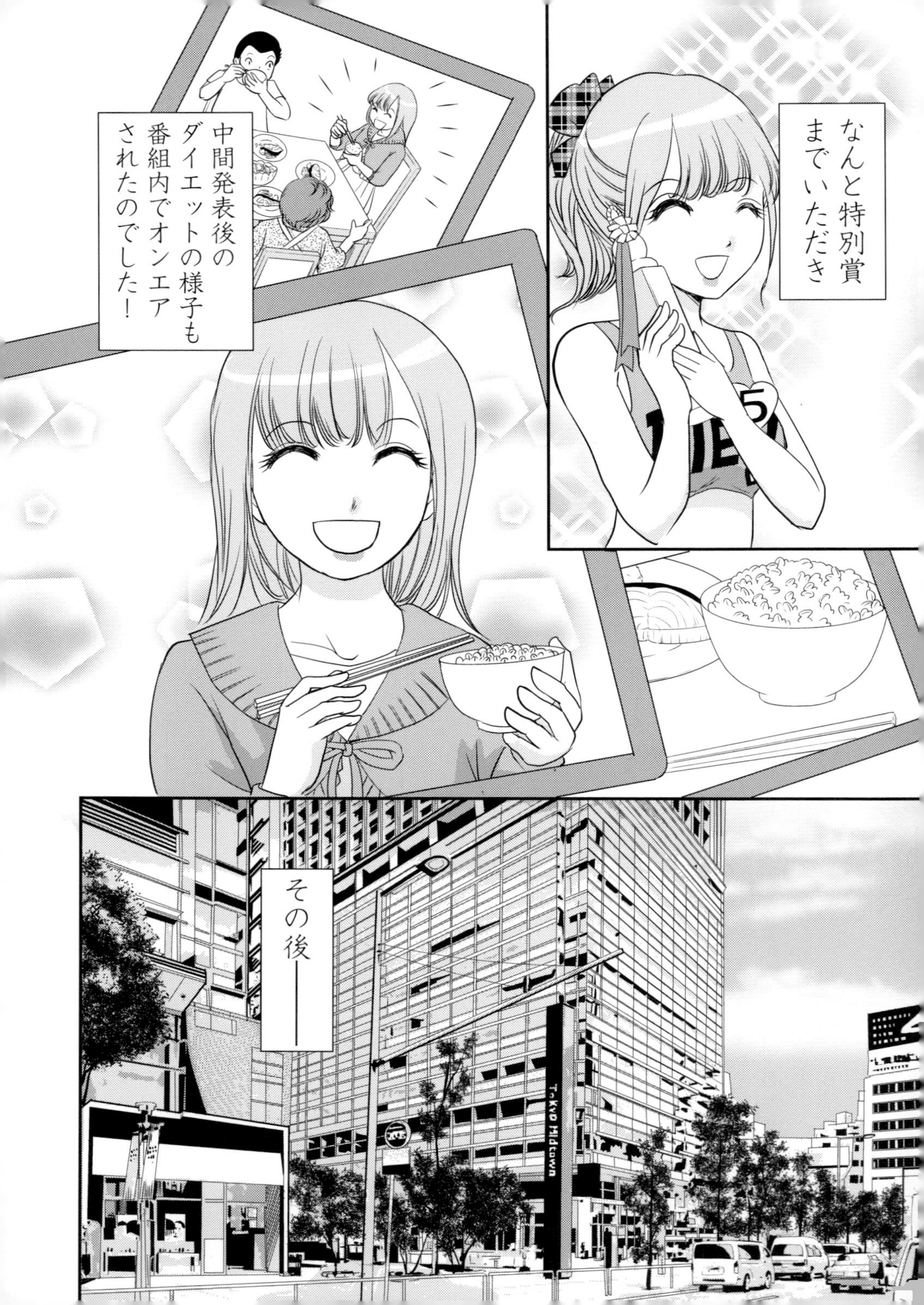
なんと特別賞までいただき
中間発表後のダイエットの様子も番組内でオンエアされたのでした！
その後——

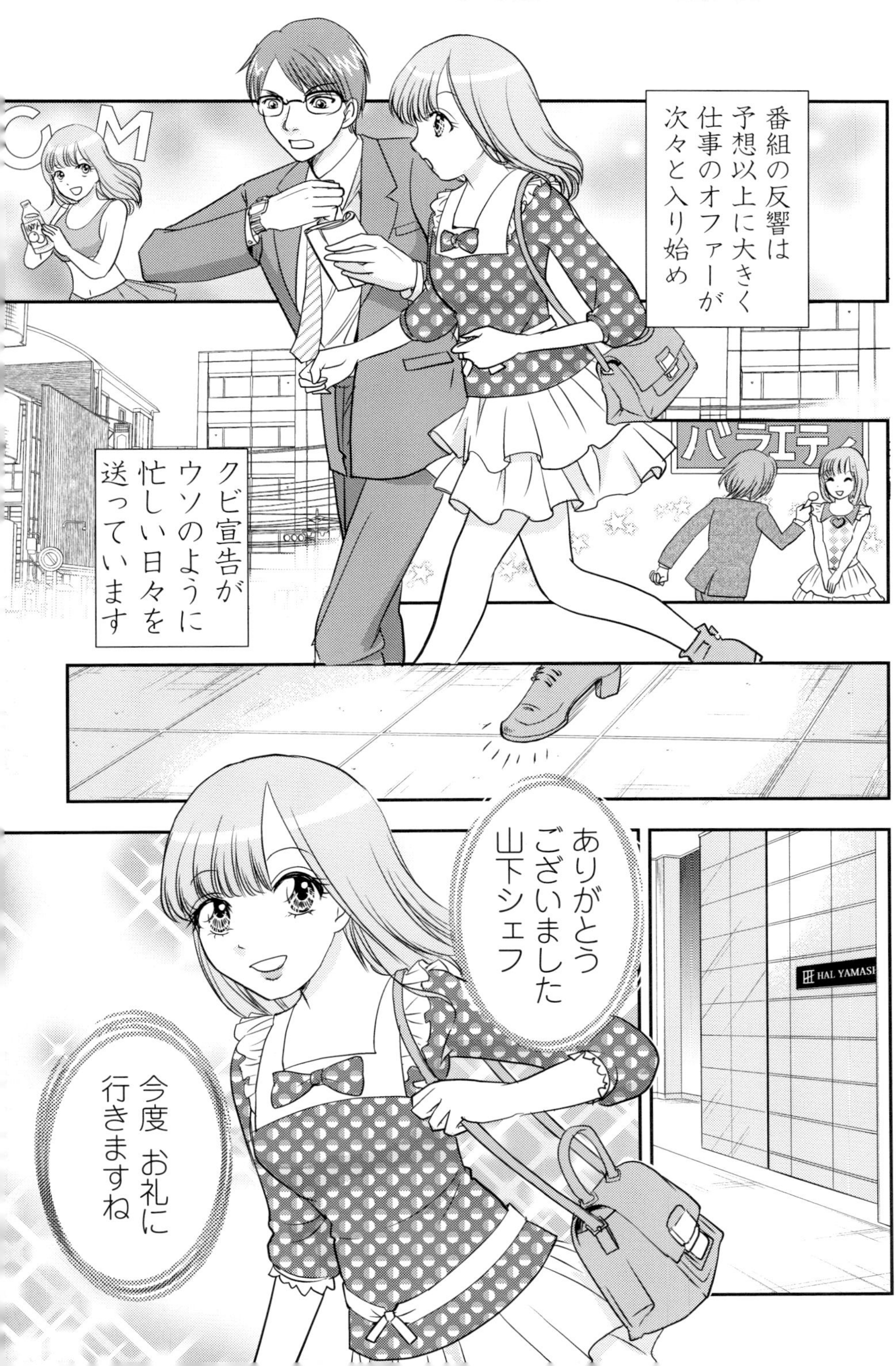

番組の反響は予想以上に大きく仕事のオファーが次々と入り始め
CM
クビ宣告がウソのように忙しい日々を送っています
ありがとうございました山下シェフ
今度 お礼に行きますね

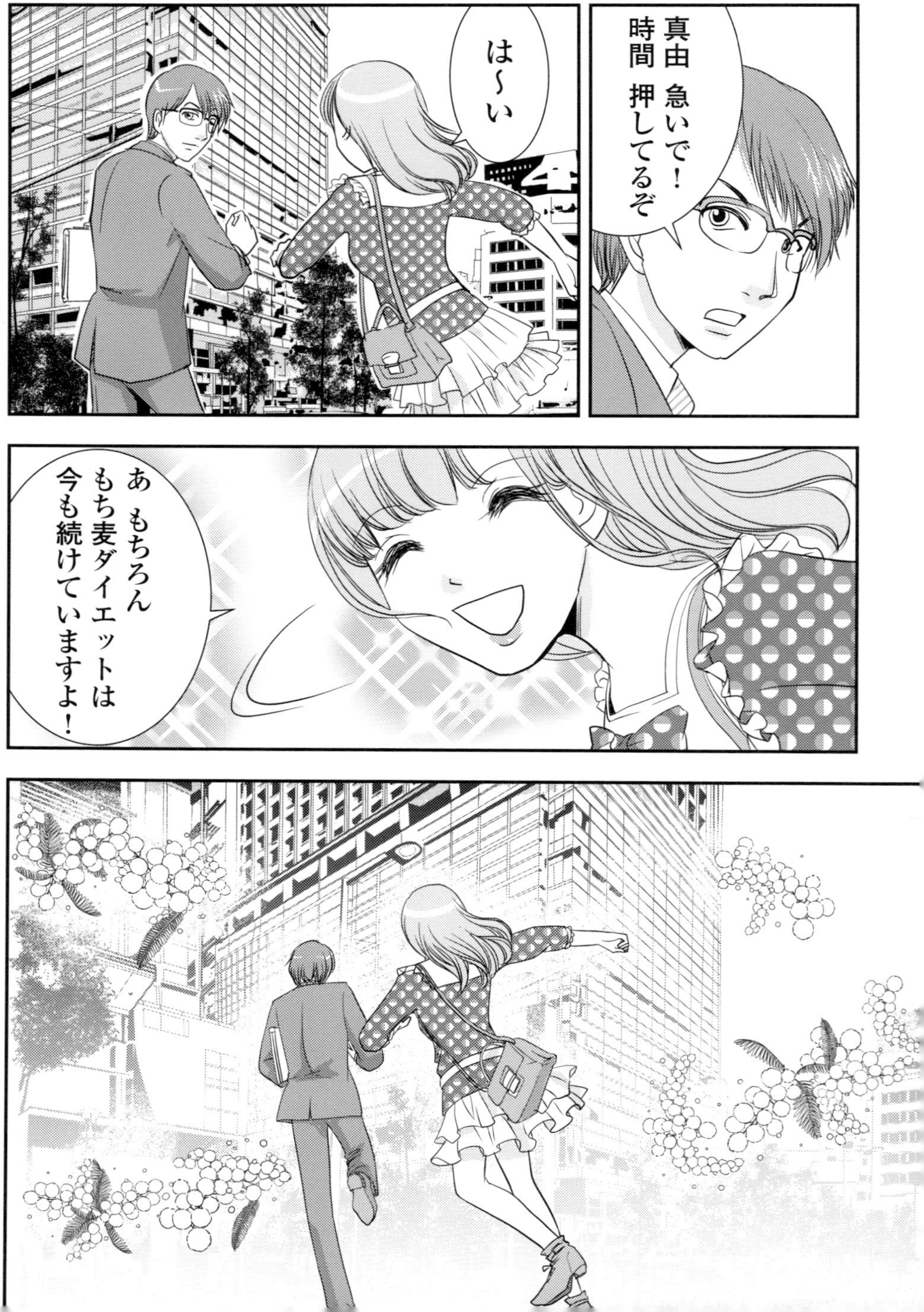
真由 急いで！
時間 押してるぞ
は～い
あ もちろん
もち麦ダイエットは
今も続けていますよ！

<第3章>

健康診断で高血圧
高い血糖値　糖尿病予備軍と
宣告された30代の男性

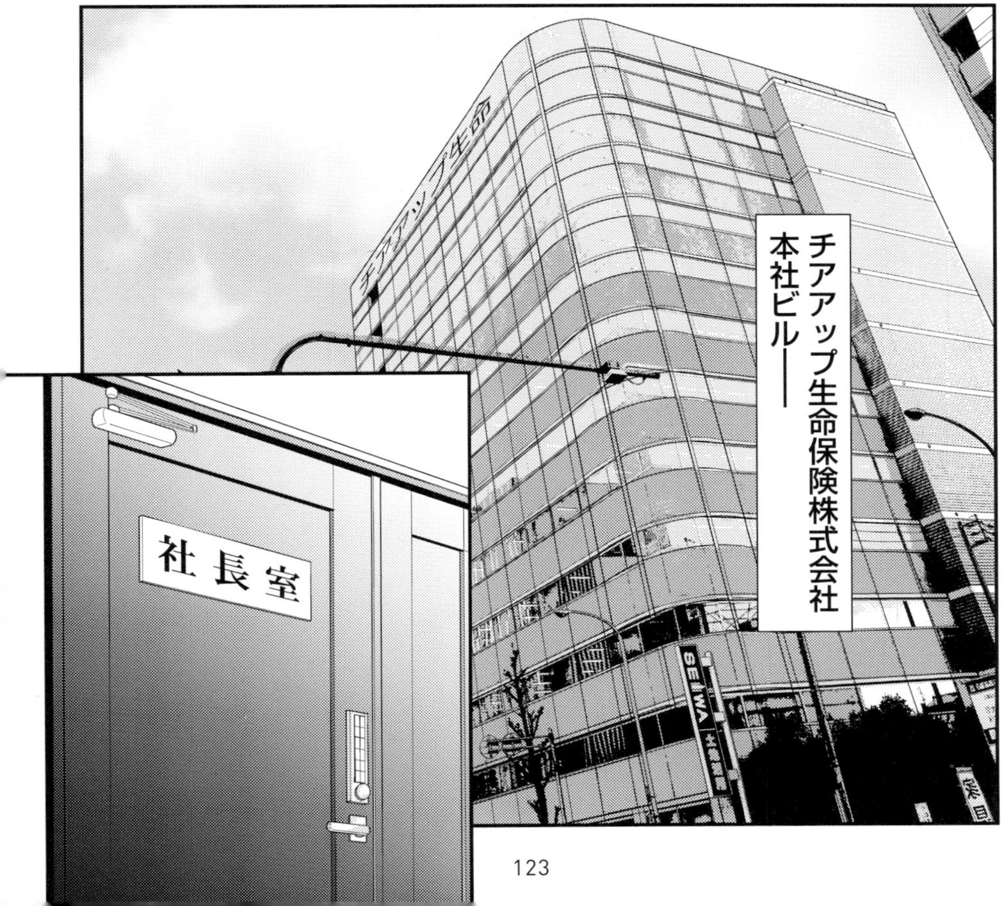
チアアップ生命
チアアップ生命保険株式会社
本社ビル――
社長室

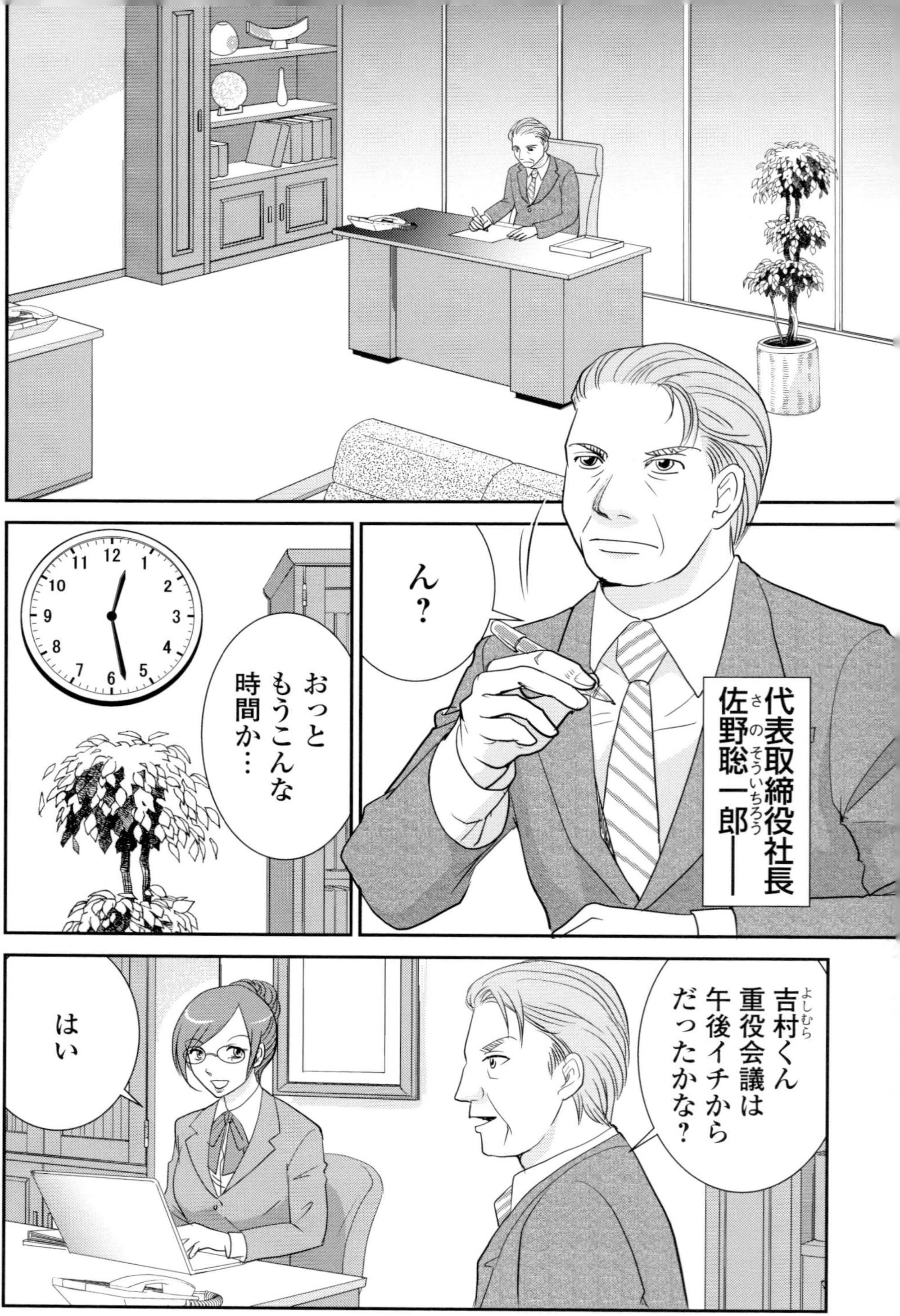
ん？
代表取締役社長
佐野《さの》聡一郎《そういちろう》――
おっと もうこんな 時間か…
吉村《よしむら》くん 重役会議は 午後イチから だったかな？
はい

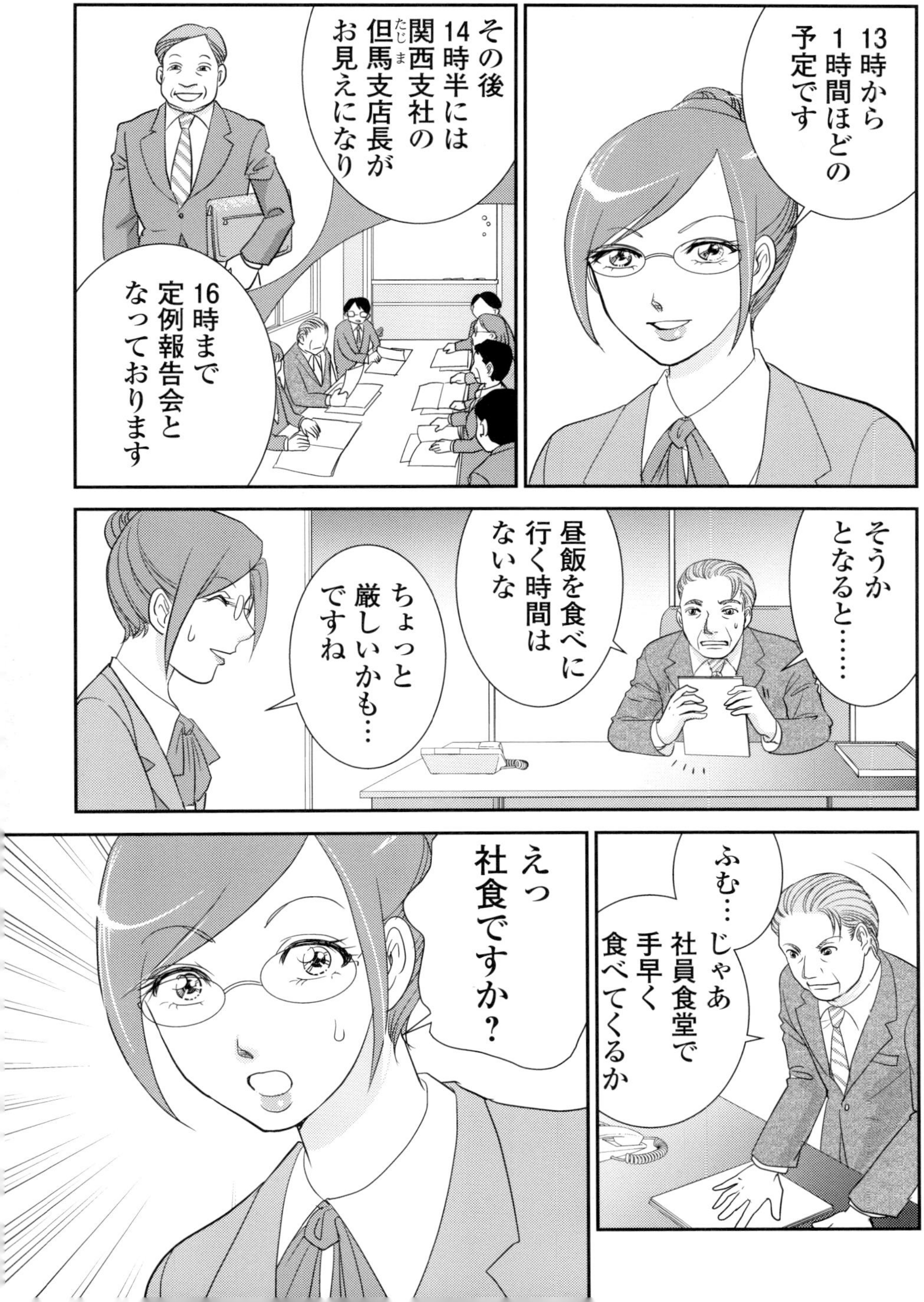
13時から 1時間ほどの 予定です
その後 14時半には 関西支社の 但馬《たじま》支店長が お見えになり
16時まで 定例報告会と なっております
そうか となると……
昼飯を食べに 行く時間は ないな
ちょっと 厳しいかも… ですね
ふむ… じゃあ 社員食堂で 手早く 食べてくるか
えっ 社食ですか？

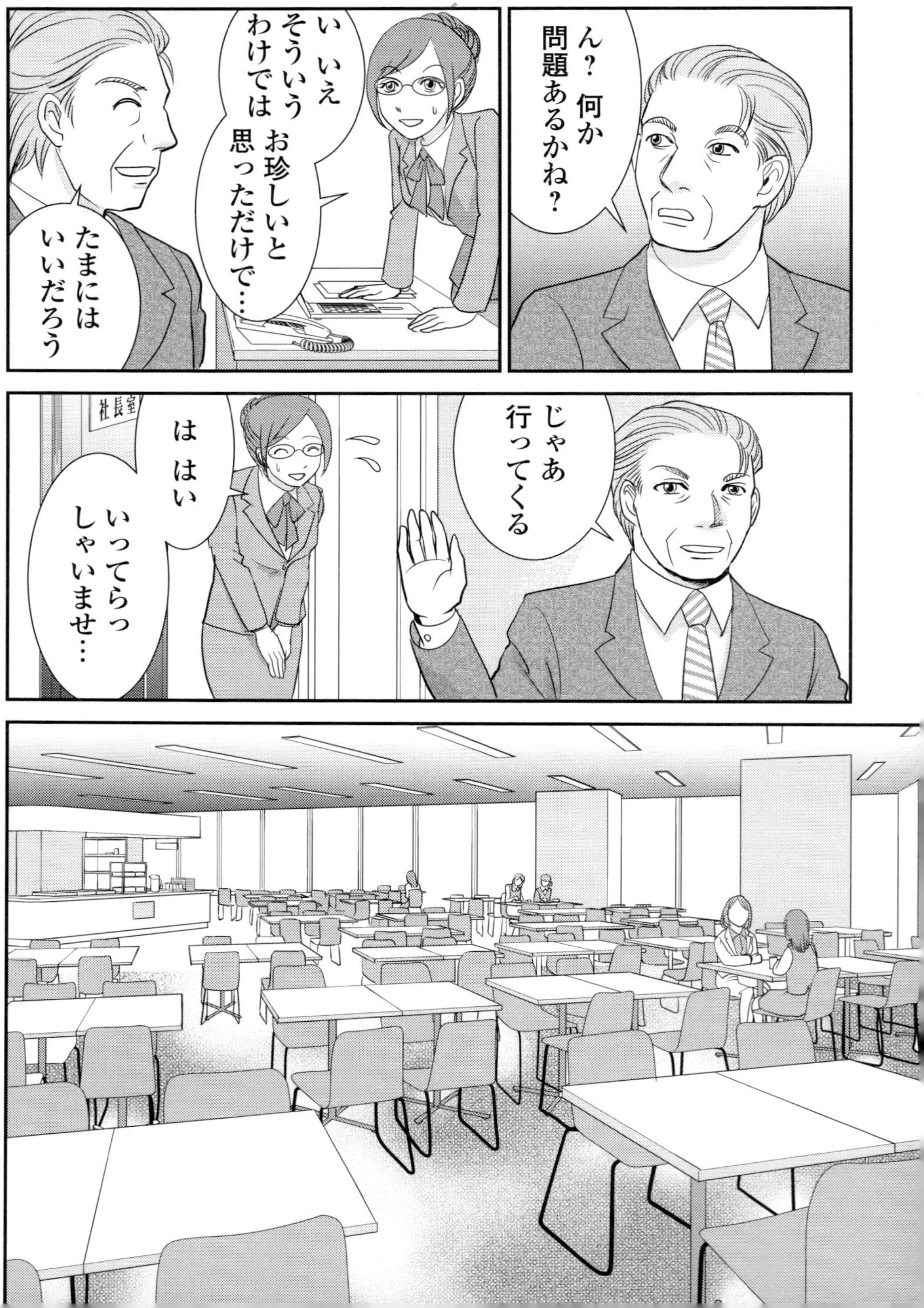
ん？ 何か問題あるかね？
い いえ そういうわけでは お珍しいと思っただけで…
たまにはいいだろう
じゃあ行ってくる
社長室
は はい いってらっしゃいませ…

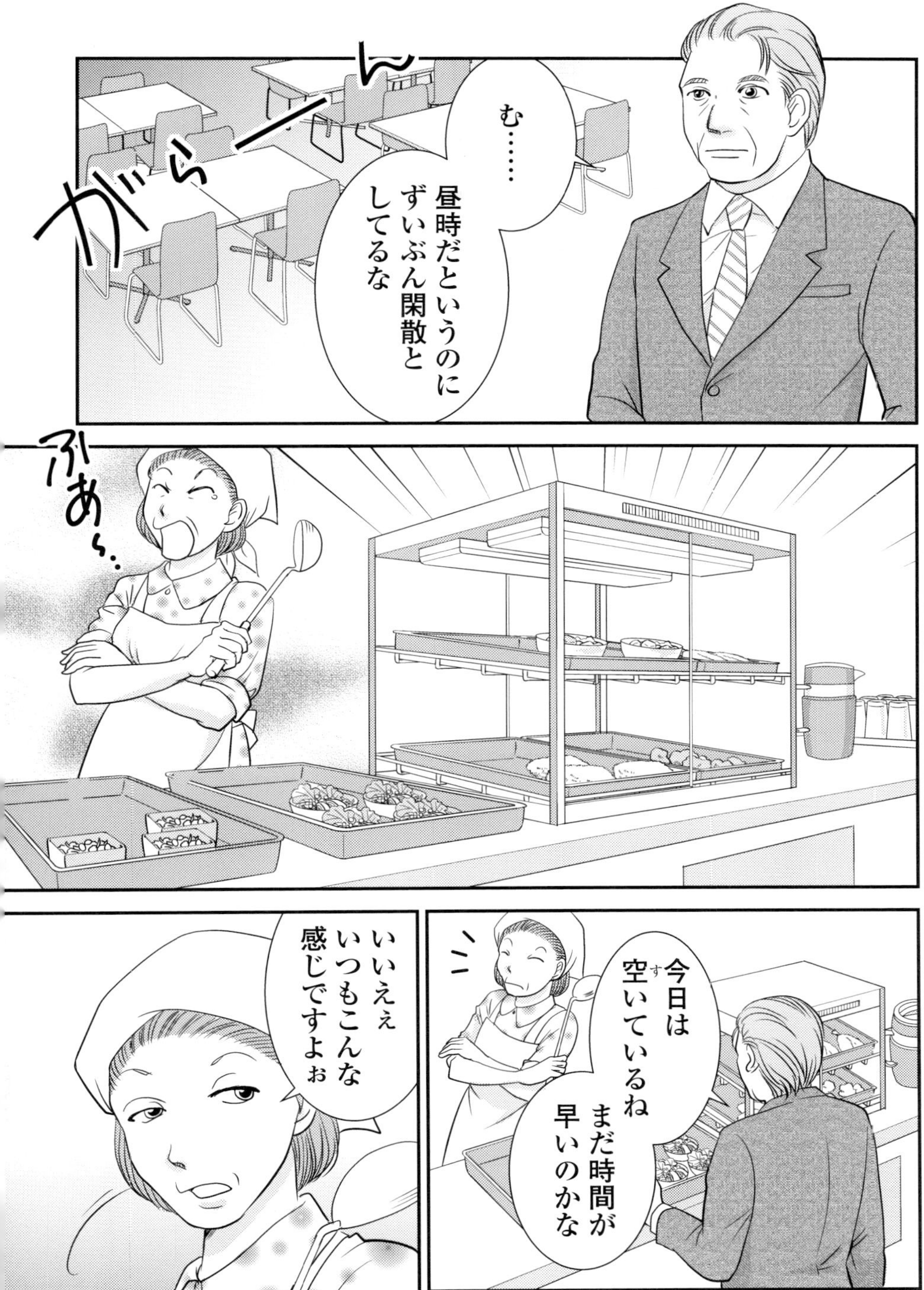
がら――ん
む……
昼時だというのにずいぶん閑散としてるな
ふあ～…
今日は空《す》いているね
まだ時間が早いのかな
いいえぇ いつもこんな感じですよぉ

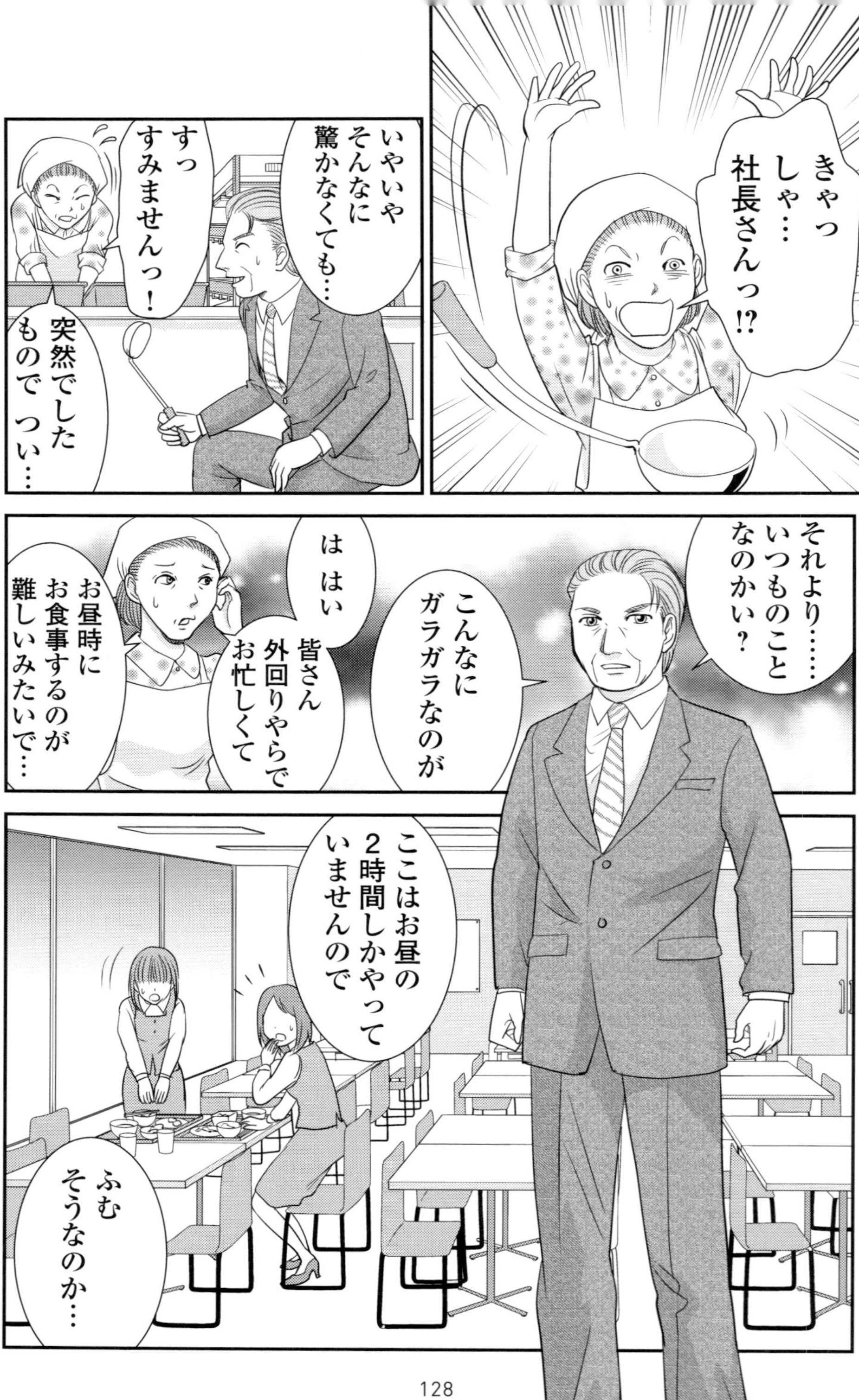
きゃっ しゃ…社長さんっ!?
いやいや そんなに 驚かなくても…
すっ すみませんっ!
突然でした もので つい…
それより…… いつものこと なのかい?
こんなに ガラガラなのが
はは はい 皆さん 外回りやらで お忙しくて
お昼時に お食事するのが 難しいみたいで…
ここはお昼の 2時間しかやって いませんので
ふむ そうなのか…

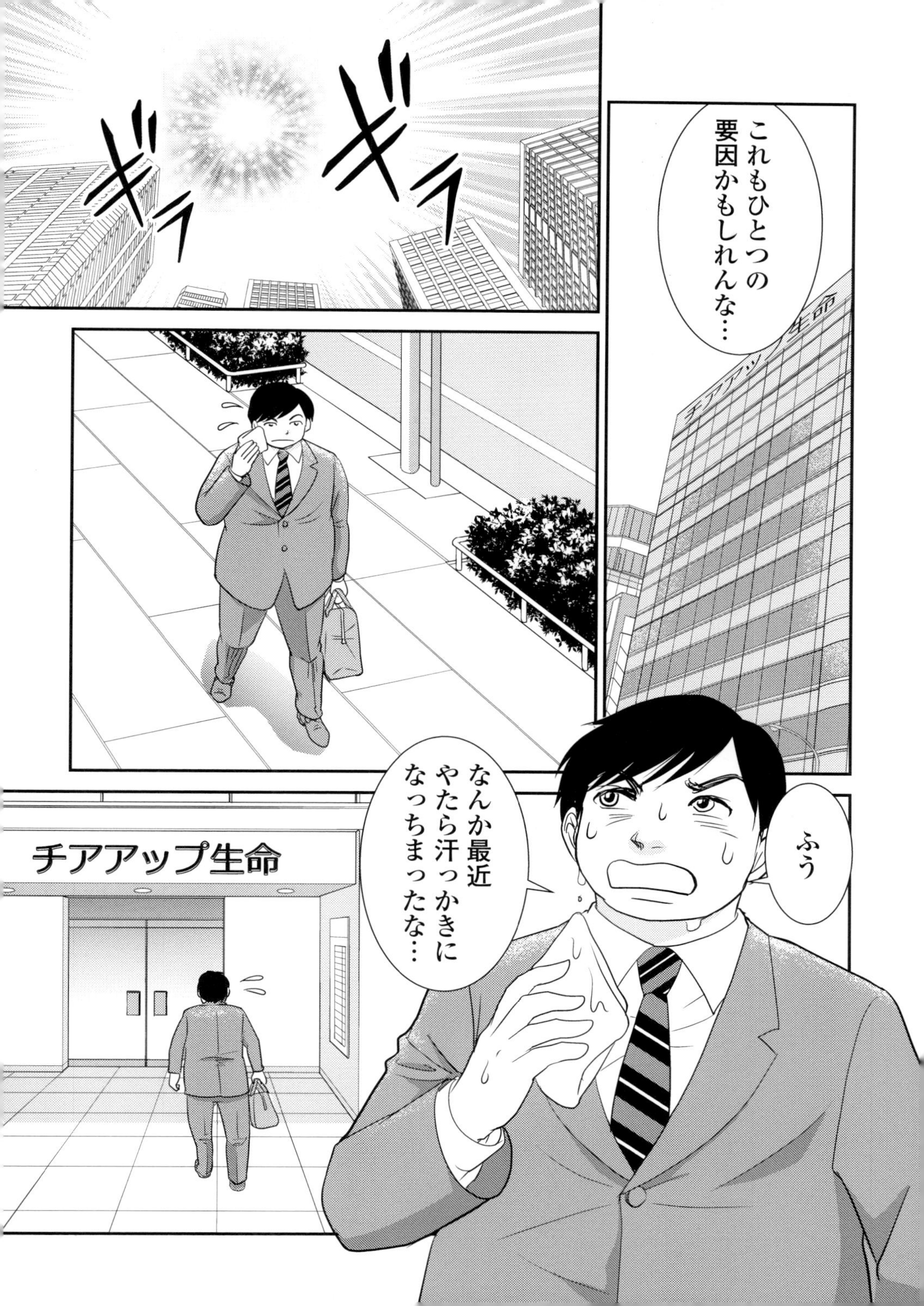
ギラ
ギラ
これもひとつの要因かもしれんな…
チアアップ生命
ふう
なんか最近やたら汗っかきになっちまったな…
チアアップ生命

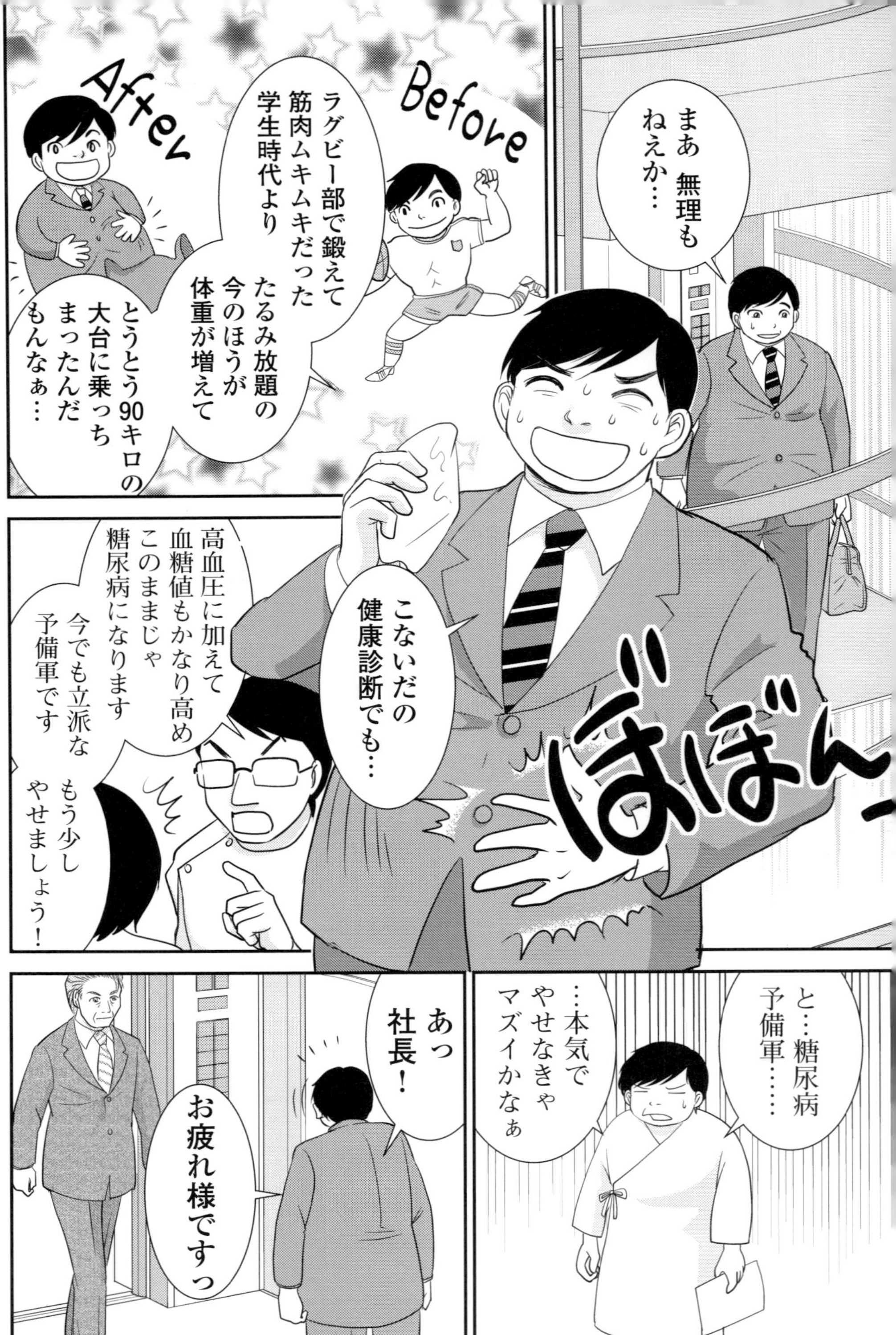
まあ 無理もねえか…
Before
After
ラグビー部で鍛えて筋肉ムキムキだった学生時代より
たるみ放題の今のほうが体重が増えて
とうとう90キロの大台に乗っちまったんだもんなぁ…
ぼぼん
こないだの健康診断でも…
高血圧に加えて血糖値もかなり高め このままじゃ糖尿病になります
今でも立派な予備軍です
もう少しやせましょう!
と…糖尿病予備軍……
…本気でやせなきゃマズイかなぁ
あっ社長!
お疲れ様ですっ

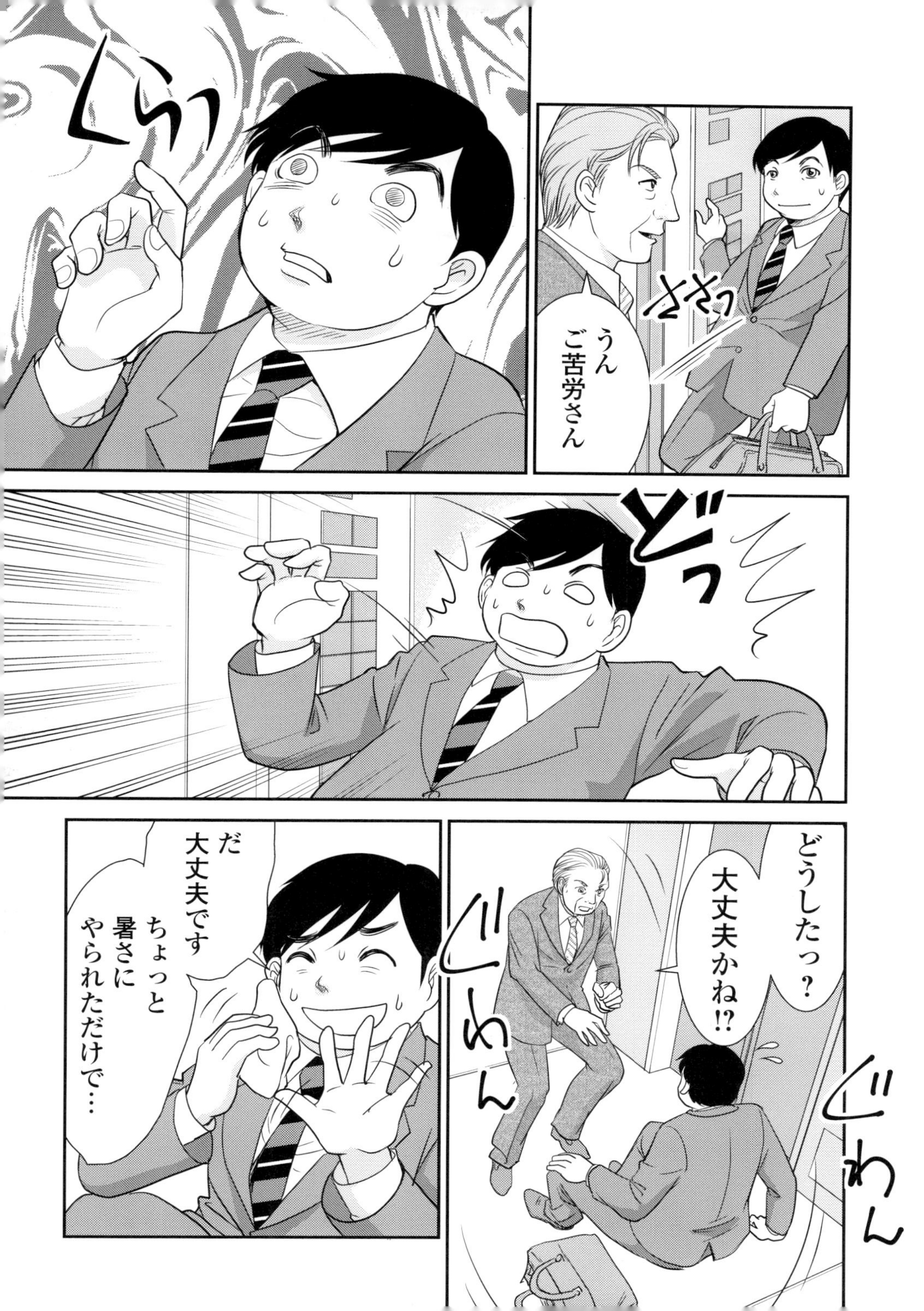

ささっ
うん
ご苦労さん
くらっ
どっ
どうしたっ？
大丈夫かね!?
ぐわん
ぐわん
だ
大丈夫です
ちょっと
暑さに
やられただけで…

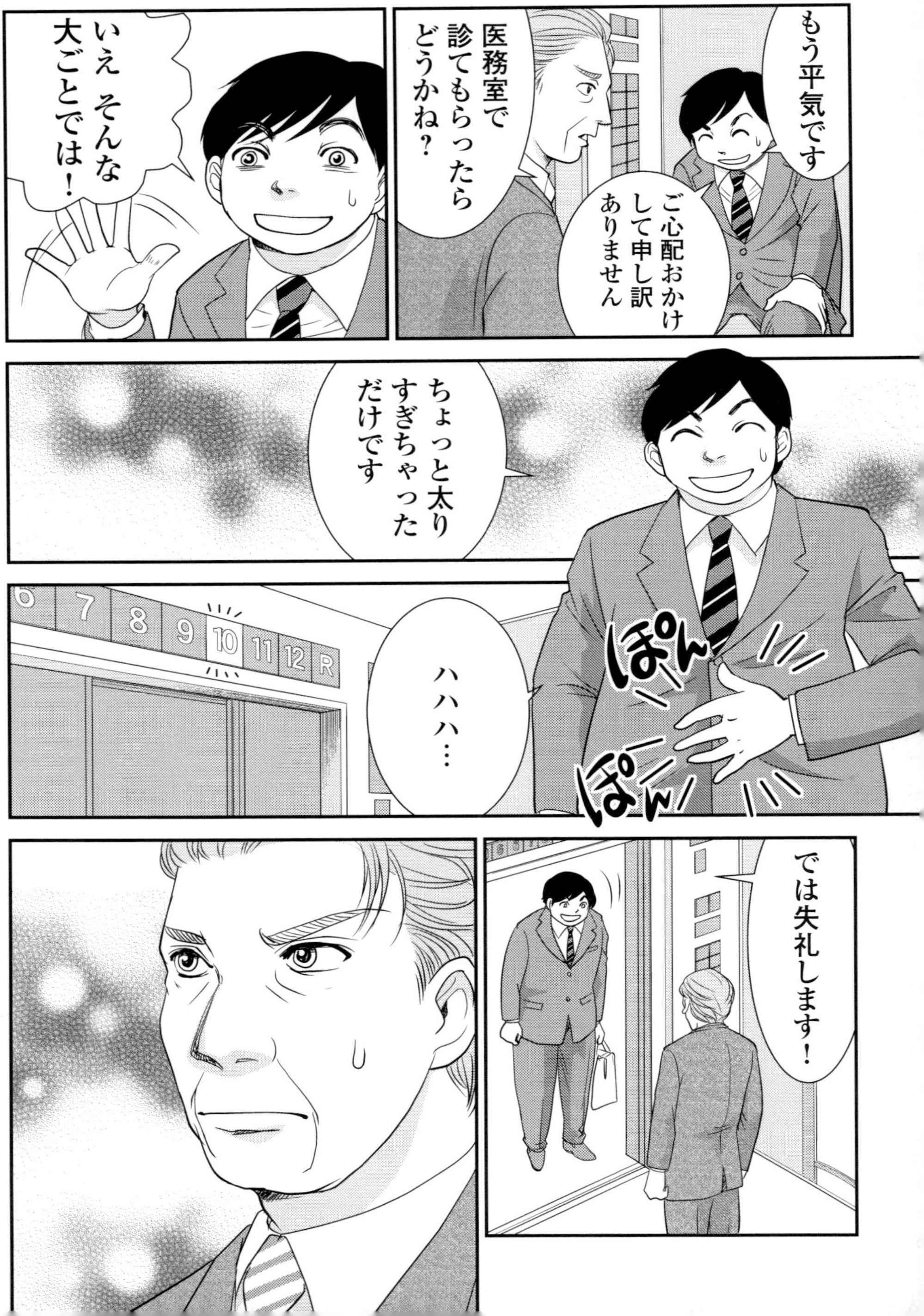
もう平気です
ご心配おかけして申し訳ありません
医務室で診てもらったらどうかね？
いえ そんな大ごとでは！
ちょっと太りすぎちゃっただけです
7 8 9 10 11 12 R
ぽん
ぽん
ハハハ…
では失礼します！

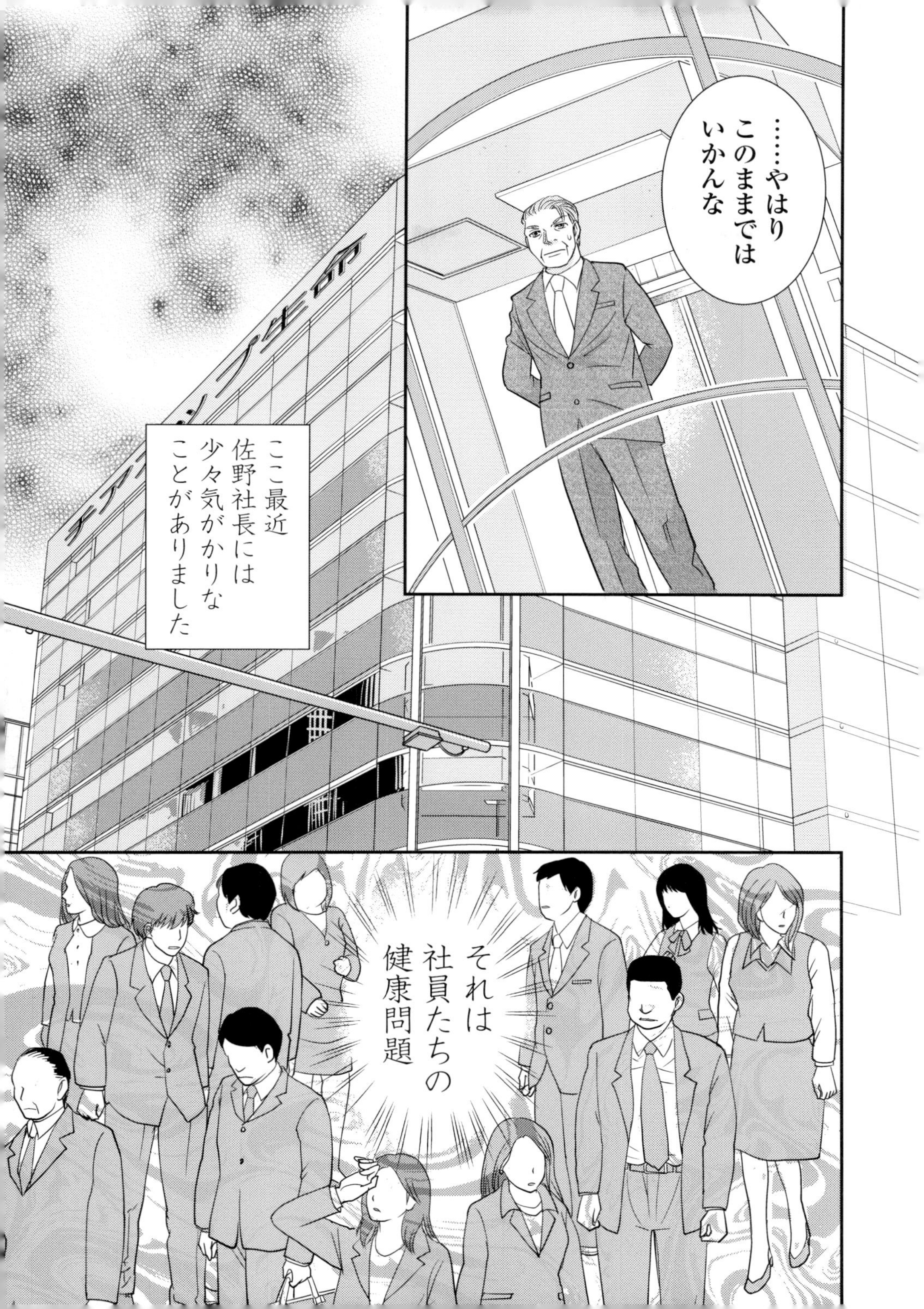
……やはり このままでは いかんな
ここ最近 佐野社長には 少々気がかりな ことがありました
それは 社員たちの 健康問題

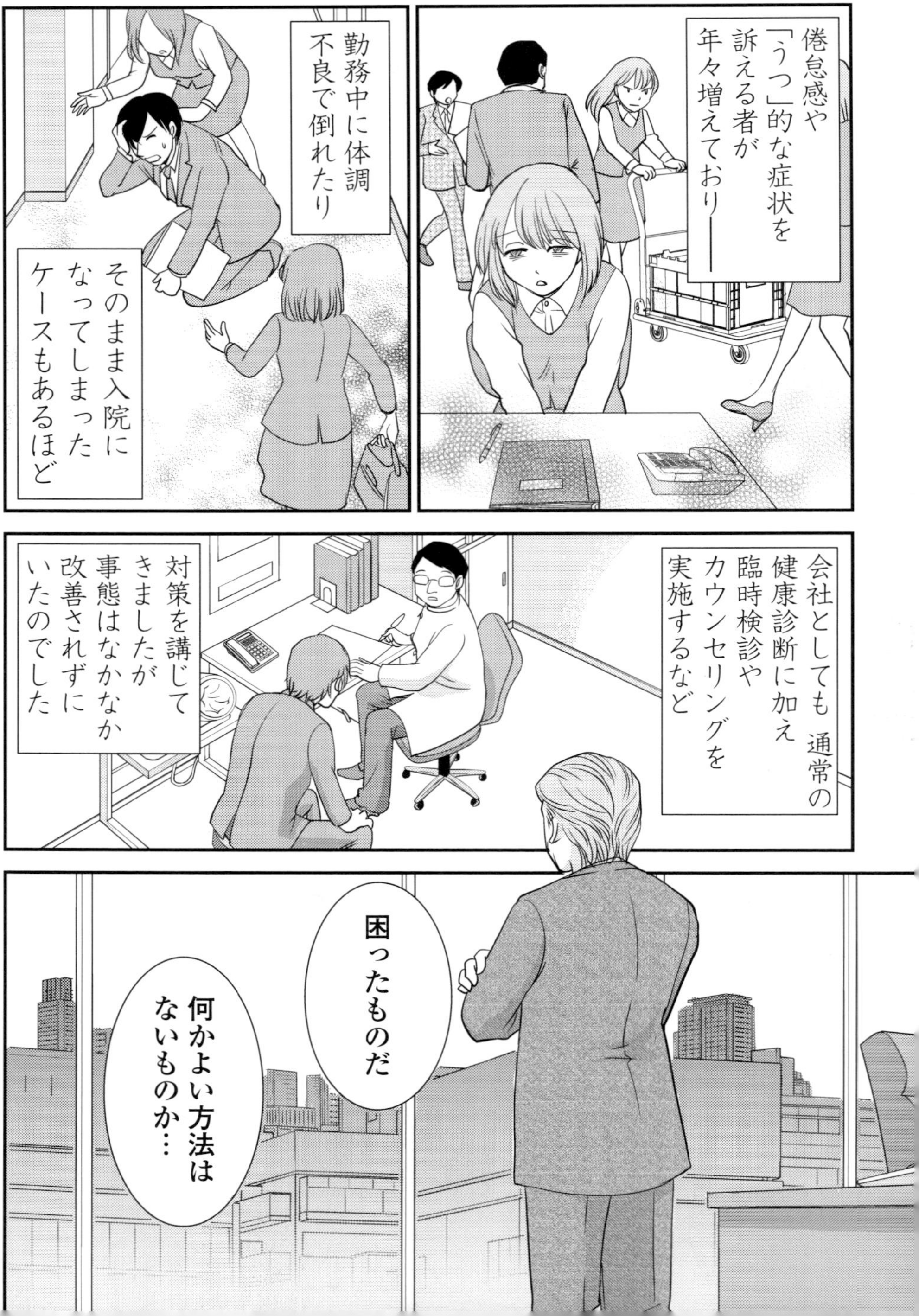
倦怠感や「うつ」的な症状を訴える者が年々増えており――
勤務中に体調不良で倒れたり
そのまま入院になってしまったケースもあるほど
会社としても 通常の健康診断に加え臨時検診やカウンセリングを実施するなど
対策を講じてきましたが事態はなかなか改善されずにいたのでした
困ったものだ
何かよい方法はないものか…

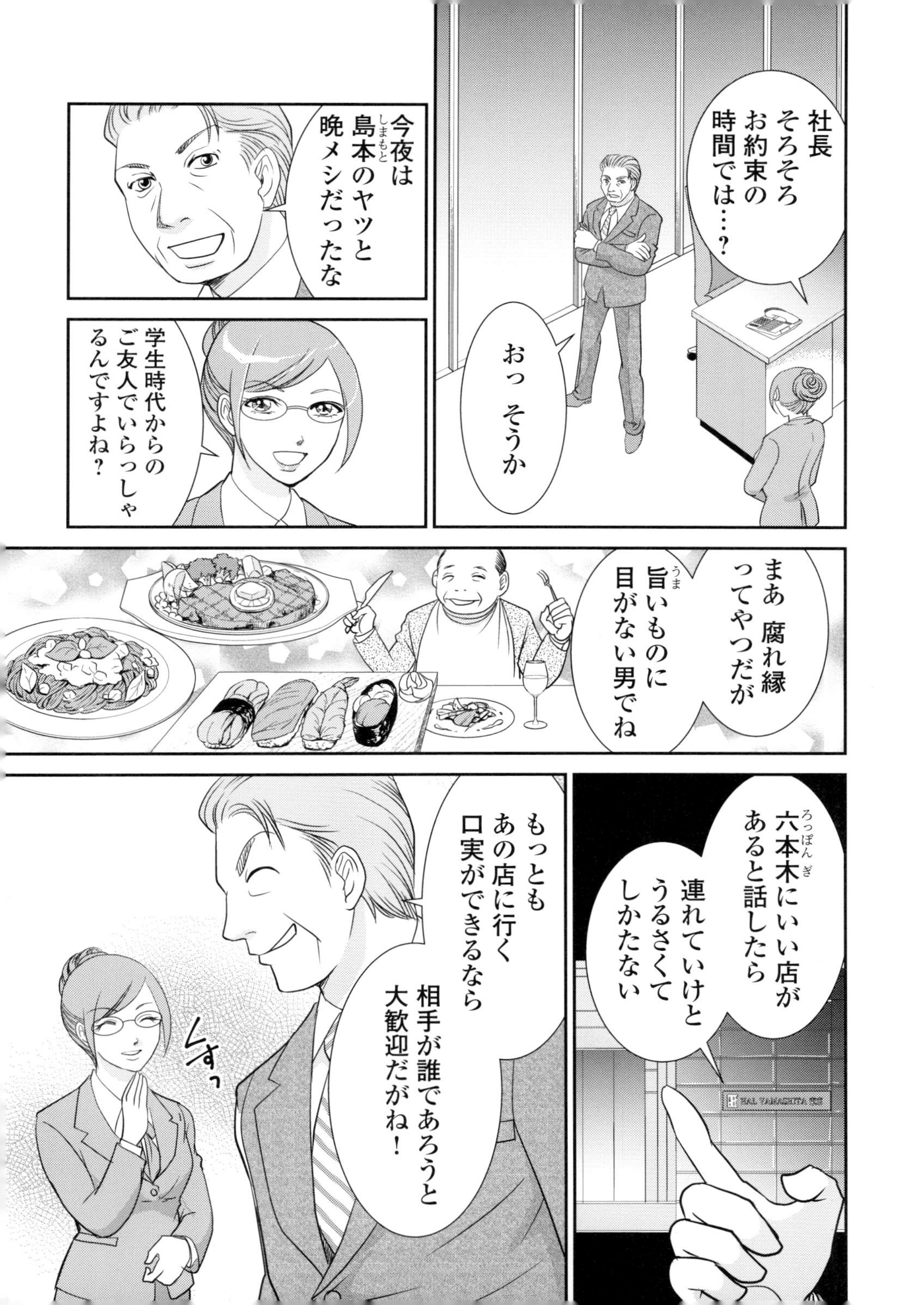
社長 そろそろ お約束の 時間では…？
おっ そうか
今夜は 島本《しまもと》のヤツと 晩メシだったな
学生時代からの ご友人でいらっしゃるんですよね？
まあ 腐れ縁ってやつだが 旨《うま》いものに 目がない男でね
六本木《ろっぽんぎ》にいい店が あると話したら
連れていけと うるさくて しかたない
もっとも あの店に行く 口実ができるなら 相手が誰であろうと 大歓迎だがね！
くすっ

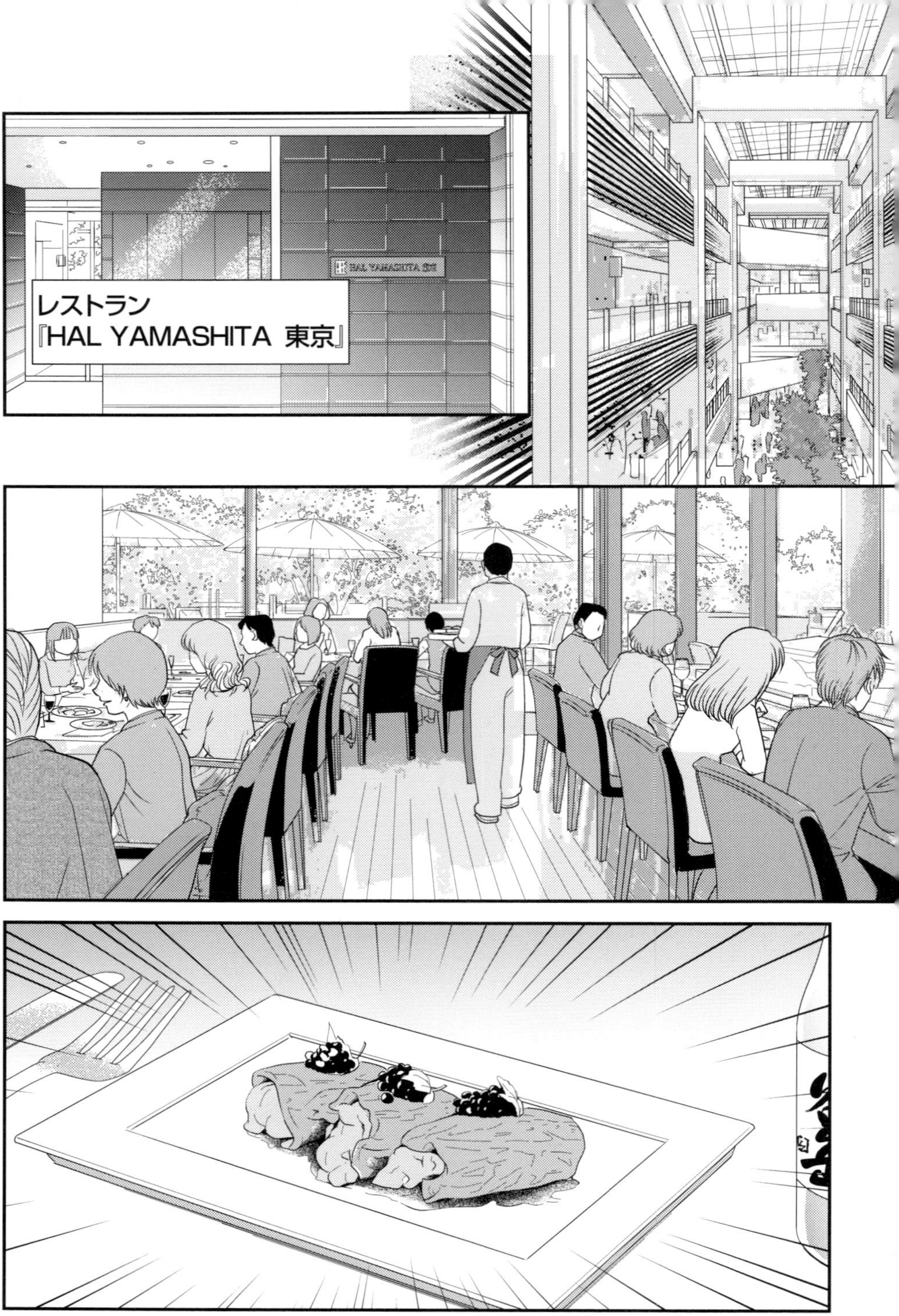
レストラン
『HAL YAMASHITA 東京』

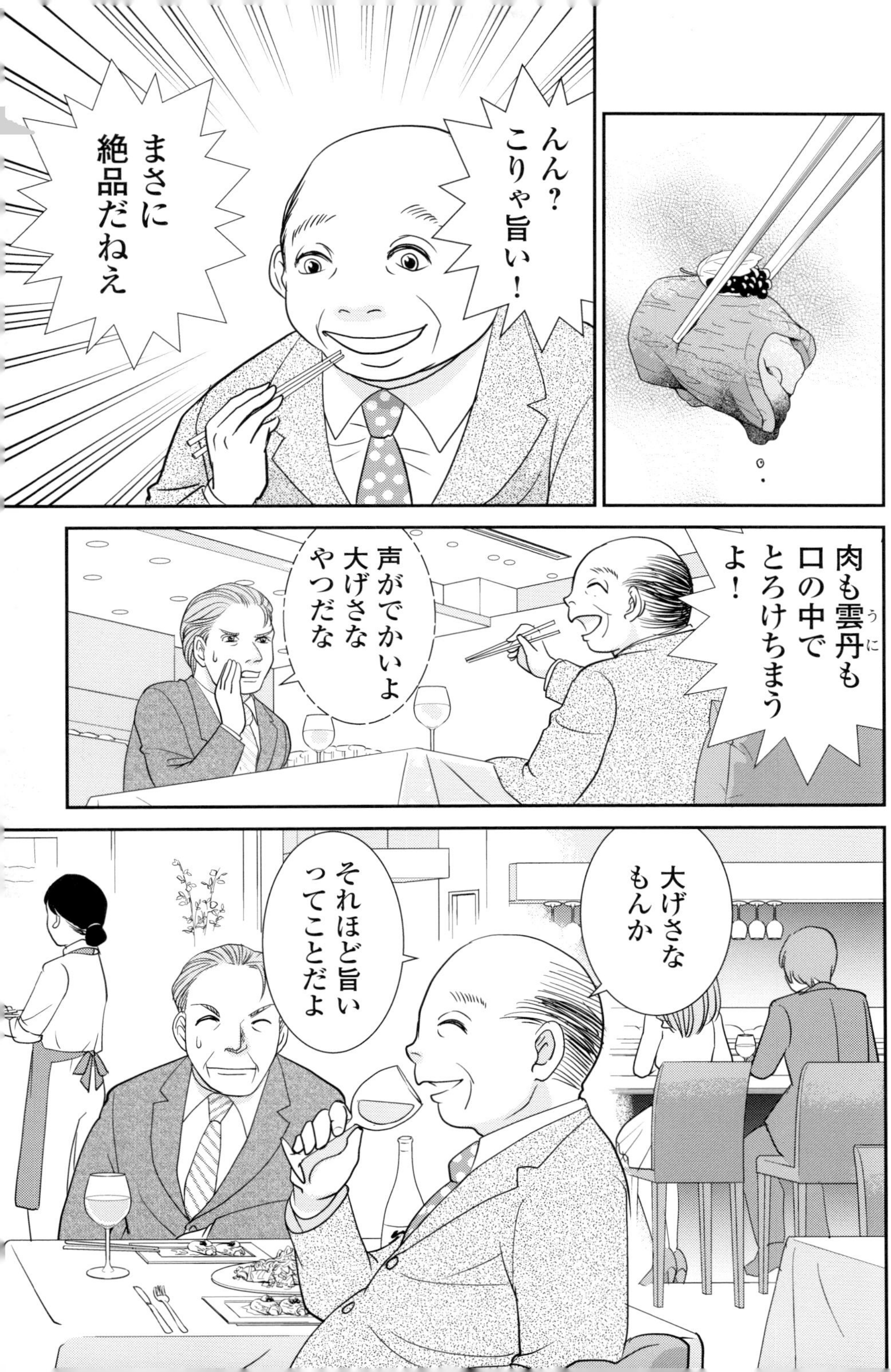
んん？こりゃ旨い！
まさに絶品だねえ
肉も雲丹《うに》も口の中でとろけちまうよ！
声がでかいよ大げさなやつだな
大げさなもんか
それほど旨いってことだよ

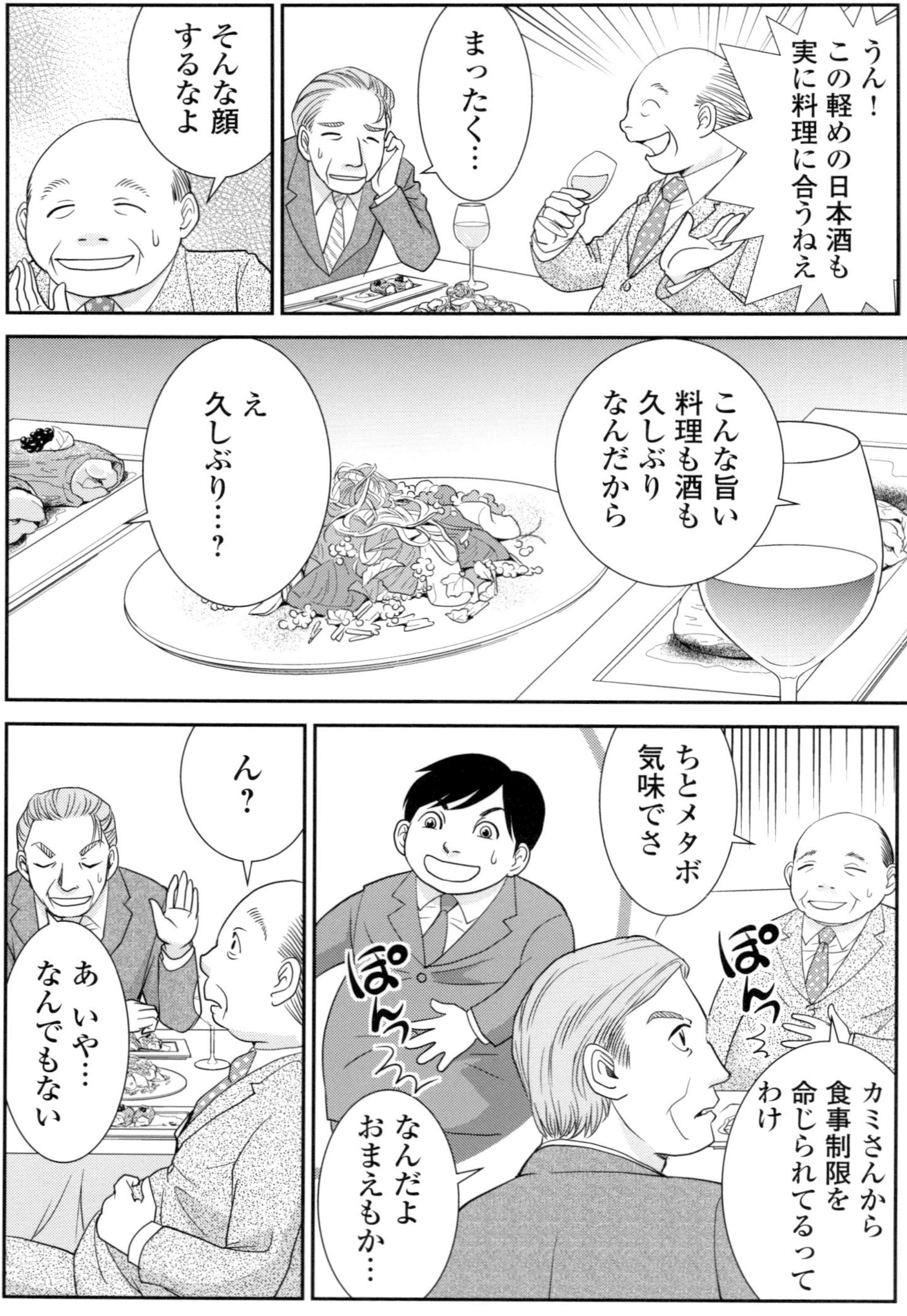
うん！
この軽めの日本酒も
実に料理に合うねえ
まったく…
そんな顔
するなよ
こんな旨い
料理も酒も
久しぶり
なんだから
え
久しぶり…？
ちとメタボ
気味でさ
ぽんっ
ぽんっ
カミさんから
食事制限を
命じられてるって
わけ
なんだよ
おまえもか…
ん？
あ いや…
なんでもない

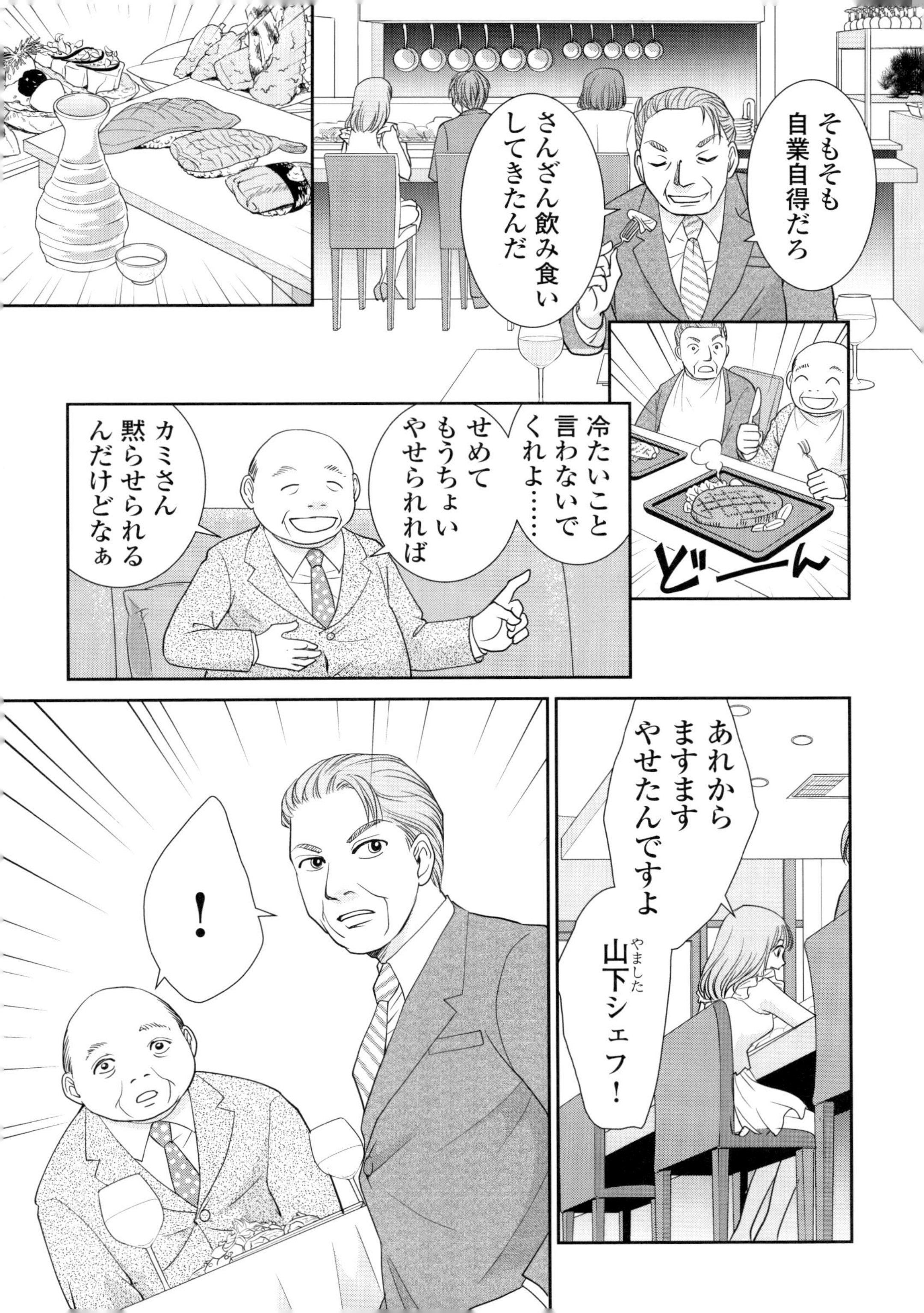
そもそも自業自得だろ
さんざん飲み食いしてきたんだ
どーーん
冷たいこと言わないでくれよ……
せめてもうちょいやせられれば
カミさん黙らせられるんだけどなぁ
あれからますますやせたんですよ
山下《やました》シェフ！
！

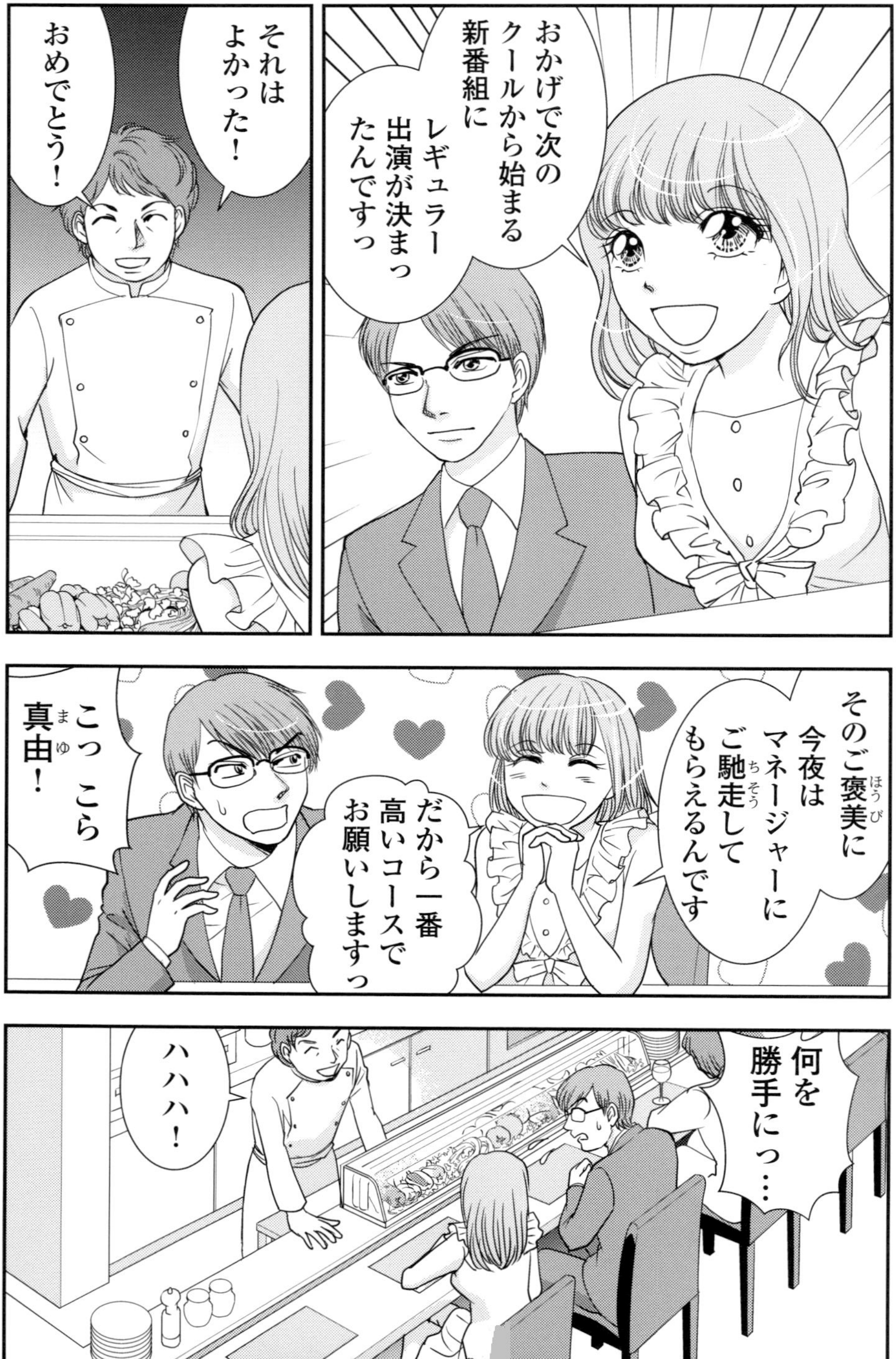
おかげで次のクールから始まる新番組にレギュラー出演が決まったんですっ
それはよかった!
おめでとう!
そのご褒美《ほうび》に今夜はマネージャーにご馳走《ちそう》してもらえるんです
だから一番高いコースでお願いしますっ
こっ こら 真由《まゆ》!
何を勝手にっ…
ハハハ!

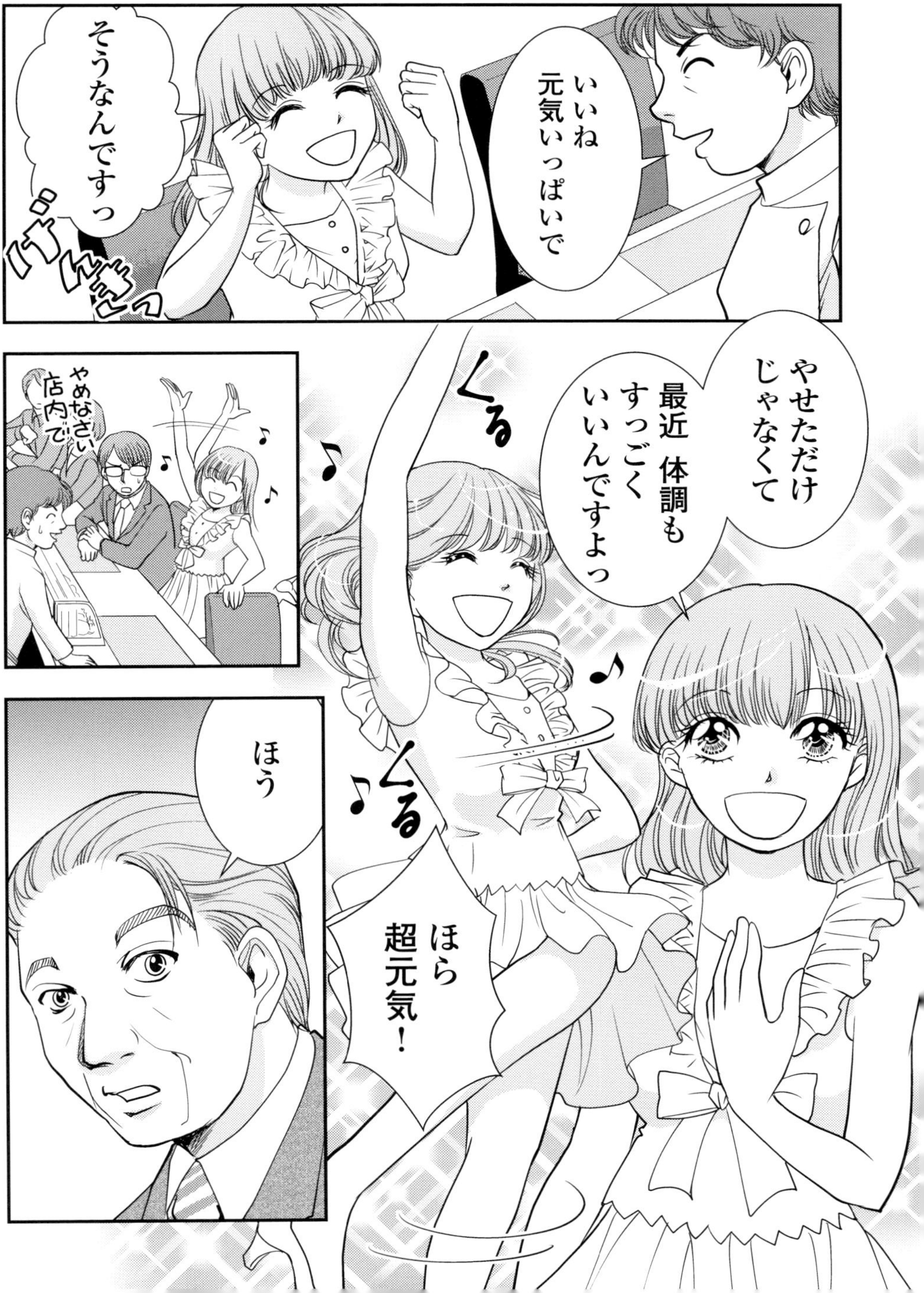
いいね
元気いっぱいで
そうなんですっ
げんきっ
やせただけじゃなくて
最近 体調もすっごくいいんですよっ
くる
やめなさい
店内で
くる
ほら
超元気!
ほう

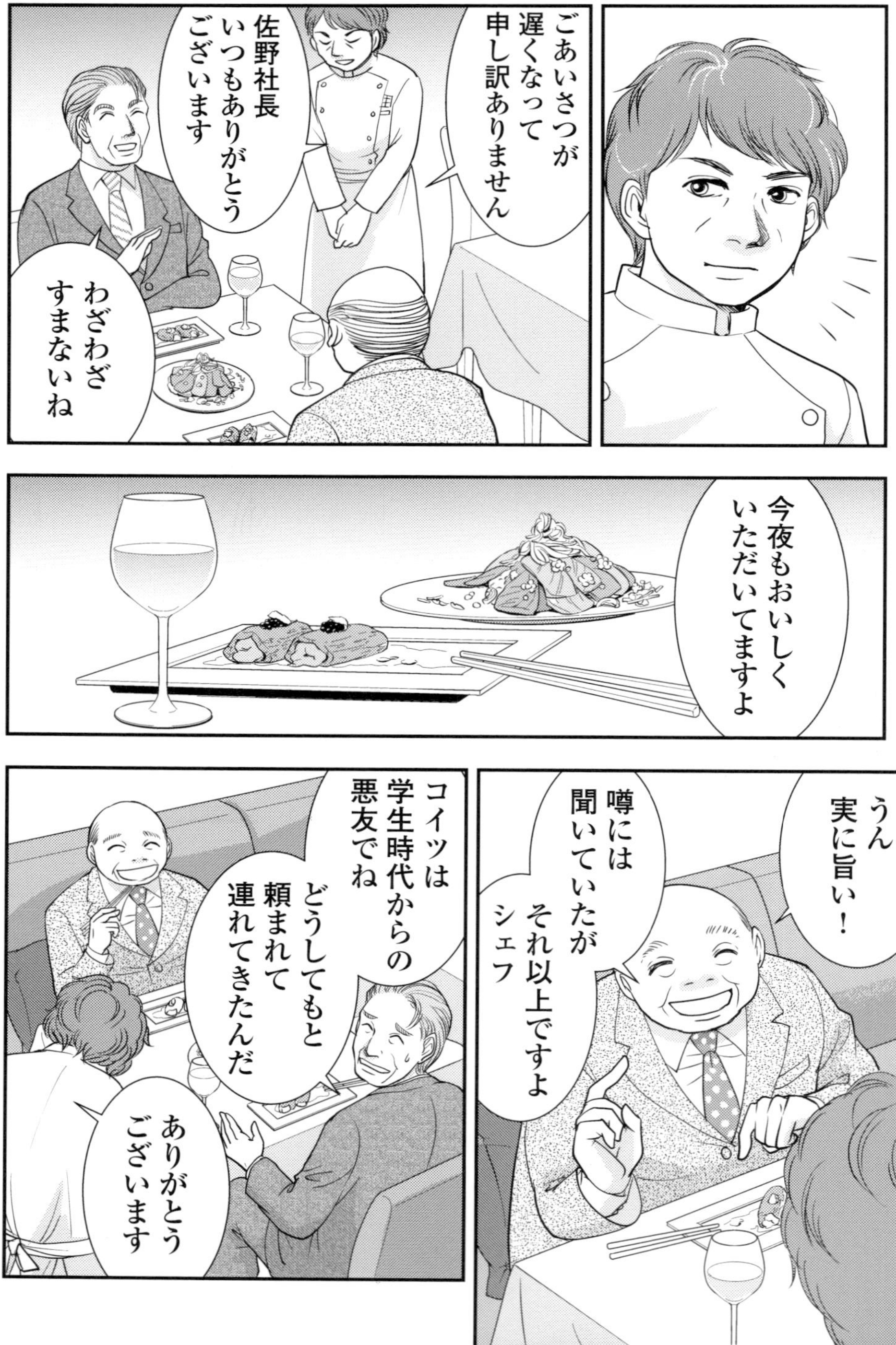
ごあいさつが遅くなって申し訳ありません
佐野社長いつもありがとうございます
わざわざすまないね
今夜もおいしくいただいてますよ
うん実に旨い！
噂には聞いていたがそれ以上ですよシェフ
コイツは学生時代からの悪友でね
どうしてもと頼まれて連れてきたんだ
ありがとうございます

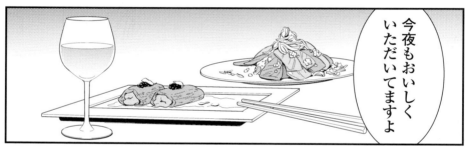

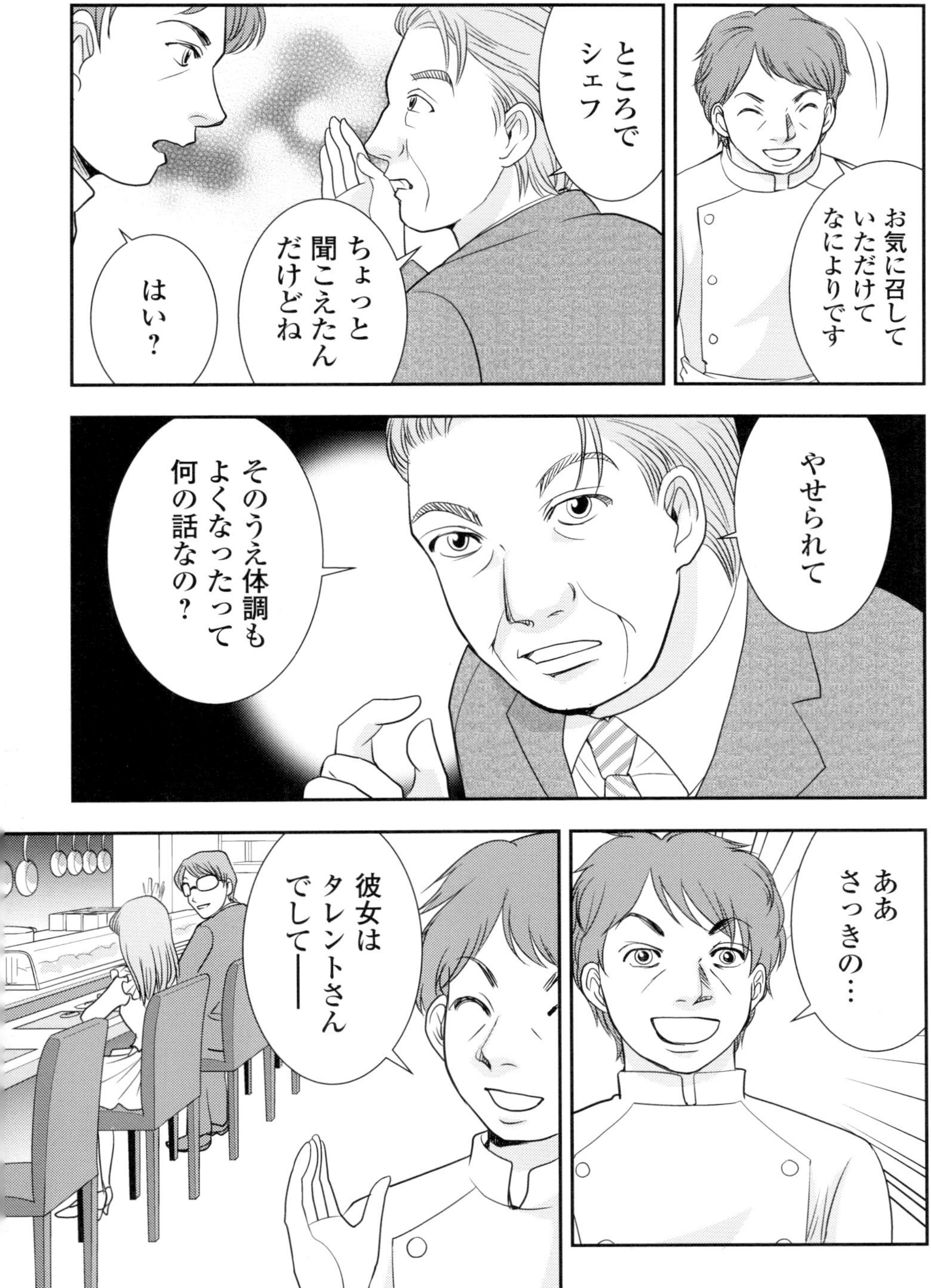
お気に召していただけてなによりです
ところでシェフ
ちょっと聞こえたんだけどね
はい？
やせられて
そのうえ体調もよくなったって何の話なの？
ああさっきの…
彼女はタレントさんでして――

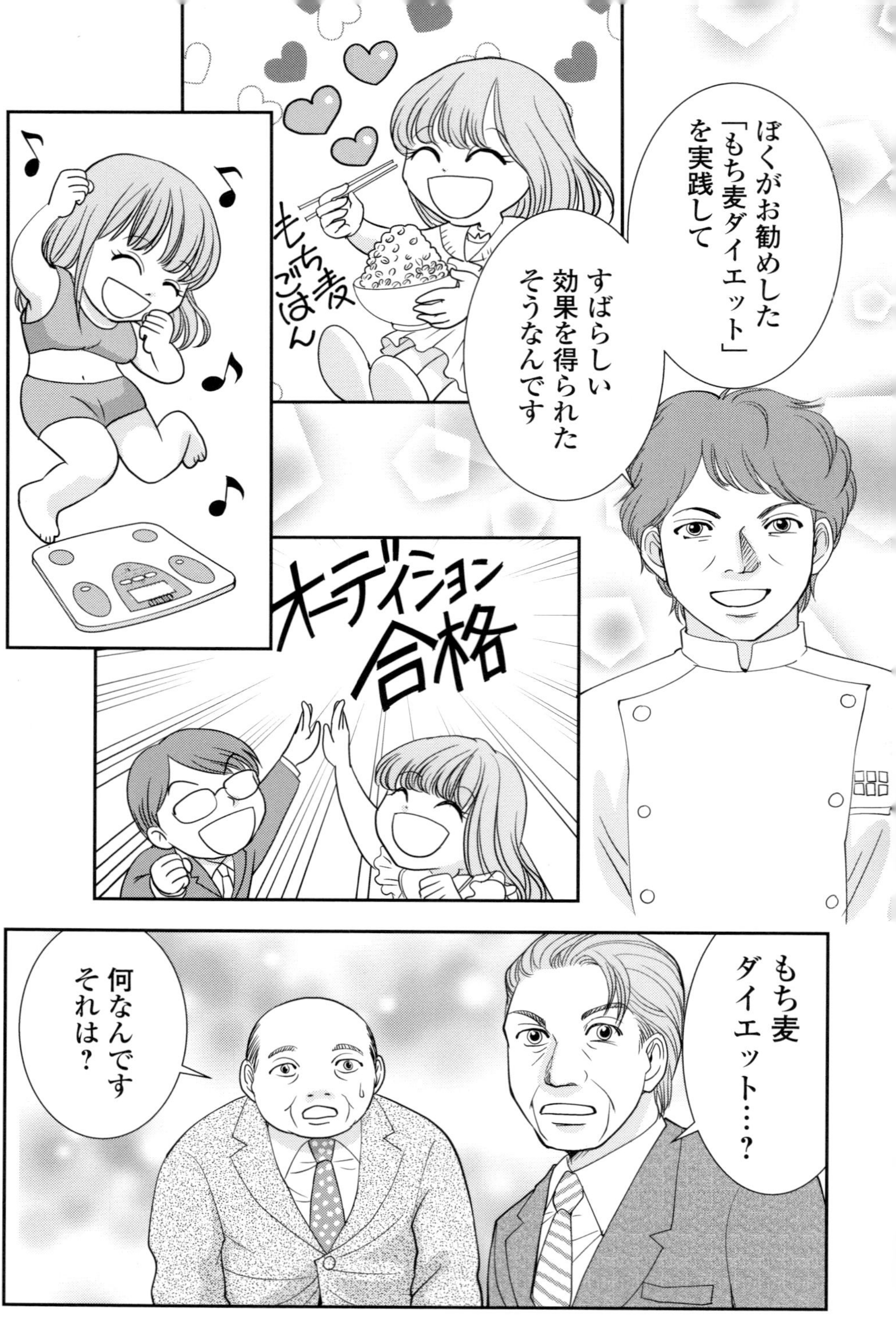
ぼくがお勧めした「もち麦ダイエット」を実践して
すばらしい効果を得られたそうなんです
もち麦ごはん
オーディション合格
もち麦ダイエット…？
何なんですそれは？

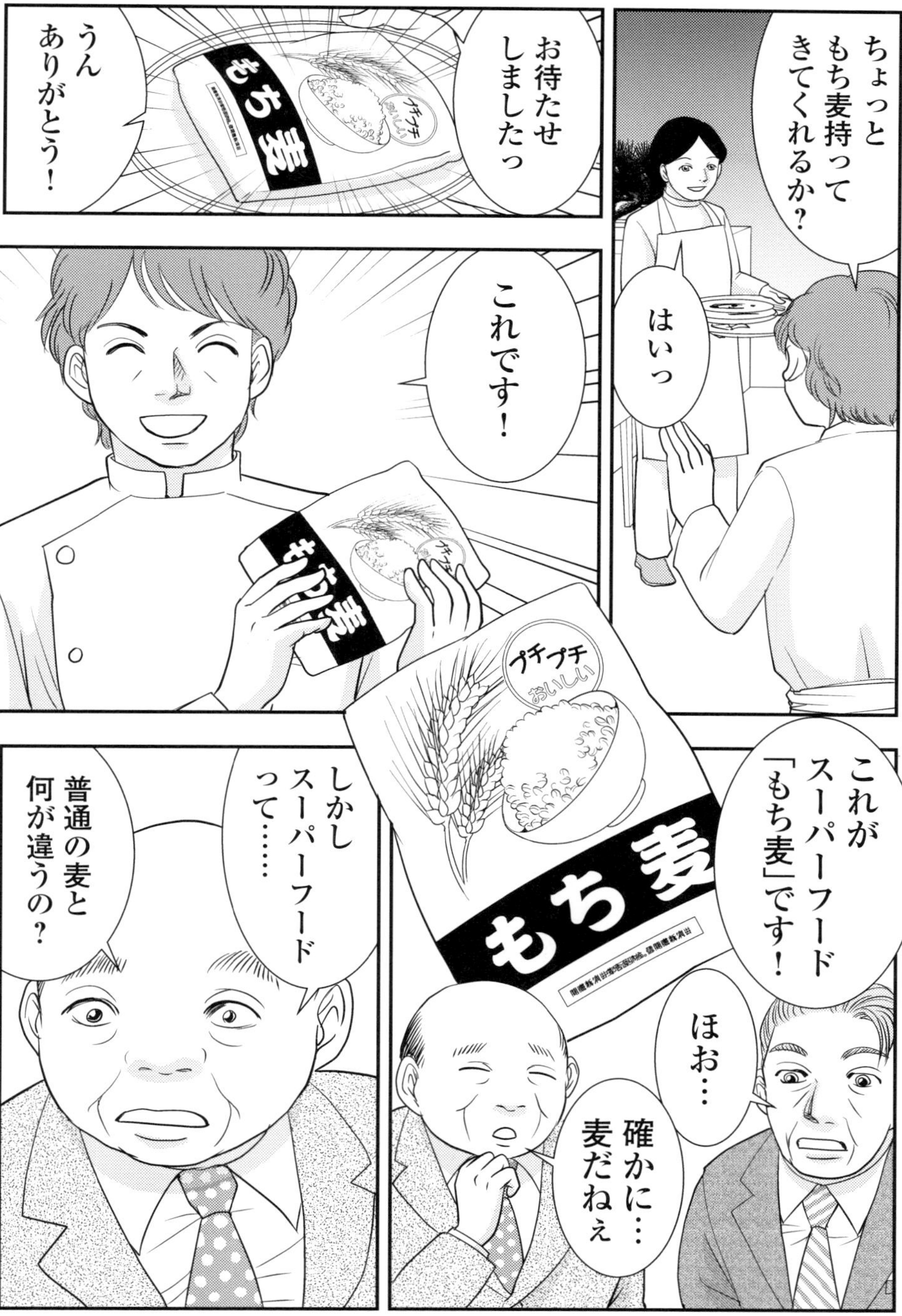

ちょっと もち麦持って きてくれるか？
はいっ
お待たせ しましたっ
うん ありがとう！
これです！
これが スーパーフード「もち麦」です！
もち麦
プチプチ おいしい
ほお…
確かに… 麦だねぇ
しかし スーパーフード って……
普通の麦と 何が違うの？

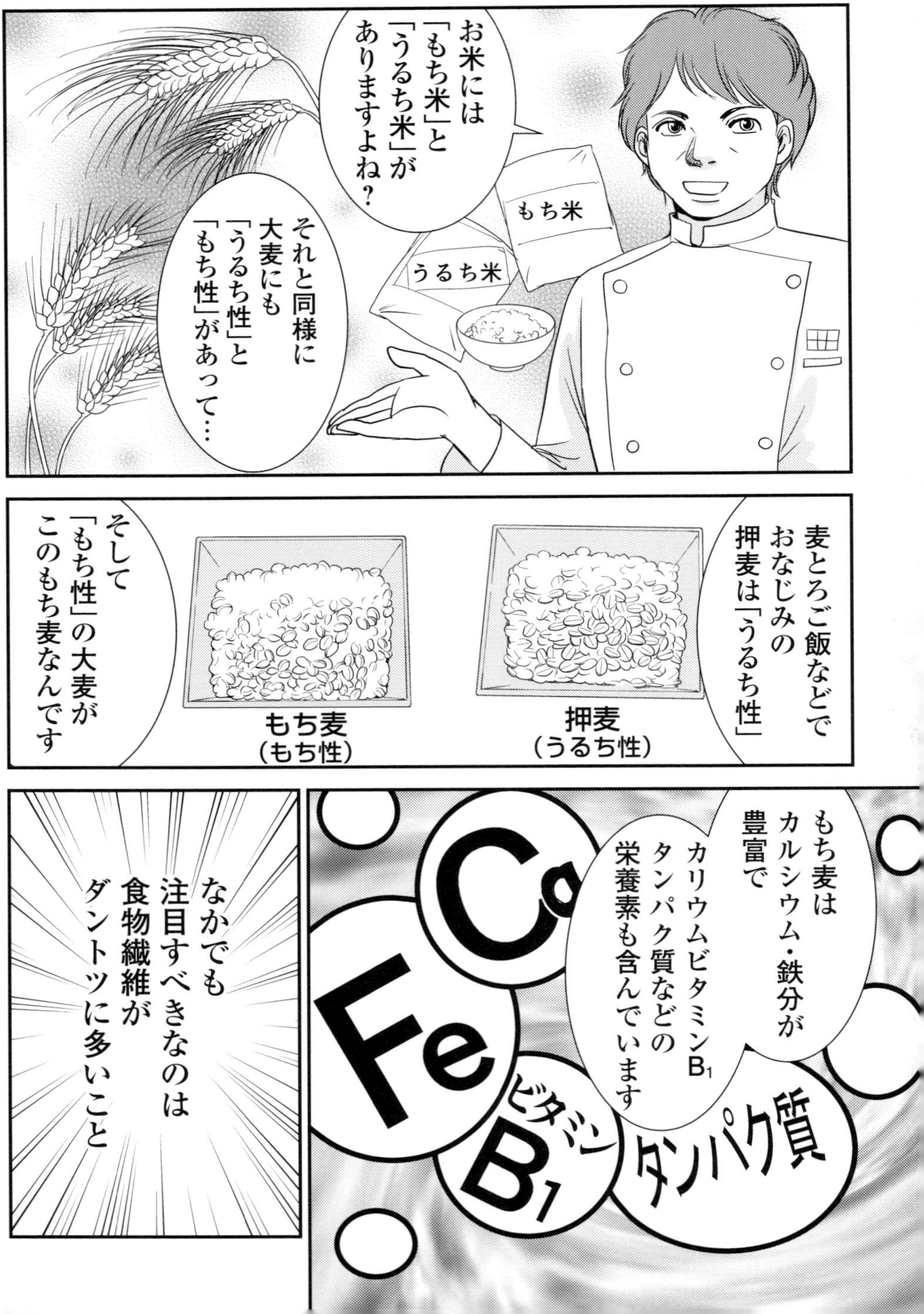
お米には「もち米」と「うるち米」がありますよね？
もち米
うるち米
それと同様に大麦にも「うるち性」と「もち性」があって…
麦とろご飯などでおなじみの押麦は「うるち性」
押麦
（うるち性）
もち麦
（もち性）
そして「もち性」の大麦がこのもち麦なんです
もち麦はカルシウム・鉄分が豊富でカリウムビタミンB_1タンパク質などの栄養素も含んでいます
Ca
Fe
ビタミン
B_1
タンパク質
なかでも注目すべきなのは食物繊維がダントツに多いこと

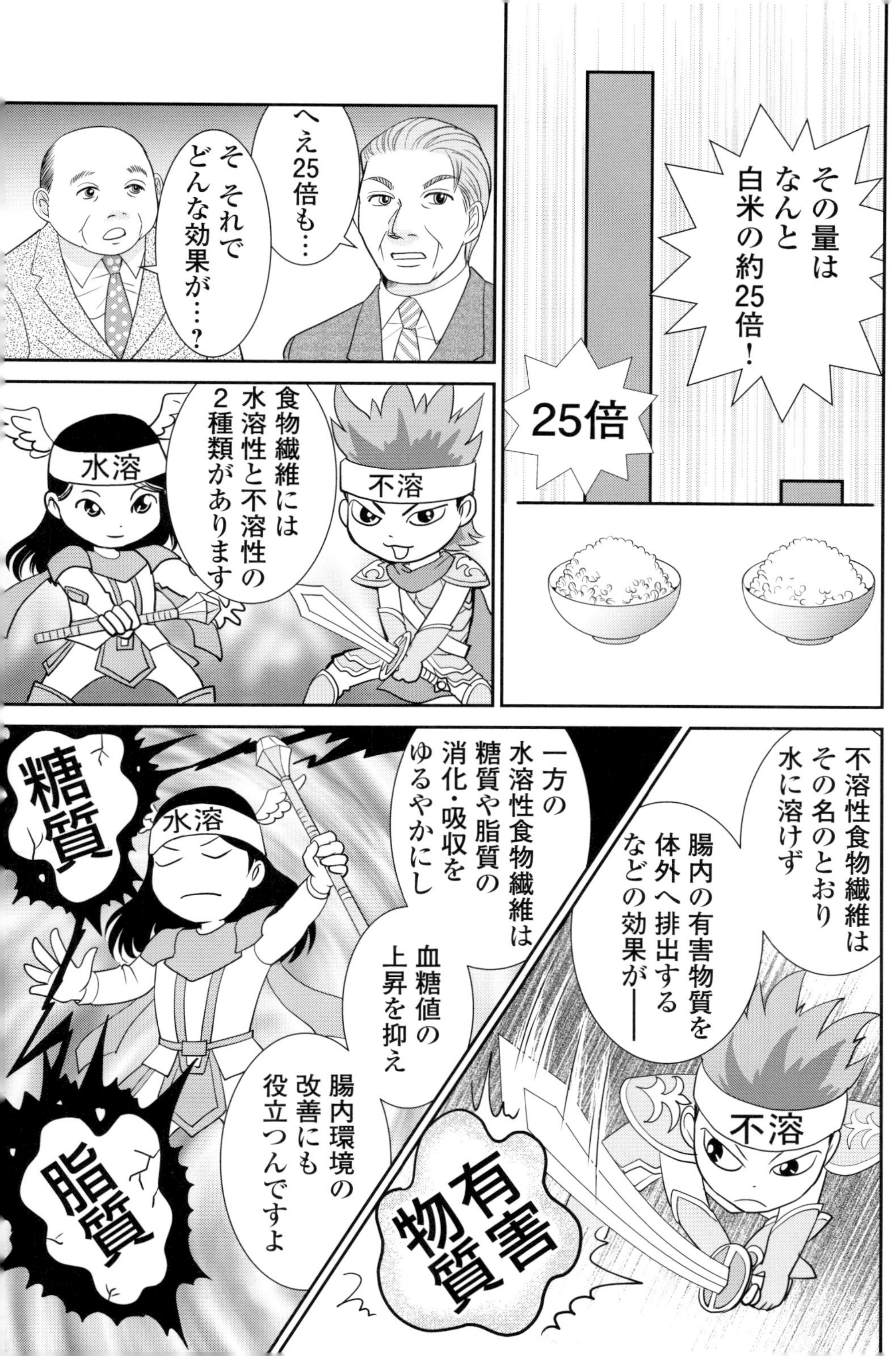
その量は
なんと
白米の約25倍！
25倍
へえ25倍も…
そ それで
どんな効果が…？
食物繊維には
水溶性と不溶性の
2種類があります
水溶
不溶
不溶性食物繊維は
その名のとおり
水に溶けず
腸内の有害物質を
体外へ排出する
などの効果が――
不溶
有害
物質
一方の
水溶性食物繊維は
糖質や脂質の
消化・吸収を
ゆるやかにし
血糖値の
上昇を抑え
腸内環境の
改善にも
役立つんですよ
水溶
糖質
脂質

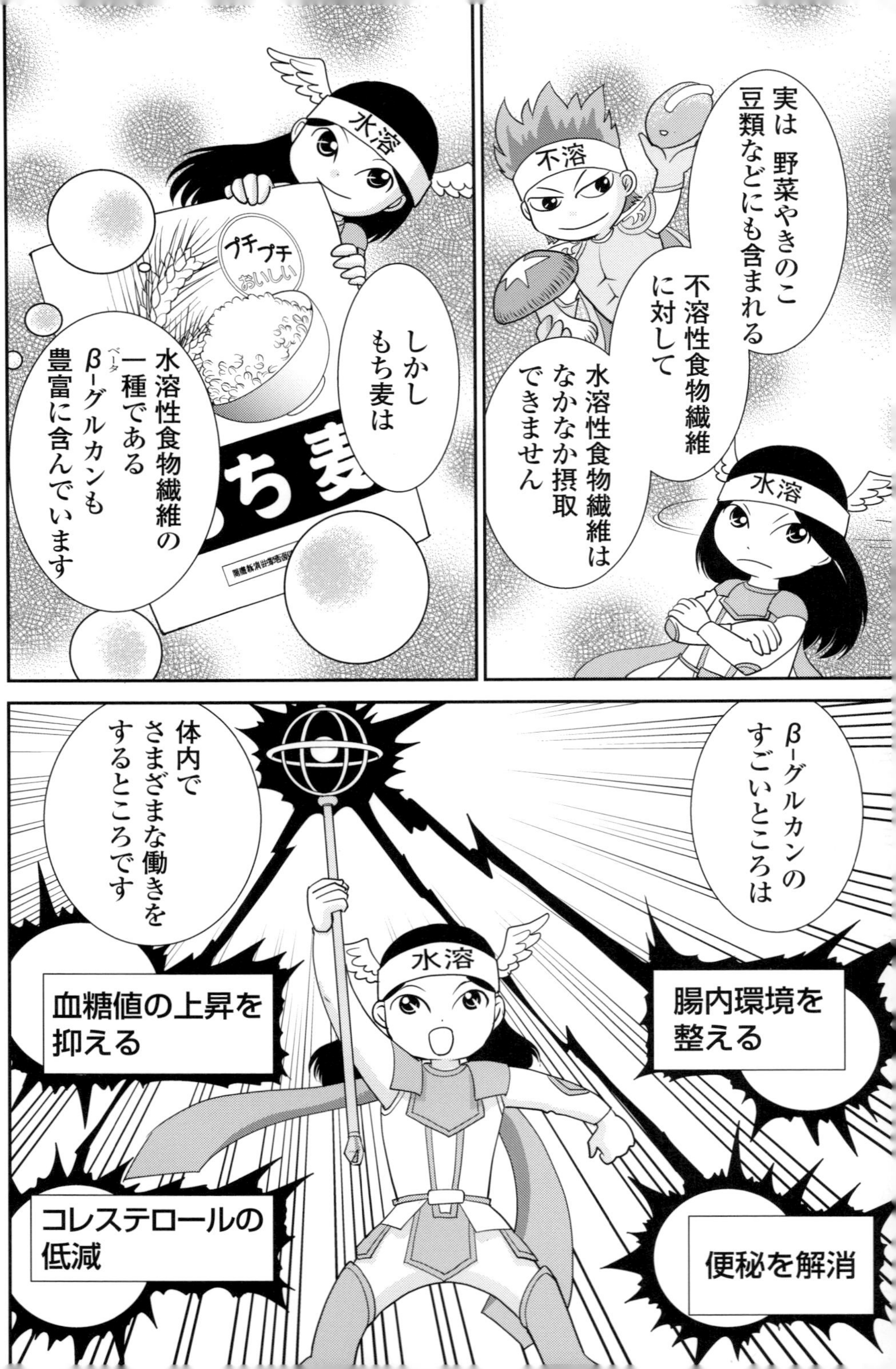

実は 野菜やきのこ
豆類などにも含まれる
不溶性食物繊維
に対して
水溶性食物繊維は
なかなか摂取
できません
不溶
水溶
しかし
もち麦は
水溶性食物繊維の
一種である
β《ベータ》-グルカンも
豊富に含んでいます
水溶
プチプチ
おいしい
ち麦
β-グルカンの
すごいところは
体内で
さまざまな働きを
するところです
水溶
腸内環境を整える
血糖値の上昇を抑える
便秘を解消
コレステロールの低減

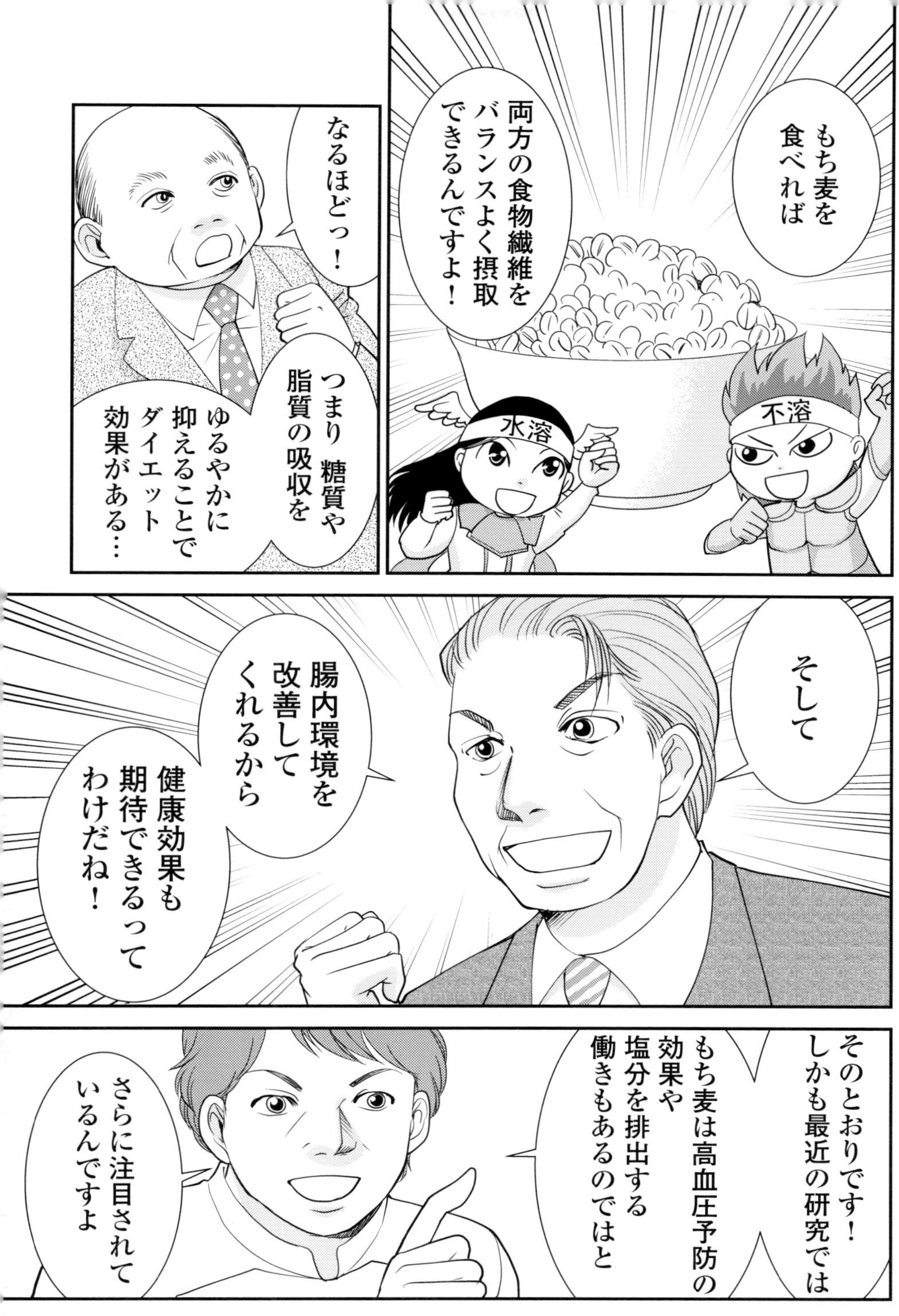
もち麦を食べれば
両方の食物繊維をバランスよく摂取できるんですよ！
不溶
水溶
なるほどっ！
つまり 糖質や脂質の吸収をゆるやかに抑えることでダイエット効果がある…
そして
腸内環境を改善してくれるから
健康効果も期待できるってわけだね！
そのとおりです！しかも最近の研究ではもち麦は高血圧予防の効果や塩分を排出する働きもあるのではと
さらに注目されているんですよ

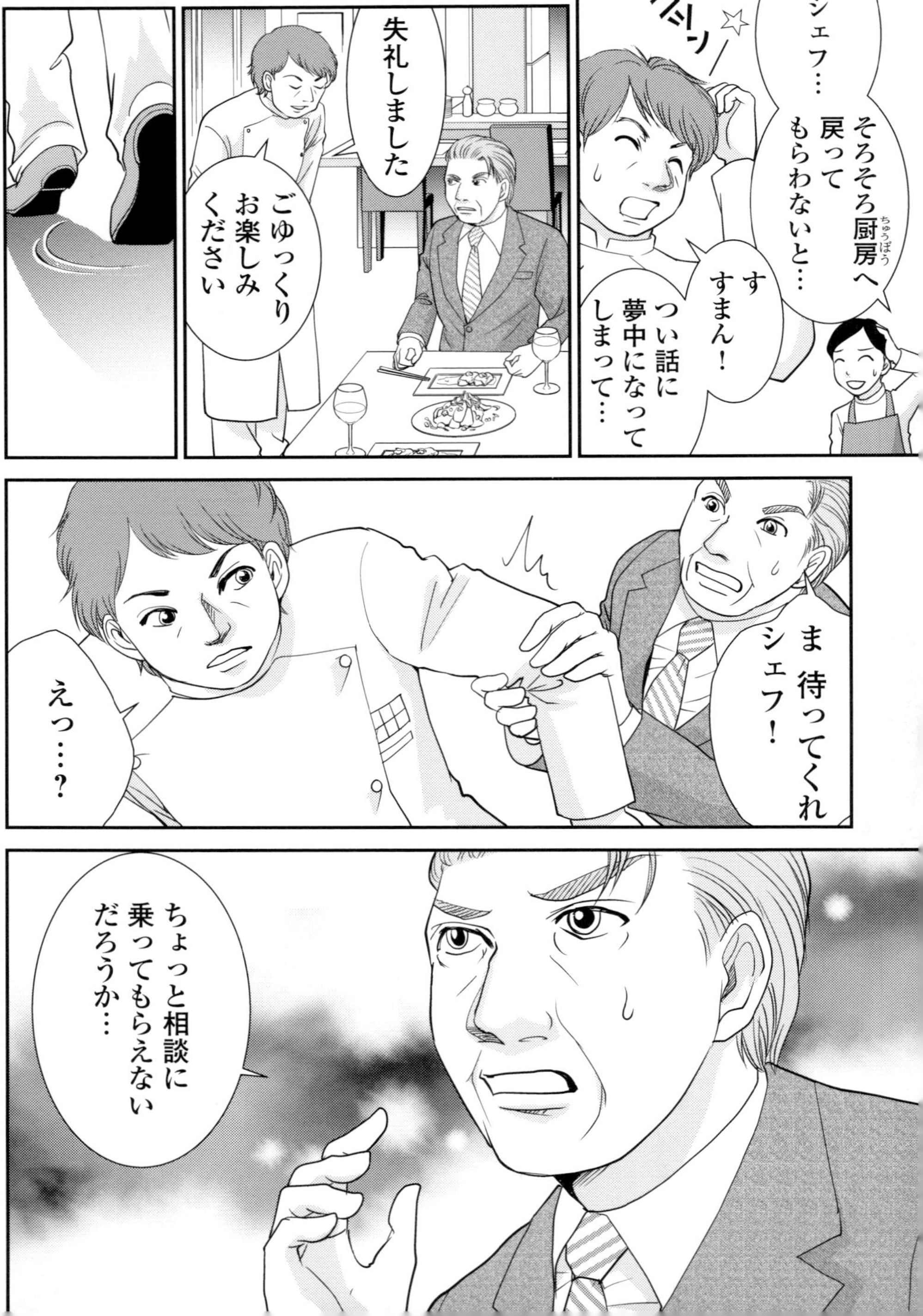
あのシェフ… そろそろ厨房《ちゅうぼう》へ 戻って もらわないと…
す すまん！ つい話に 夢中になって しまって…
失礼しました
ごゆっくり お楽しみ ください
ま 待ってくれ シェフ！
えっ…？
ちょっと相談に 乗ってもらえない だろうか…

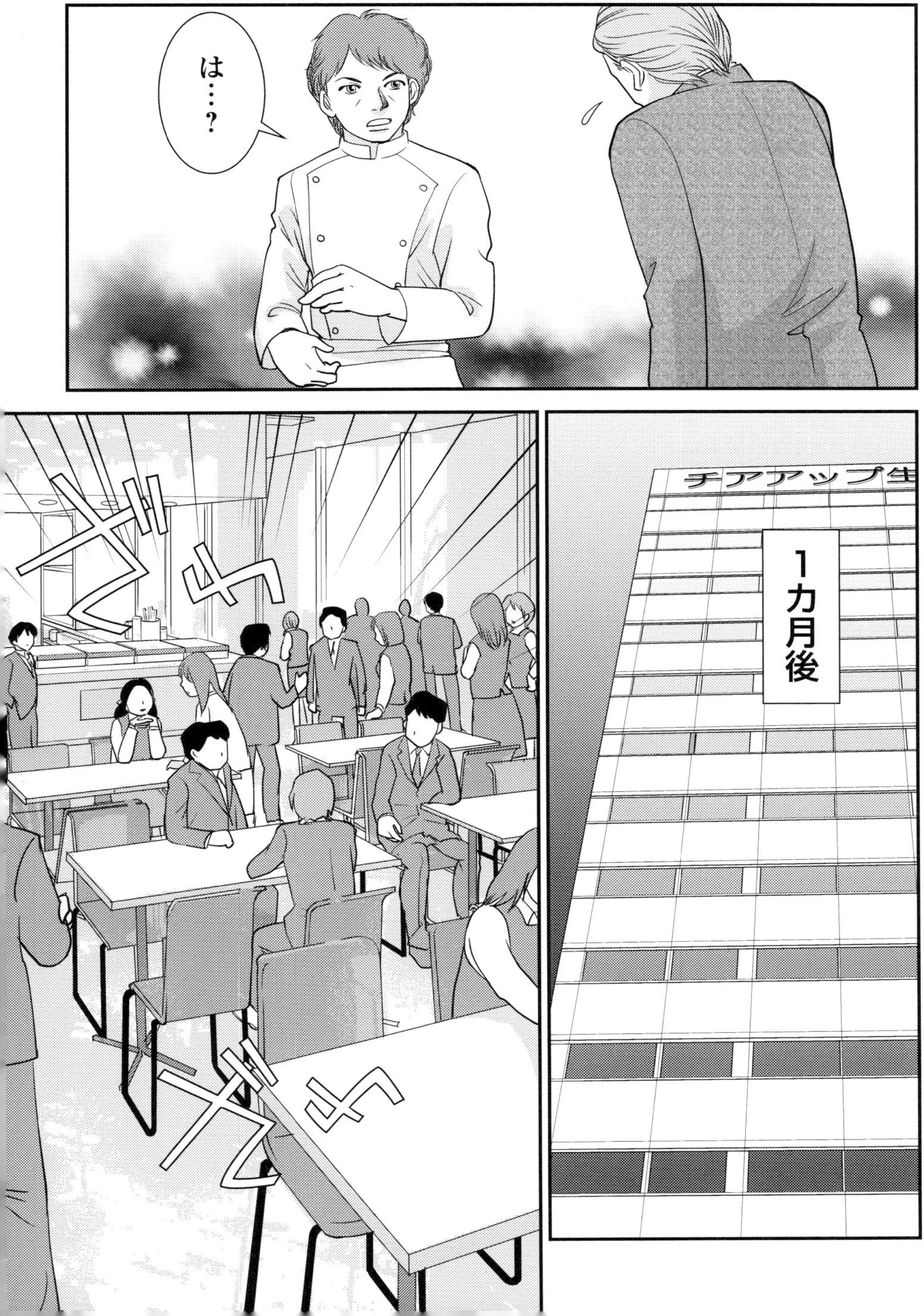
は…？
チアアップ生
1カ月後
ザワ
ザワ

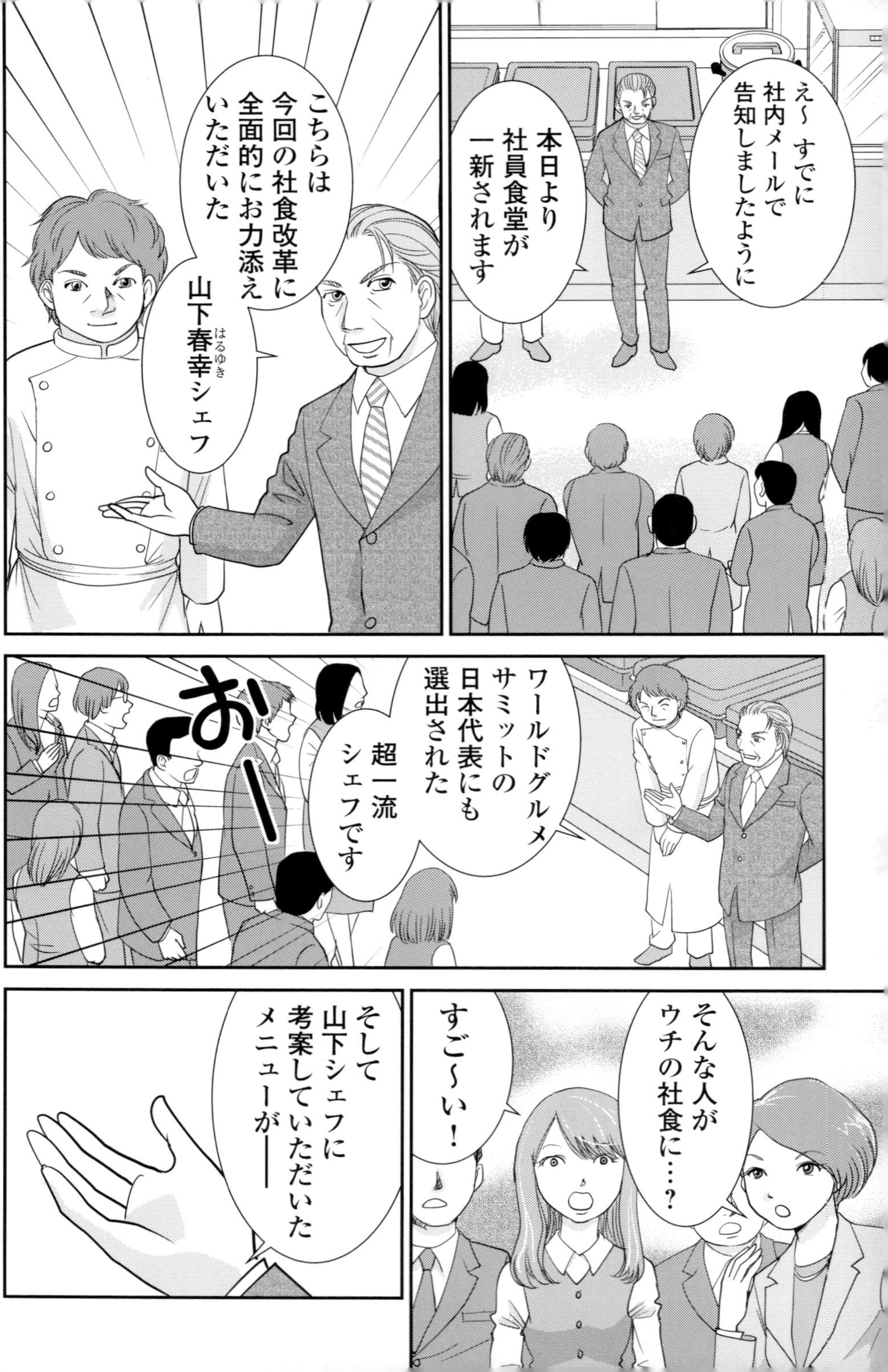
え～ すでに社内メールで告知しましたように
本日より社員食堂が一新されます
こちらは今回の社食改革に全面的にお力添えいただいた
山下春幸《はるゆき》シェフ
ワールドグルメサミットの日本代表にも選出された
超一流シェフです
おー
そんな人がウチの社食に…？
すご～い！
そして山下シェフに考案していただいたメニューが――

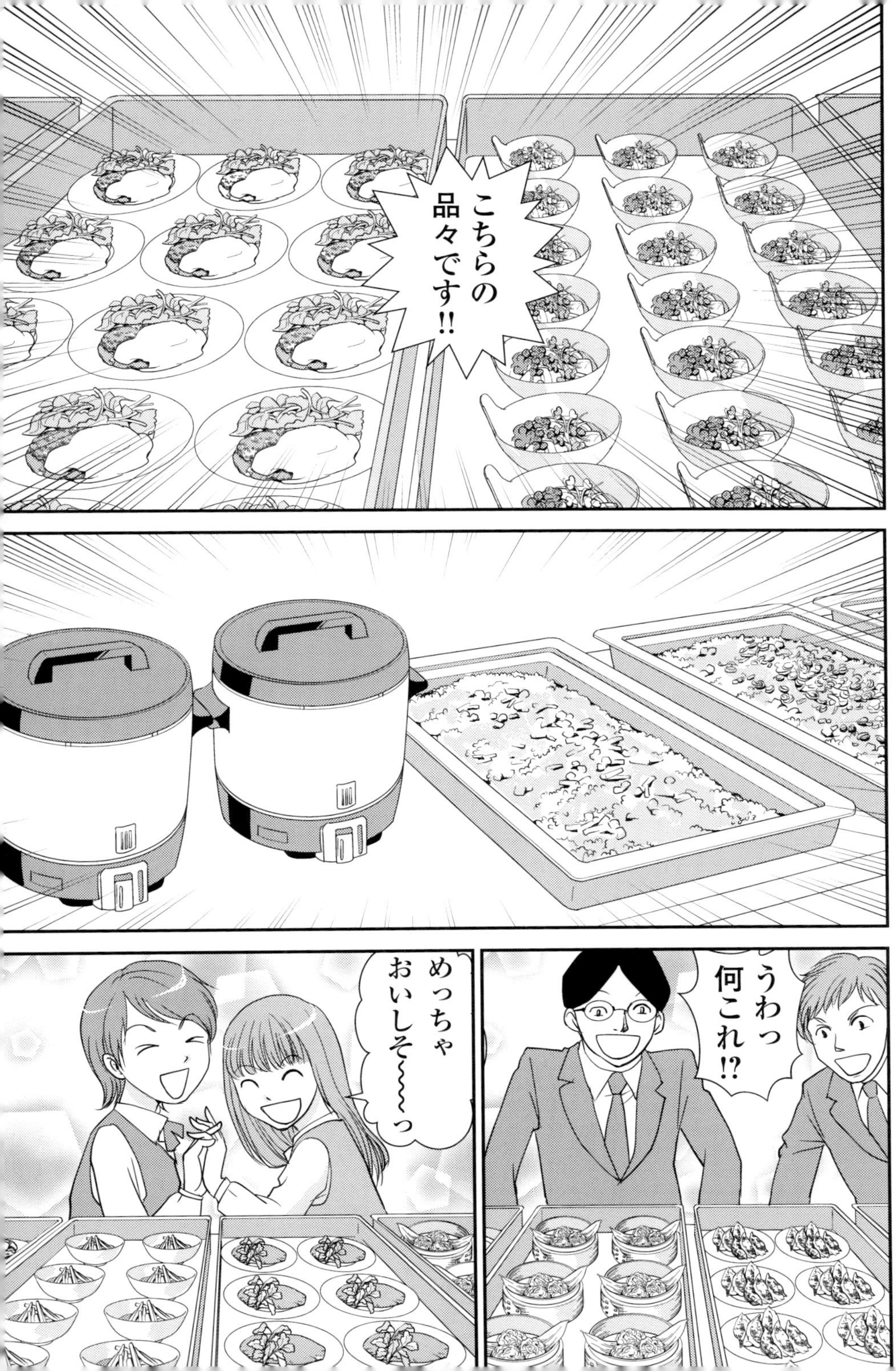
こちらの品々です!!
うわっ何これ!?
めっちゃおいしそ〜〜〜っ

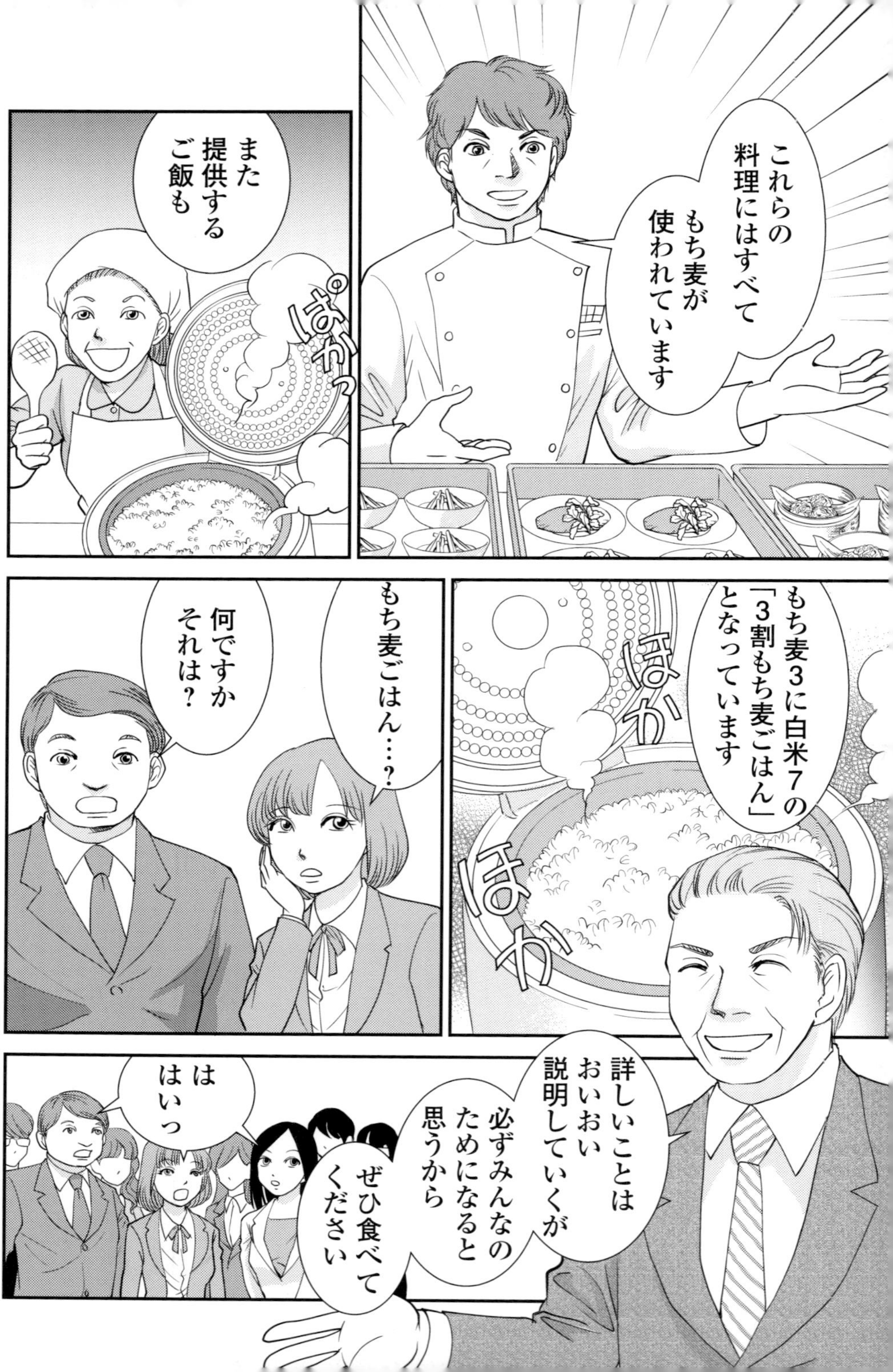

これらの料理にはすべて
もち麦が使われています
また提供するご飯も
ぱかっ
もち麦3に白米7の「3割もち麦ごはん」となっています
ほか
ほか
もち麦ごはん…?
何ですかそれは?
詳しいことはおいおい説明していくが必ずみんなのためになると思うから
ぜひ食べてください
ははいっ

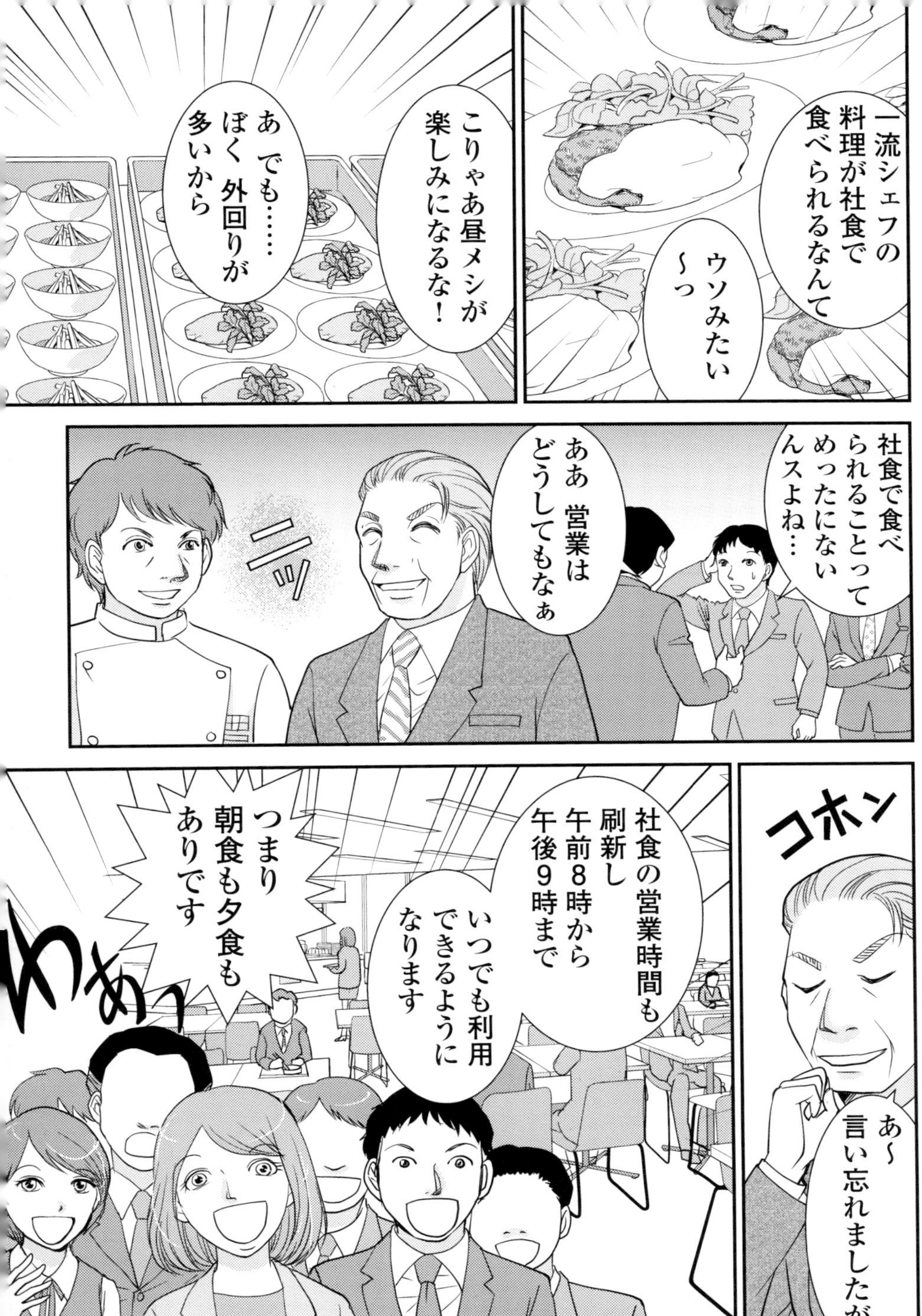
一流シェフの料理が社食で食べられるなんて
ウソみたい～っ
こりゃあ昼メシが楽しみになるな！
あ でも……ぼく 外回りが多いから
社食で食べられることってめったにないんスよね…
ああ 営業はどうしてもなぁ
ニッ
コホン
あ～言い忘れましたが
社食の営業時間も刷新し午前8時から午後9時まで
いつでも利用できるようになります
つまり朝食も夕食もありです
わあっ

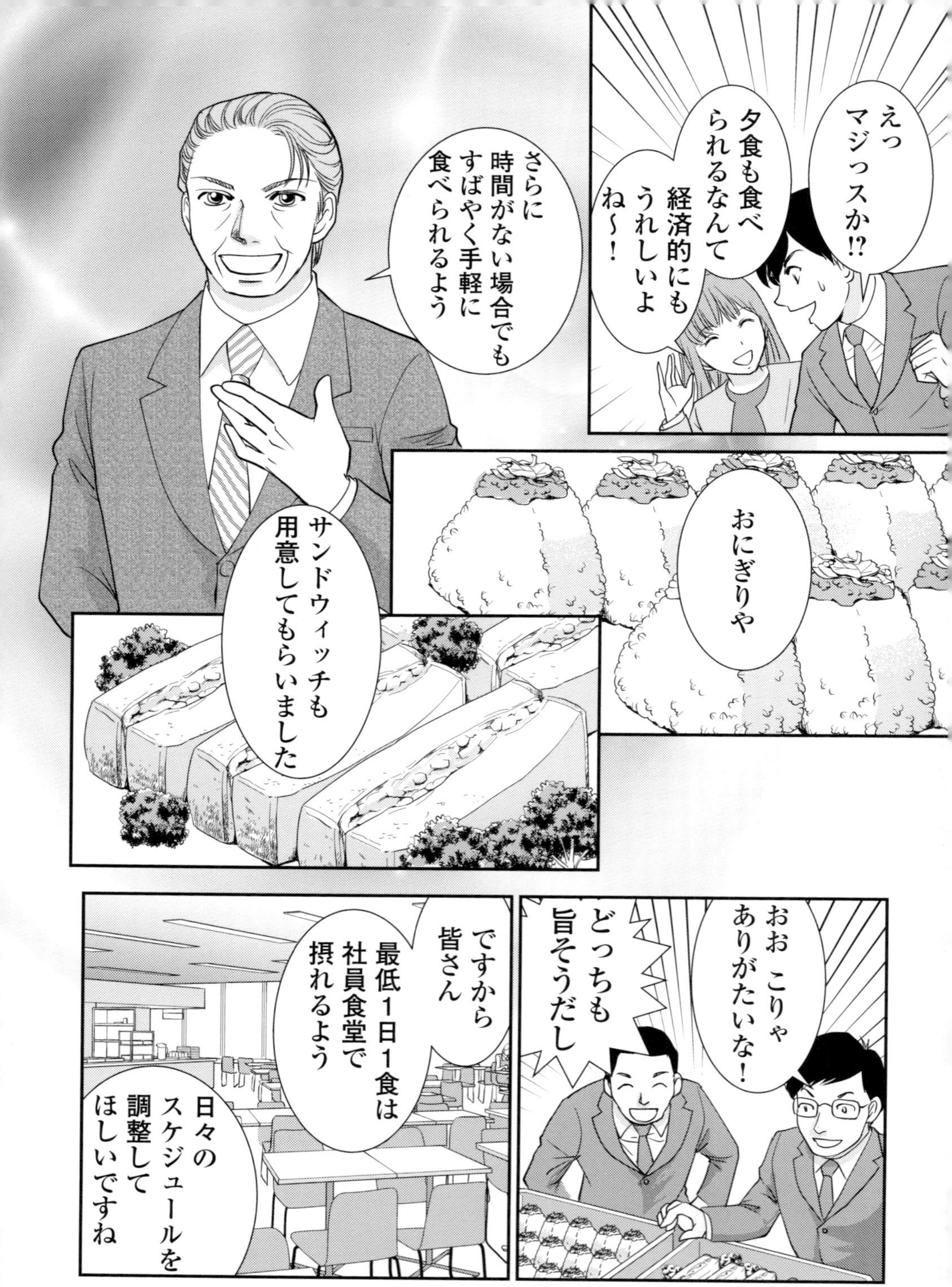
えっ
マジっスか!?
夕食も食べられるなんて
経済的にもうれしいよね〜!
さらに時間がない場合でもすばやく手軽に食べられるよう
おにぎりや
サンドウィッチも用意してもらいました
おお こりゃありがたいな!
どっちも旨そうだし
ですから皆さん最低1日1食は社員食堂で摂れるよう
日々のスケジュールを調整してほしいですね

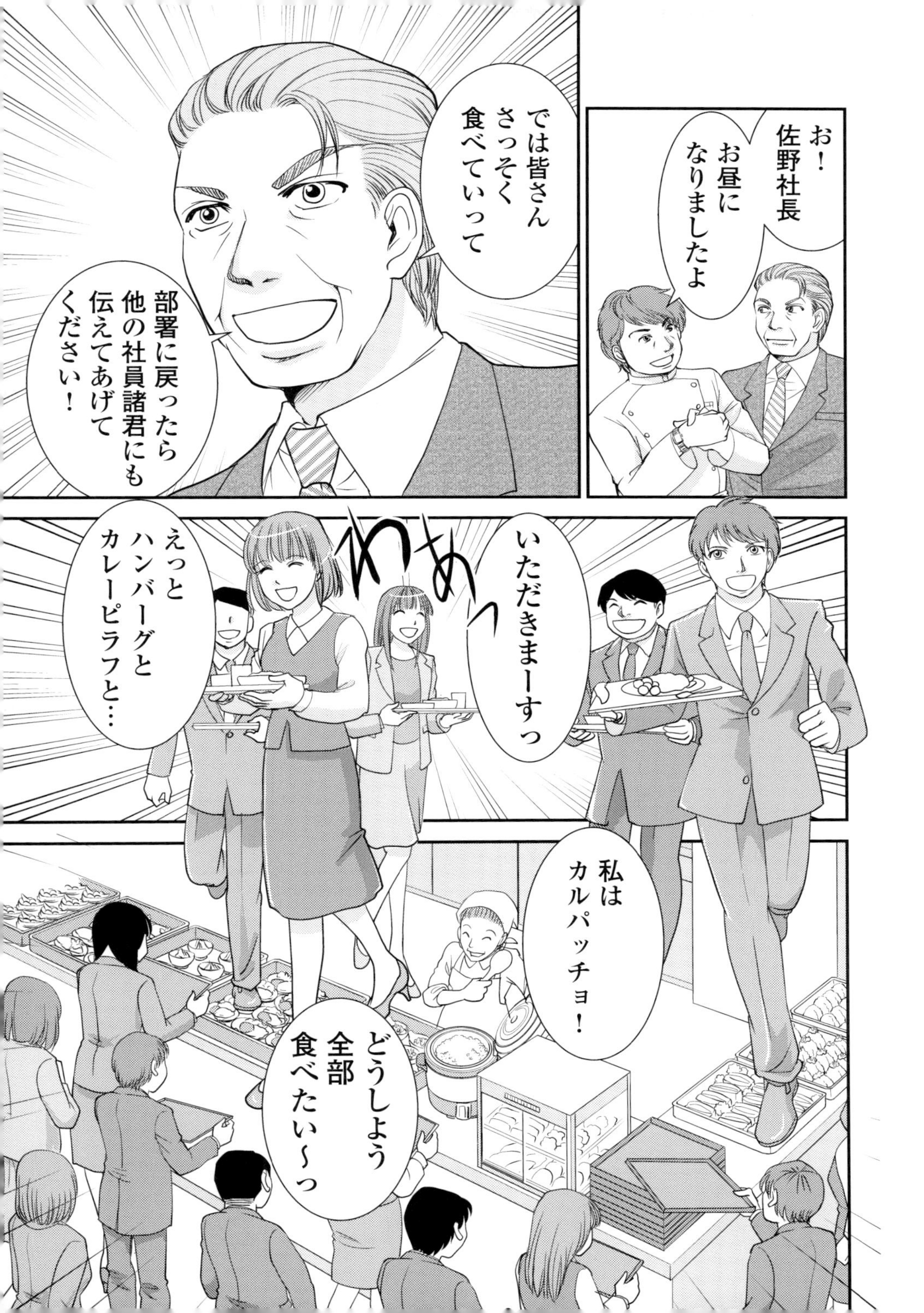
お！
佐野社長
お昼に
なりましたよ
では皆さん
さっそく
食べていって
部署に戻ったら
他の社員諸君にも
伝えてあげて
ください！
わぁっ
いただきまーすっ
えっと
ハンバーグと
カレーピラフと…
私は
カルパッチョ！
どうしよう
全部
食べたい～っ

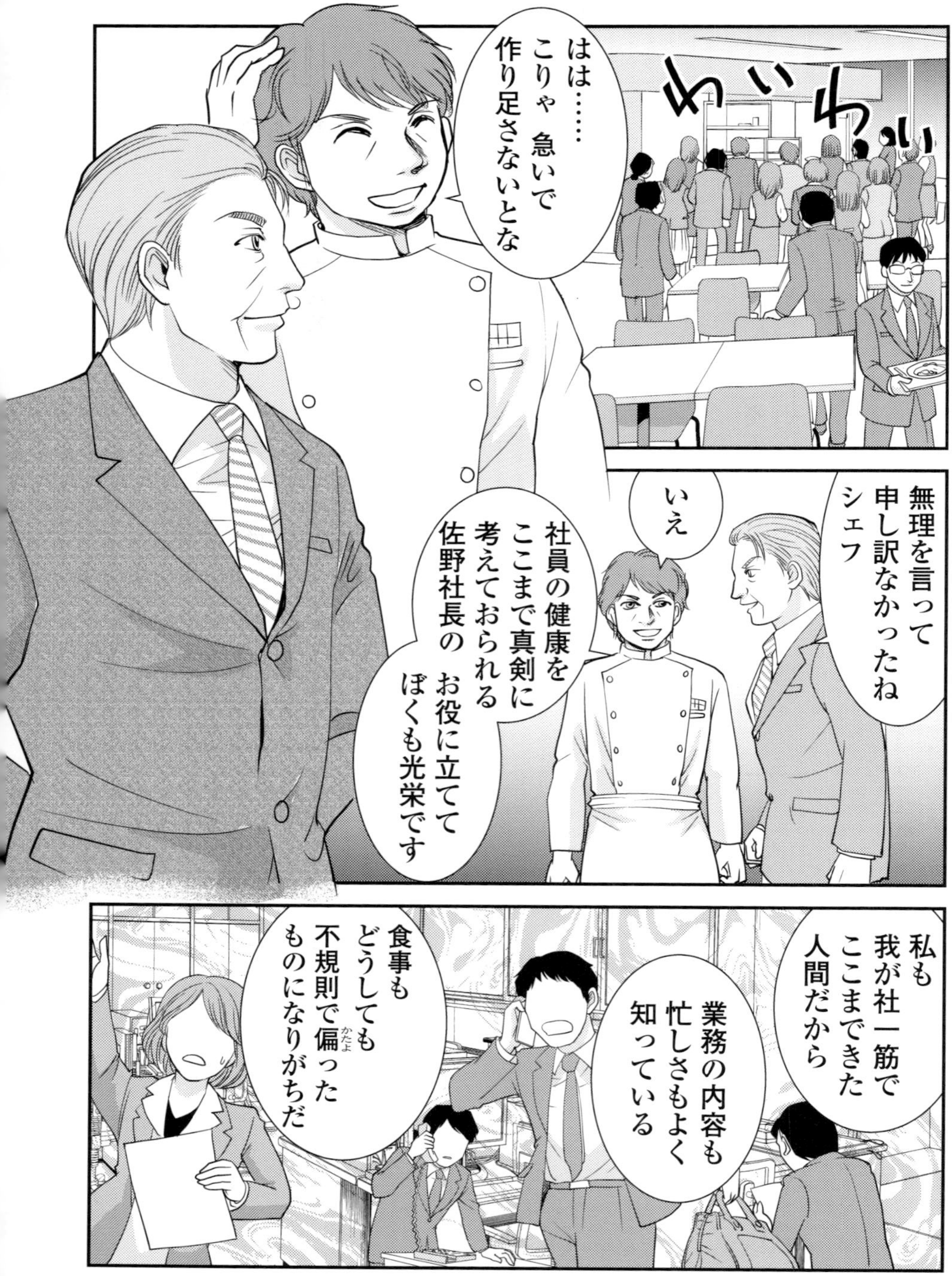
わいわい
はは…… こりゃ 急いで 作り足さないとな
無理を言って 申し訳なかったね シェフ
いえ
社員の健康を ここまで真剣に 考えておられる 佐野社長の お役に立てて ぼくも光栄です
私も 我が社一筋で ここまできた 人間だから
業務の内容も 忙しさもよく 知っている
食事も どうしても 不規則で偏《かたよ》った ものになりがちだ

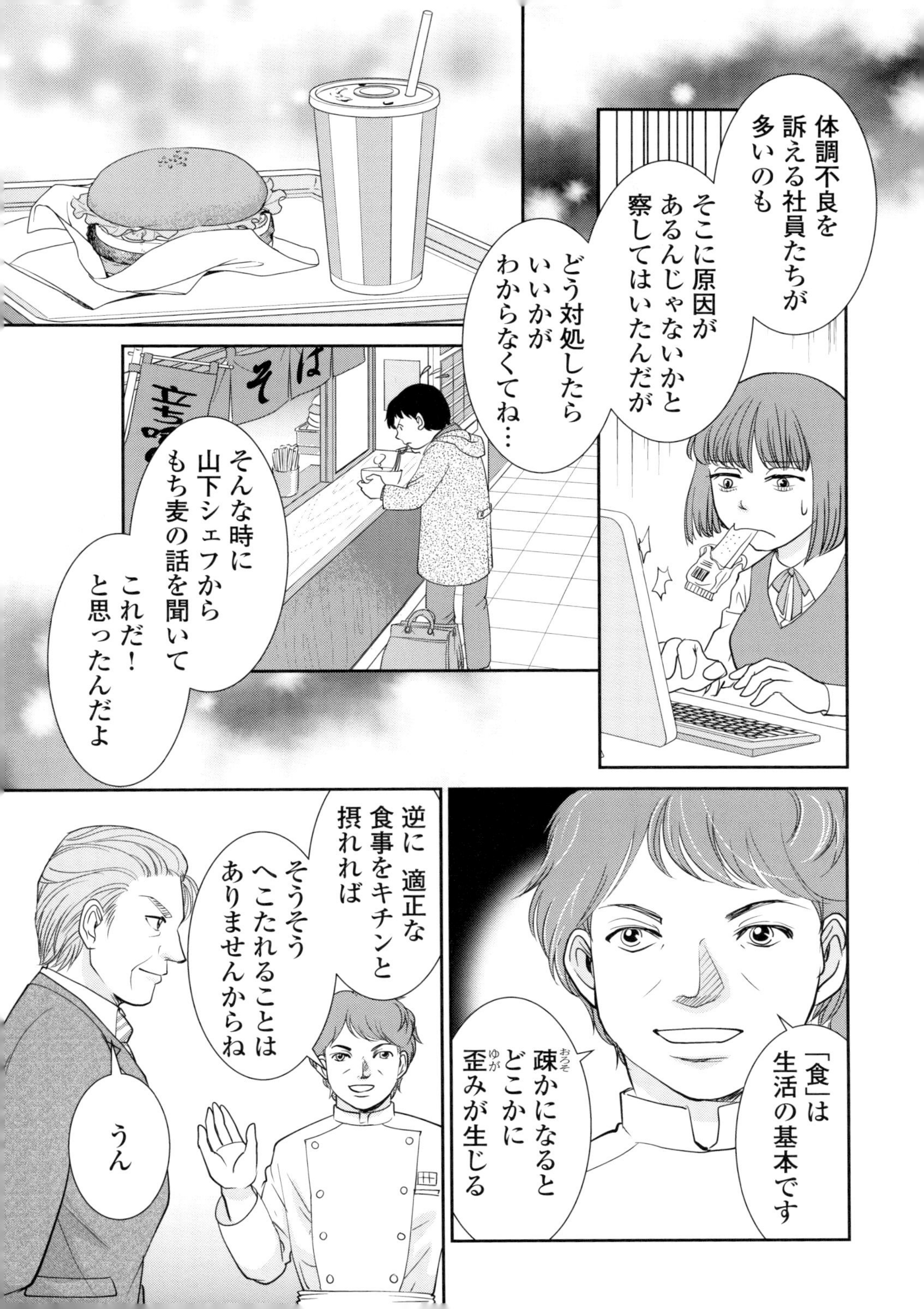
体調不良を訴える社員たちが多いのも
そこに原因があるんじゃないかと察してはいたんだが
どう対処したらいいかがわからなくてね…
そば
そんな時に山下シェフからもち麦の話を聞いて
これだ！と思ったんだよ
「食」は生活の基本です
疎《おろそ》かになるとどこかに歪《ゆが》みが生じる
逆に 適正な食事をキチンと摂れれば
そうそうへこたれることはありませんからね
うん

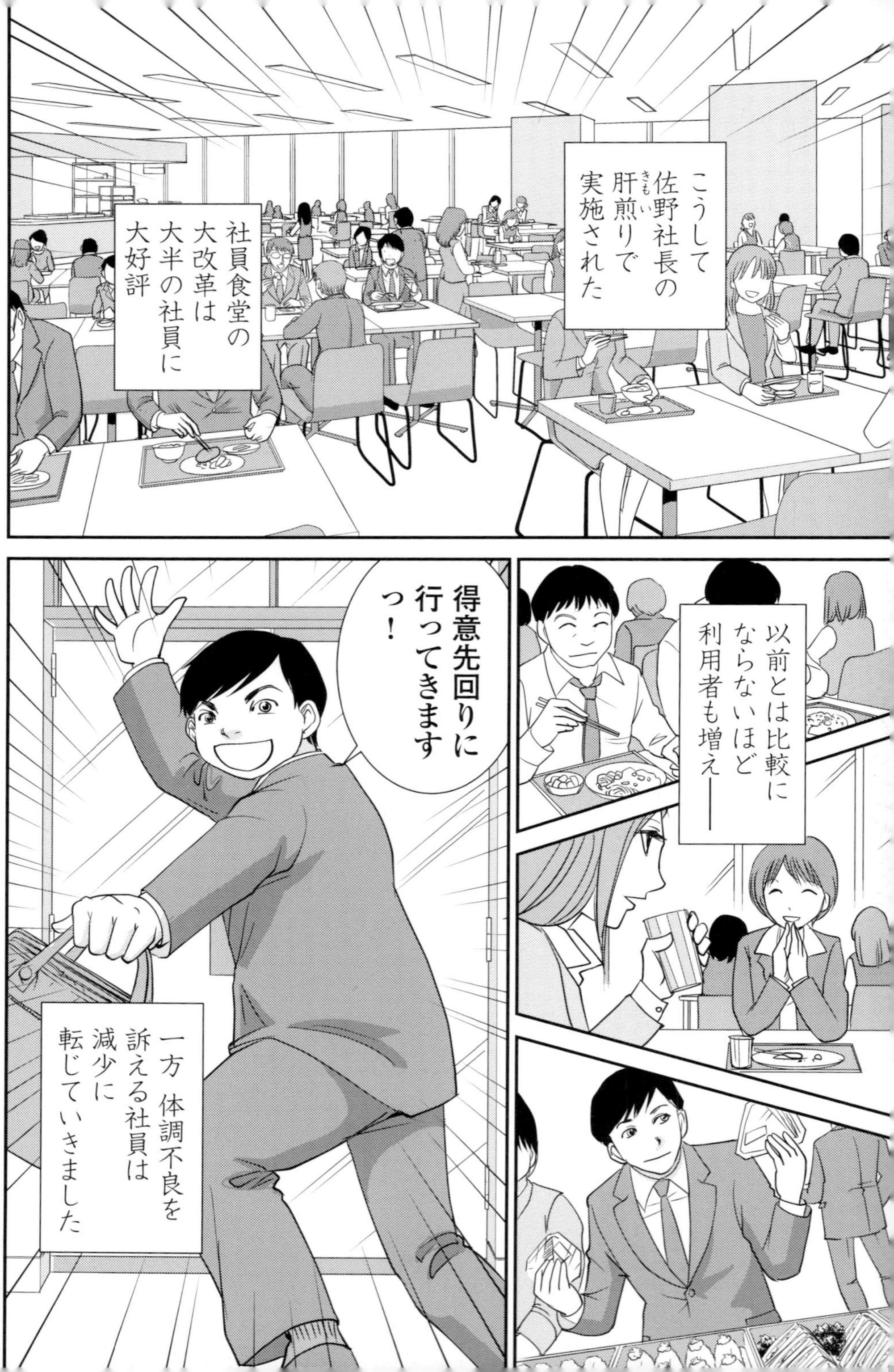
こうして佐野社長の肝《きも》煎《い》りで実施された
社員食堂の大改革は大半の社員に大好評
以前とは比較にならないほど利用者も増え――
得意先回りに行ってきますっ！
一方 体調不良を訴える社員は減少に転じていきました

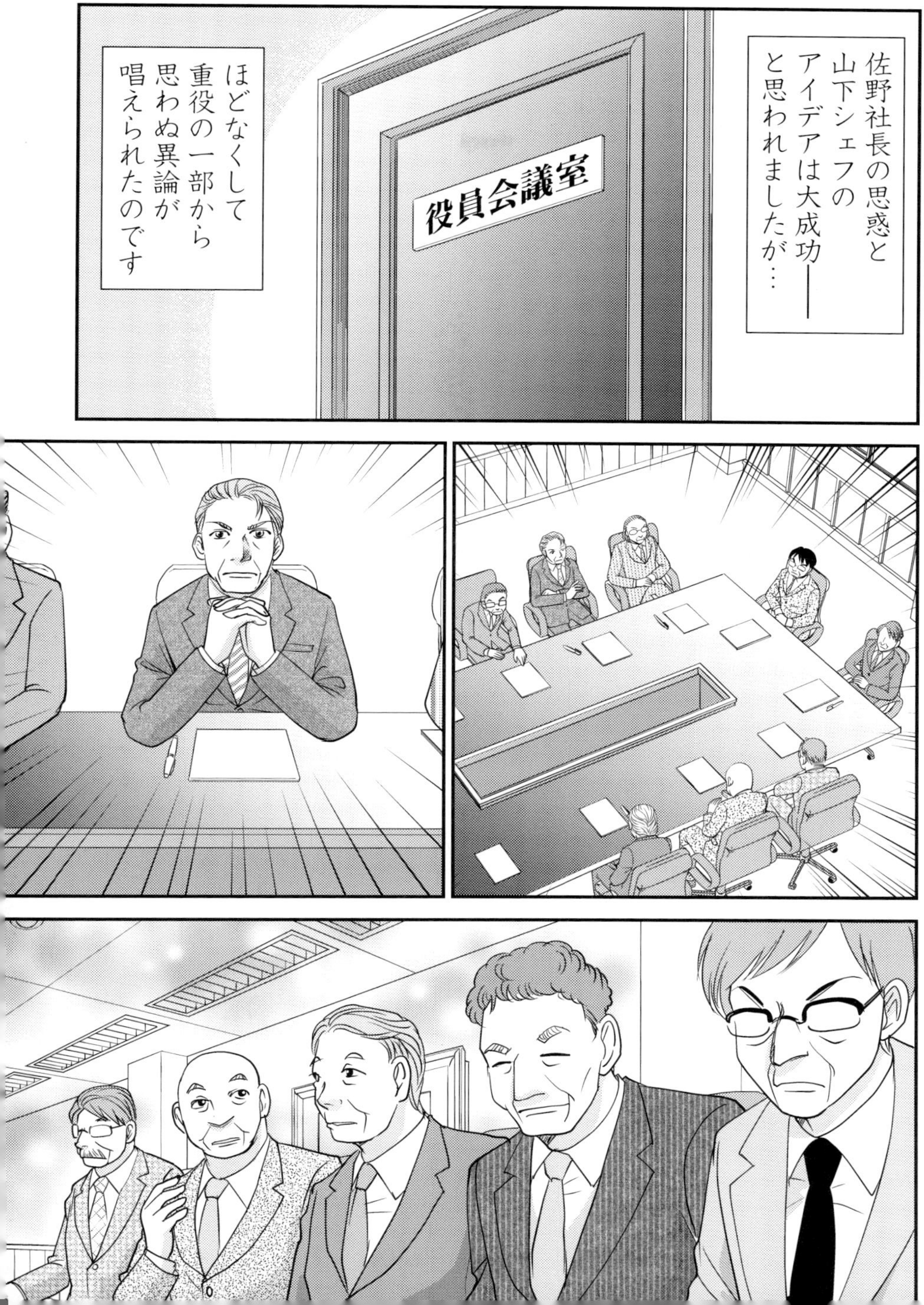
佐野社長の思惑と山下シェフのアイデアは大成功――と思われましたが…
役員会議室
ほどなくして重役の一部から思わぬ異論が唱えられたのです

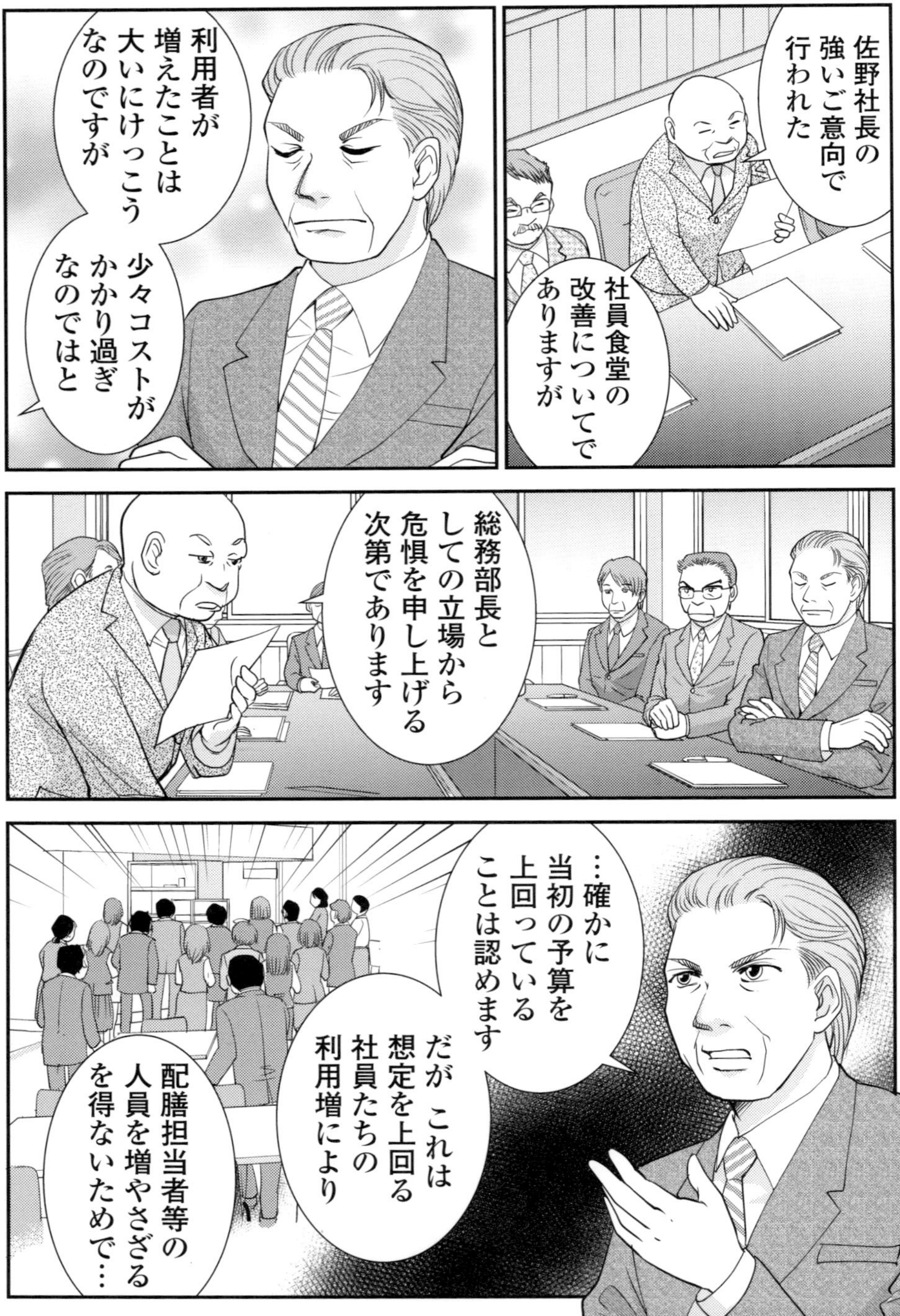
佐野社長の強いご意向で行われた
社員食堂の改善についてでありますが
利用者が増えたことは大いにけっこうなのですが
少々コストがかかり過ぎなのではと
総務部長としての立場から危惧を申し上げる次第であります
…確かに当初の予算を上回っていることは認めます
だが これは想定を上回る社員たちの利用増により
配膳担当者等の人員を増やさざるを得ないためで…

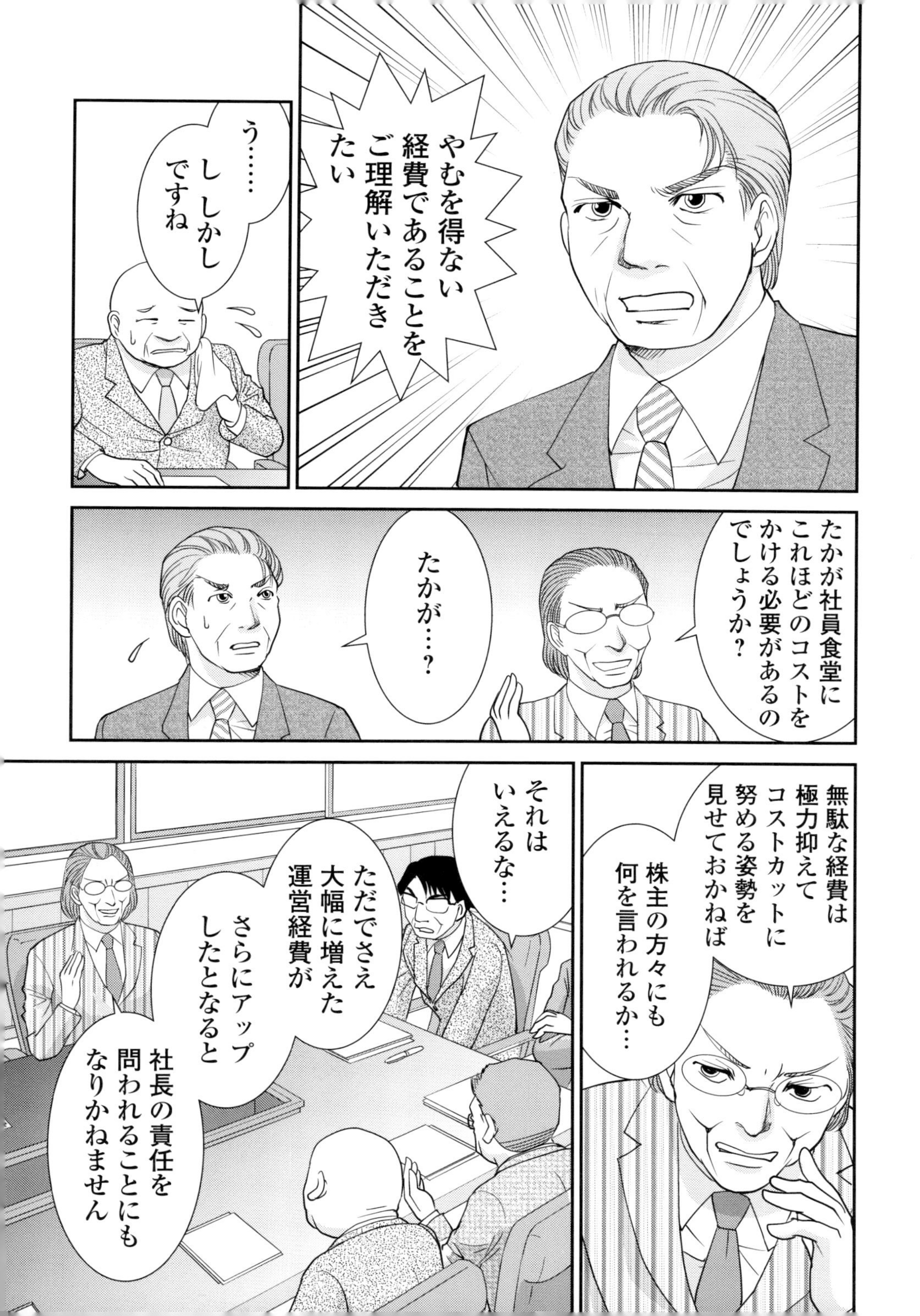
やむを得ない経費であることをご理解いただきたい
う……
し しかしですね
たかが社員食堂にこれほどのコストをかける必要があるのでしょうか？
たかが…？
無駄な経費は極力抑えてコストカットに努める姿勢を見せておかねば
株主の方々にも何を言われるか…
それはいえるな…
ただでさえ大幅に増えた運営経費が
さらにアップしたとなると
社長の責任を問われることにもなりかねません

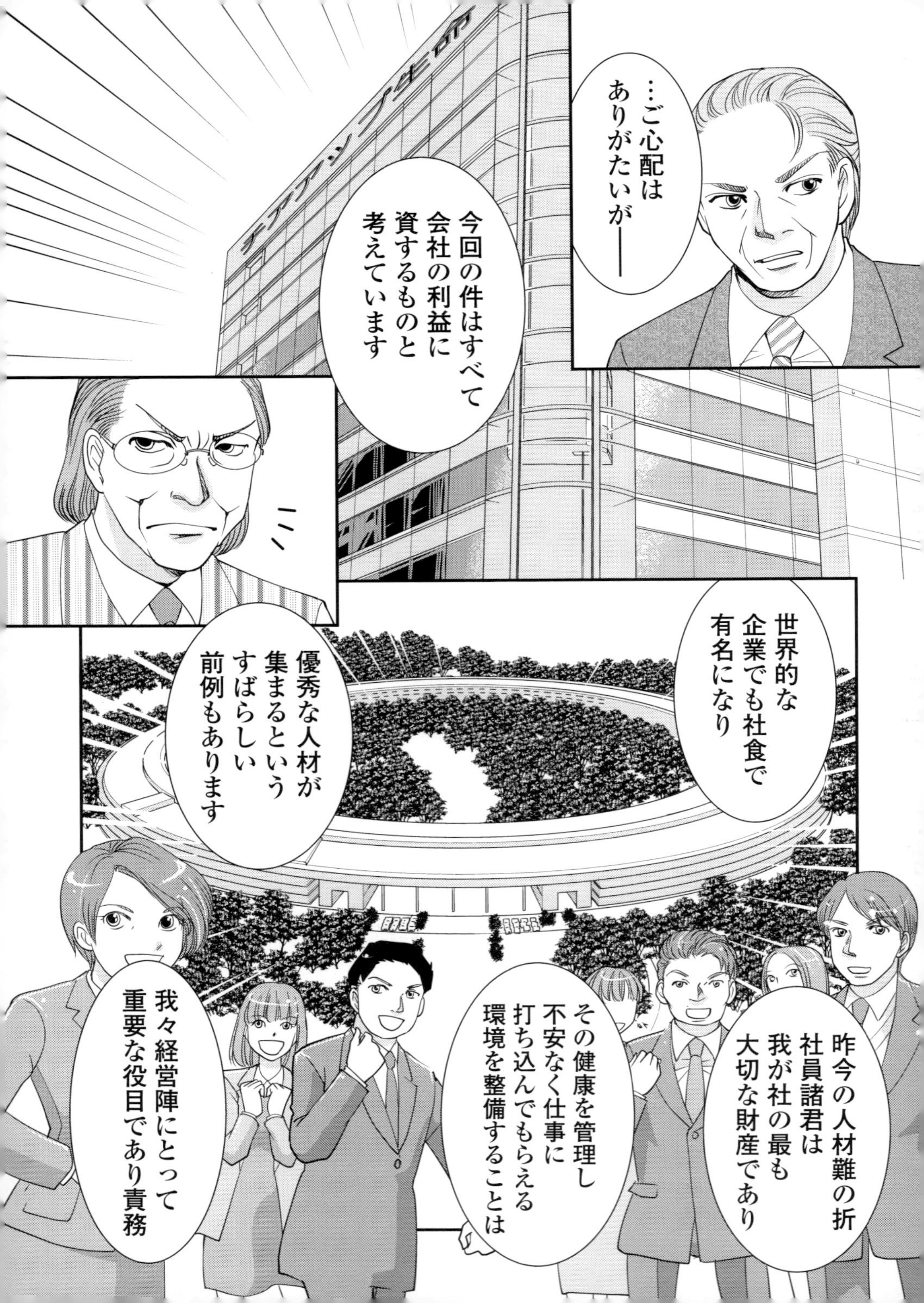
…ご心配はありがたいが——
今回の件はすべて会社の利益に資するものと考えています
世界的な企業でも社食で有名になり
優秀な人材が集まるというすばらしい前例もあります
昨今の人材難の折社員諸君は我が社の最も大切な財産であり
その健康を管理し不安なく仕事に打ち込んでもらえる環境を整備することは
我々経営陣にとって重要な役目であり責務

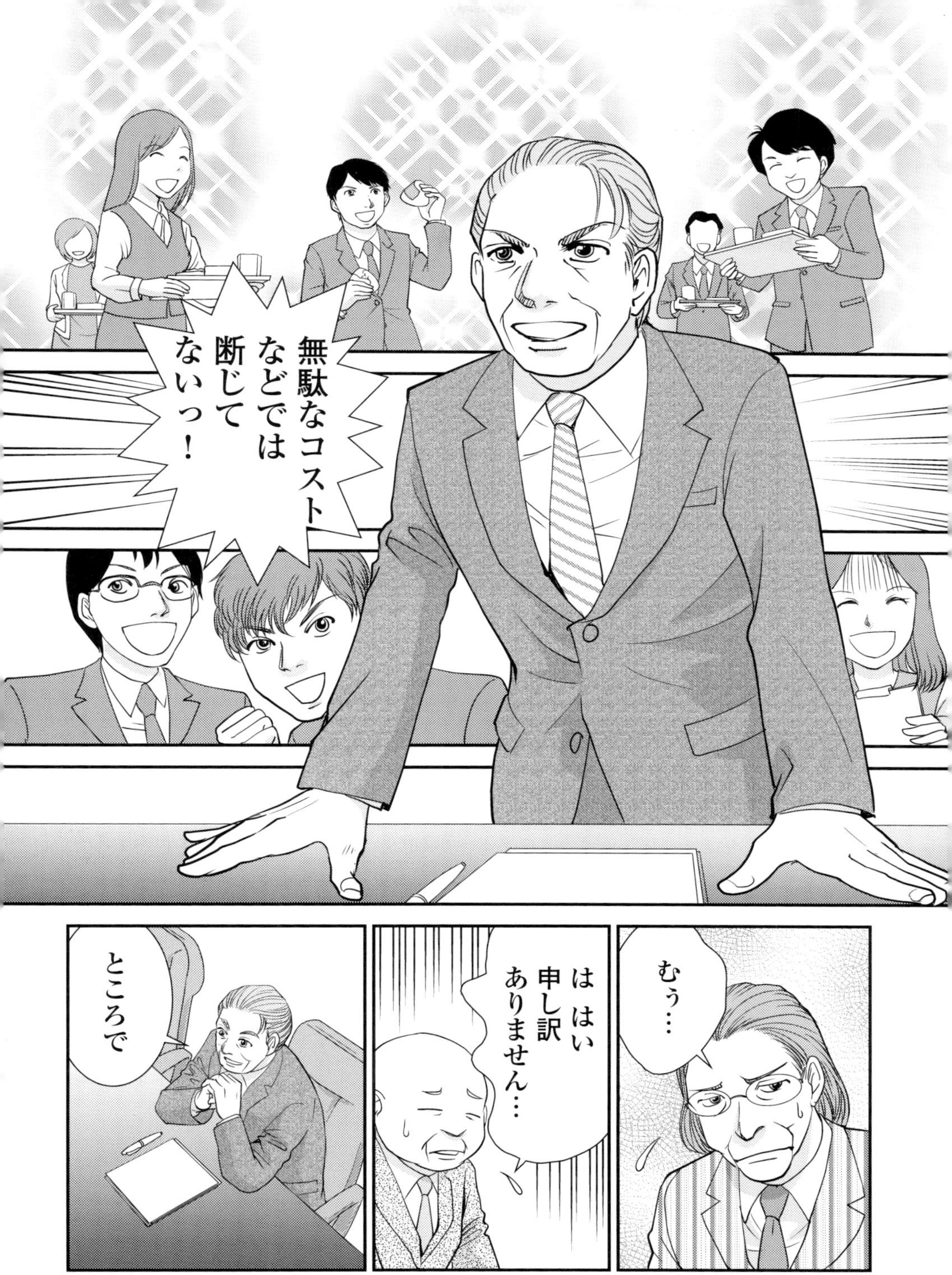
無駄なコストなどでは断じてないっ！
むぅ…
ははい申し訳ありません…
ところで

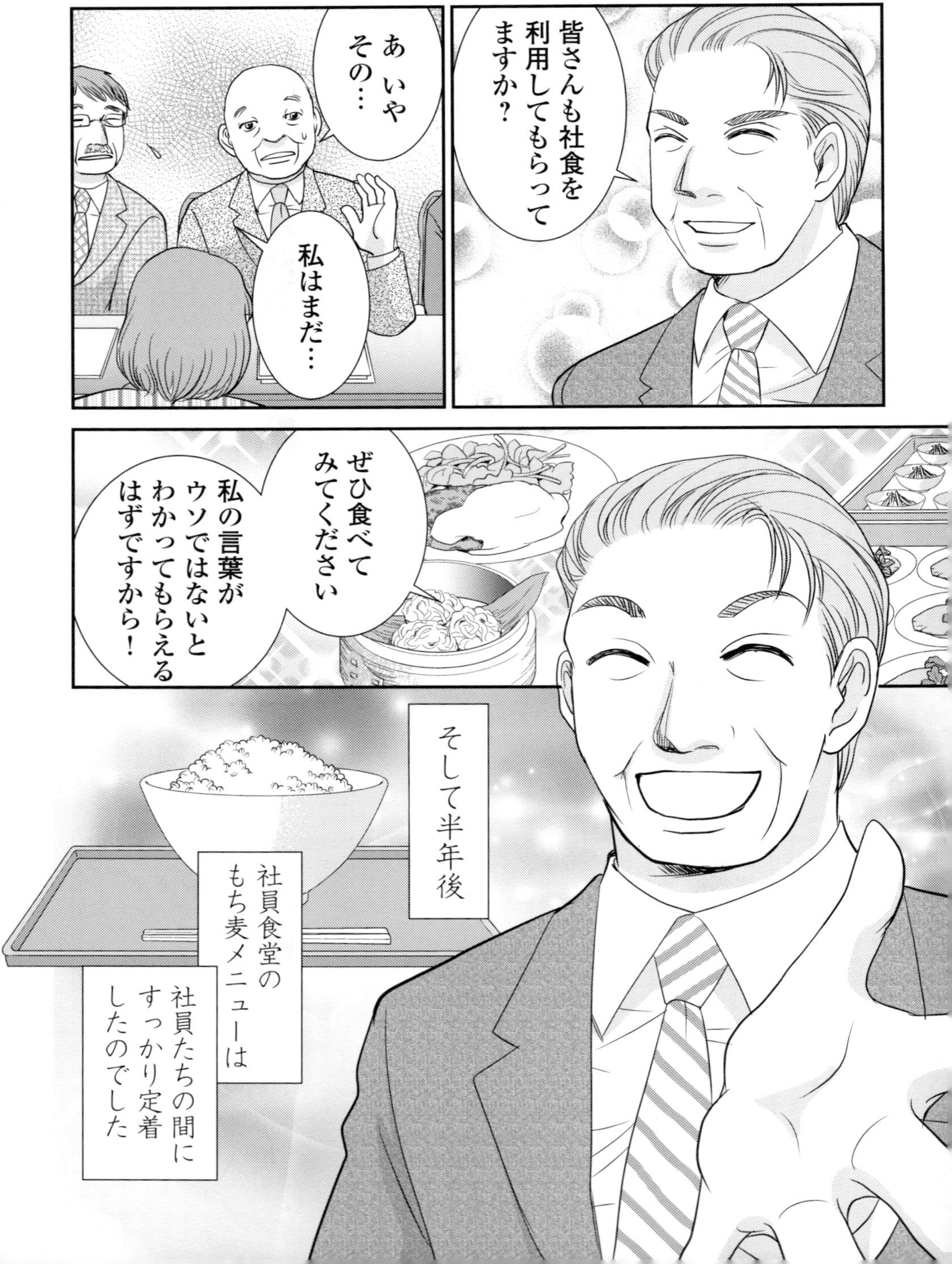
皆さんも社食を利用してもらってますか？
あ いや その…
私はまだ…
ぜひ食べてみてください
私の言葉がウソではないとわかってもらえるはずですから！
そして半年後
社員食堂のもち麦メニューは
社員たちの間にすっかり定着したのでした

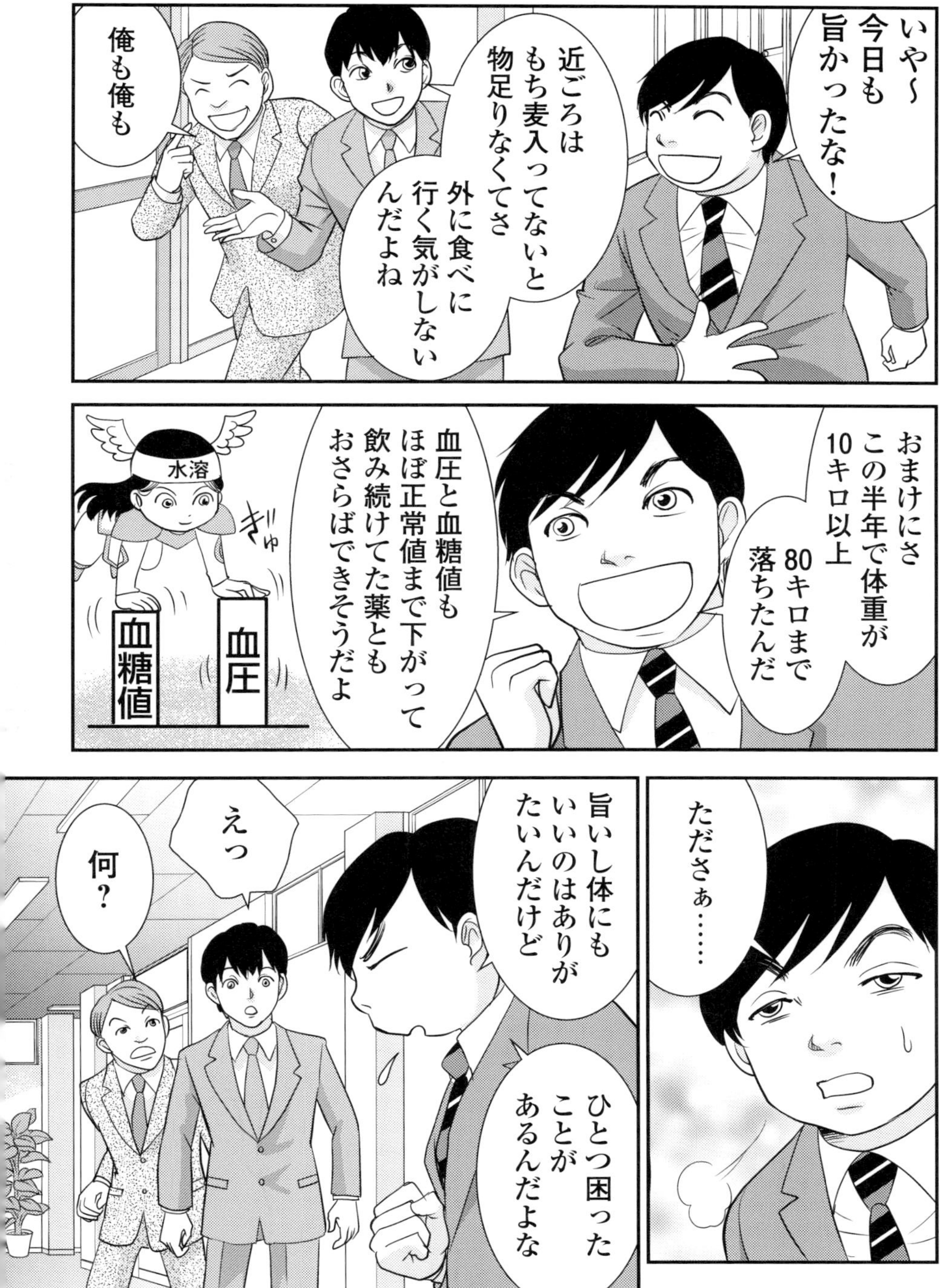
いや〜今日も旨かったな！
近ごろはもち麦入ってないと物足りなくてさ
外に食べに行く気がしないんだよね
俺も俺も
おまけにさこの半年で体重が10キロ以上
80キロまで落ちたんだ
血圧と血糖値もほぼ正常値まで下がって飲み続けてた薬ともおさらばできそうだよ
水溶
ぎゅ
血圧
血糖値
たださぁ……
旨いし体にもいいのはありがたいんだけど
ひとつ困ったことがあるんだよな
えっ
何？

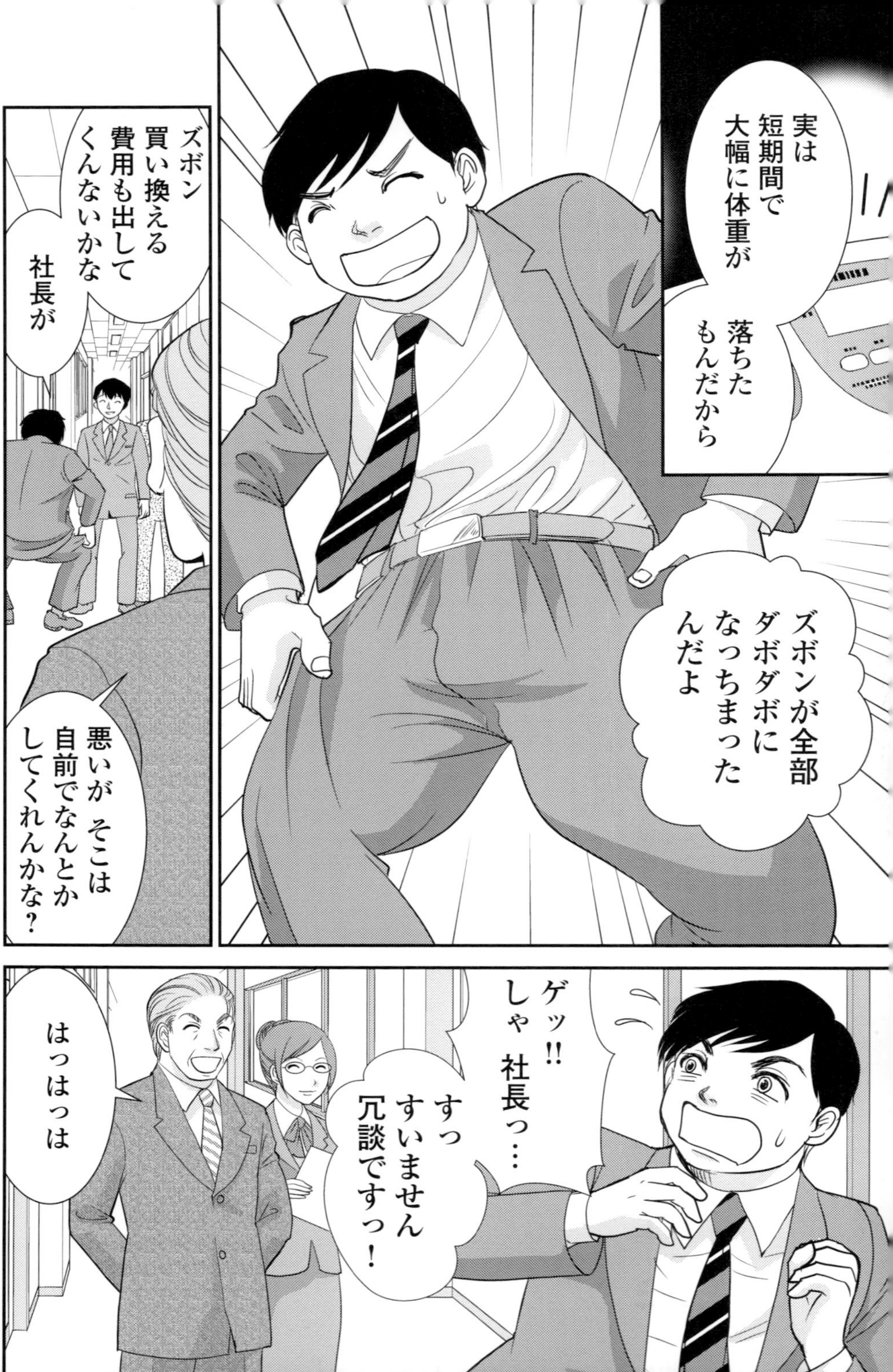

実は短期間で大幅に体重が落ちたもんだから
ズボンが全部ダボダボになっちまったんだよ
ズボン買い換える費用も出してくんないかな 社長が
悪いが そこは自前でなんとかしてくれんかな?
ゲッ!! しゃ 社長っ…
すっすいません冗談ですっ!
はっはっは

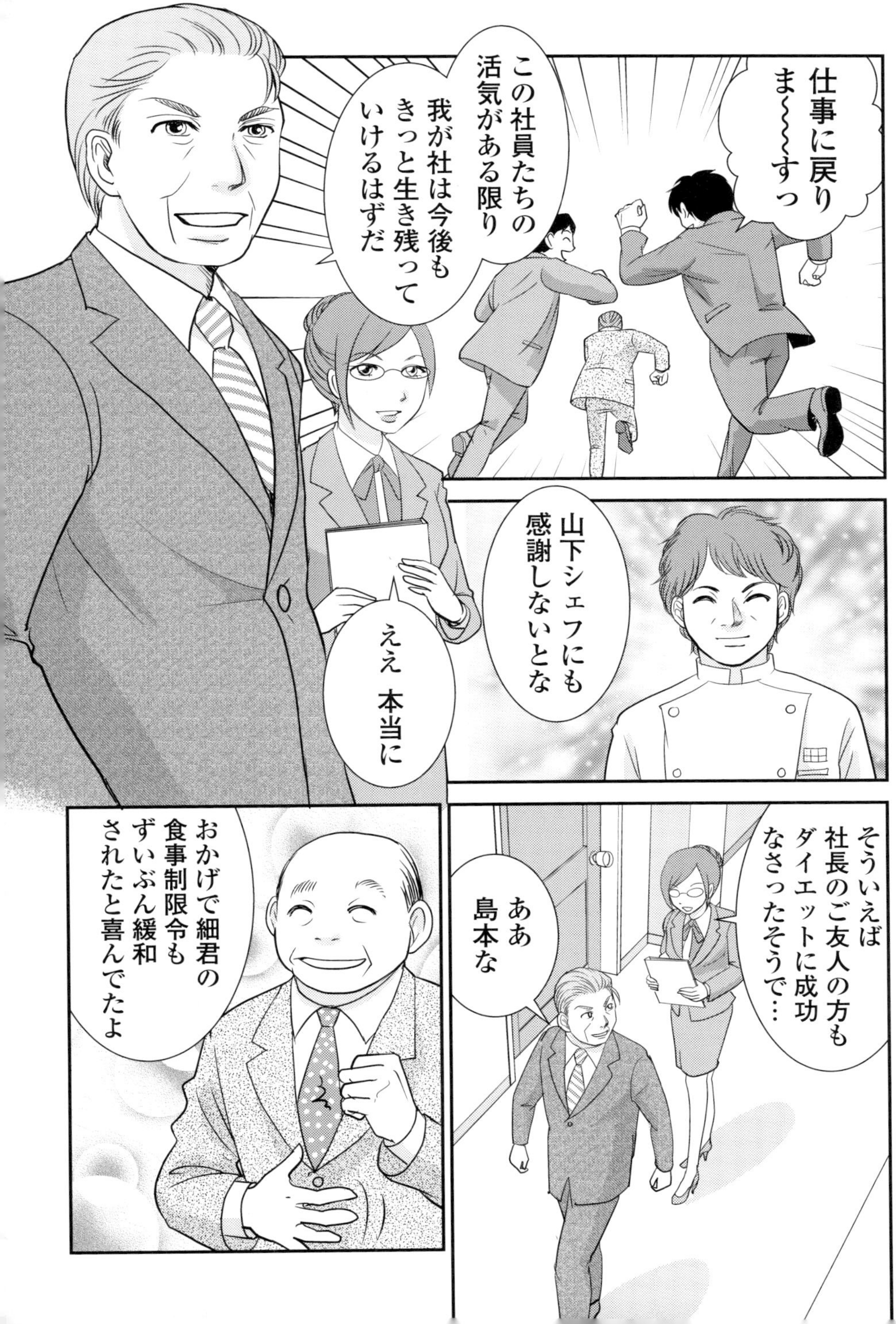

仕事に戻りま～～～すっ
この社員たちの活気がある限り我が社はきっと今後も生き残っていけるはずだ
山下シェフにも感謝しないとな
ええ 本当に
そういえば社長のご友人の方もダイエットに成功なさったそうで…
ああ島本な
おかげで細君の食事制限令もずいぶん緩和されたと喜んでたよ

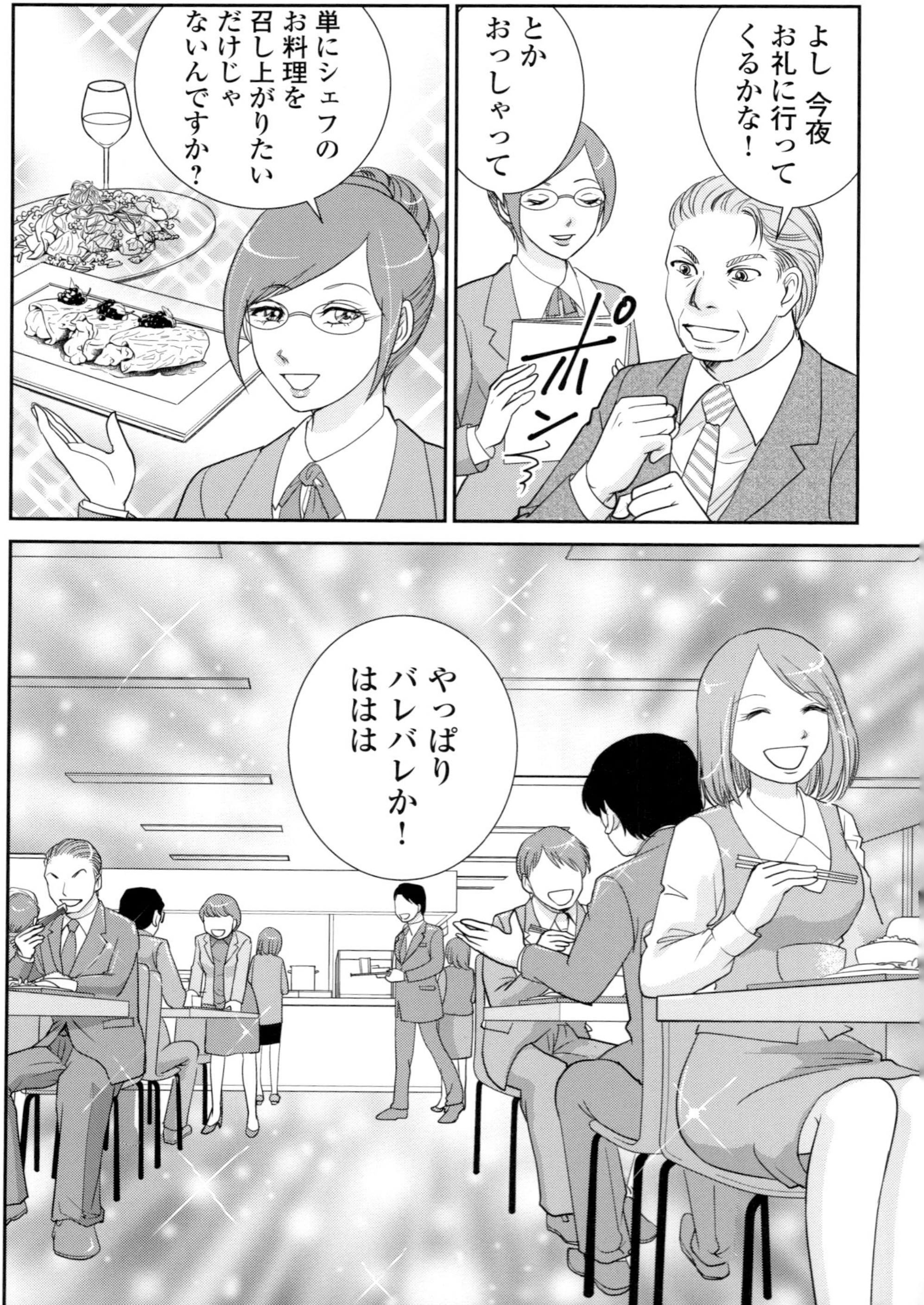
よし 今夜お礼に行ってくるかな！
とかおっしゃって
ポン
単にシェフのお料理を召し上がりたいだけじゃないんですか？
やっぱりバレバレか！ははは

実用コミック

何をやってもやせない私が もち麦でみるみる10kgやせました

発行日　2018年4月27日　第1刷

著者　山下春幸
監修　小林暁子
マンガ　寝猫

本書プロジェクトチーム
編集統括　柿内尚文
編集担当　高橋克佳、加藤紳一郎
デザイン　菊池崇、櫻井淳志（ドットスタジオ）
編集協力　ゆうが舎、増田恵子
シナリオ　桜小路むつみ
写真　杉田学、高島宏幸、塔下智士
スタイリスト　西崎弥沙
料理制作協力　尾身奈美枝、渋澤雪絵
栄養計算　田村つぼみ
イラスト　キットデザイン
制作協力　株式会社はくばく
吉田晴美（WATERMARK）
校正　東京出版サービスセンター
営業統括　丸山敏生
営業担当　熊切絵理
営業　増尾友裕、池田孝一郎、石井耕平、戸田友里恵、大原桂子、綱脇愛、
川西花苗、寺内未来子、櫻井恵子、吉村寿美子、田邊曜子、矢橋寛子、
大村かおり、高垣真美、高垣知子、柏原由美、菊山清佳
プロモーション　山田美恵、浦野稚加
講演・マネジメント事業　斎藤和佳、高間裕子

編集　小林英史、舘瑞恵、栗田亘、辺土名悟、村上芳子、中村悟志、
堀田孝之、大住兼正
編集総務　千田真由、髙山紗耶子
メディア開発　池田剛、中山景
マネジメント　坂下毅
発行人　高橋克佳

発行所　株式会社アスコム

〒105-0003
東京都港区西新橋2-23-1　3東洋海事ビル
編集部　TEL：03-5425-6627
営業部　TEL：03-5425-6626　FAX：03-5425-6770

印刷・製本　株式会社光邦

Printed in Japan ISBN 978-4-7762-0987-4

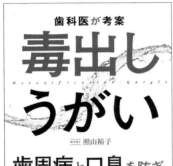

『実用コミック 何をやってもやせない私が もち麦でみるみる10kg やせました』

の電子版がスマホ、タブレットなどで読めます！

本書をご購入いただいた方はもれなく本書の電子版をスマホ、タブレット、パソコンで読むことができます。

アクセス方法はこちら！

下記のＱＲコード、もしくは下記のアドレスからアクセスし、会員登録の上、案内されたパスワードを所定の欄に入力してください。
アクセスしたサイトでパスワードが認証されますと電子版を読むことができます。

https://ascom-inc.com/b/09874

※通信環境や機種によってアクセスに時間がかかる、もしくはアクセスできない場合がございます。
※接続の際の通信費はお客様のご負担となります。